口腔医学精粹丛书 "十一五"国家重点图书出版规划项目

临床牙周病治疗学

Clinical Periodontal Therapeutics

主编 束蓉 副主编 徐君逸 毛尔加

中国出版集团公司 世界图书出版公司

图书在版编目(CIP)数据

临床牙周病治疗学 / 束蓉主编. — 上海:
上海世界图书出版公司，2011.8(2017.6重印)
(口腔医学精粹丛书)
ISBN 978 - 7 - 5100 - 0335 - 6

Ⅰ. ①临… Ⅱ. ①束… Ⅲ. ①牙周病—诊疗 Ⅳ.
①R781.4

中国版本图书馆 CIP 数据核字(2011)第 148292 号

临床牙周病治疗学

束蓉　主编　　徐君逸　毛尔加　副主编

上海世界图书出版公司出版发行

上海市广中路 88 号
邮政编码 200083
南京展望文化发展有限公司排版
上海景条印刷有限公司印刷
如发现印刷质量问题，请与印刷厂联系
(质检科电话:021 - 59815621)
各地新华书店经销

开本:889×1194　1/16　印张:15.75　字数:380 000
2017 年 6 月第 1 版　2017 年 6 月第 2 次印刷
ISBN 978 - 7 - 5100 - 0335 - 6/R · 258
定价:260.00 元
http://www.wpcsh.com.cn
http://www.wpcsh.com

《临床牙周病治疗学》编写人员

主　　编　束　蓉

副 主 编　徐君逸　毛尔加

编　　委　（按姓氏笔画为序）

毛尔加　尹元正　刘大力　刘晓峰

李超伦　束　蓉　宋忠臣　罗礼君

徐君逸　葛琳华　谢玉峰

口腔医学精粹丛书

《口腔生物材料学》

《保存牙科学》

《口腔内科学》

《临床牙周病治疗学》

《口腔药理学与药物治疗学》

《口腔颌面种植修复学》

《口腔疾病的生物学诊断与治疗》

《唇腭裂修复术与语音治疗》

《颌面颈部肿瘤影像诊断学》

《口腔颌面肿瘤病理学》

《口腔临床流行病学》

《头颈部血管瘤与脉管畸形》

《颅颌面部介入诊断治疗学》

《口腔工程技术学》

《可摘局部义齿修复学》

"口腔医学精粹丛书"编写人员

主　　编　邱蔚六

副 主 编　刘　正　薛　淼　张志愿　周曾同　张富强

主编助理　吴正一

编　　委　（按姓氏笔画为序）

王平仲　王国民　王晓仪　王慧明

毛　青　毛尔加　石慧敏　田　臻

冯希平　台保军　刘　正　孙　皎

李　江　杨育生　束　蓉　肖忠革

吴士尧　吴正一　邱蔚六　余　强

张志勇　张志愿　张建中　张修银

张富强　陈万涛　林晓曦　范新东

周来生　周曾同　郑家伟　赵怡芳

赵信义　胡德渝　秦中平　徐君逸

郭　伟　赖红昌　薛　淼

七、牙槽骨的外形

正常时,牙槽骨的外形随着牙根的形状而凸出、内陷(图1-25)。不同的个体,牙槽骨的解剖形态有很大差异并有不同的临床意义。牙齿的排列、牙根与骨的交角以及殆力等因素决定了唇、舌侧骨板的高度和厚度。

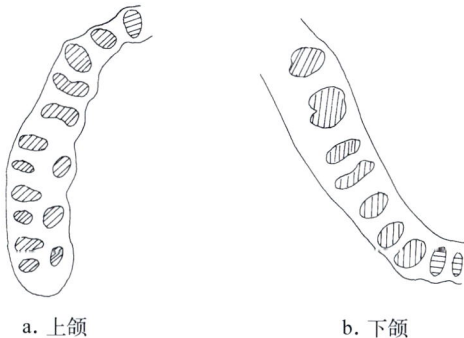

　　　a. 上颌　　　　　　b. 下颌

图1-25　牙根外形与包绕牙槽骨的结构关系

从唇面观,牙槽骨的边缘更接近根尖方向,而且瘦削菲薄,成为明显的弓状物。但如果从舌侧观,唇面的牙槽骨板则显得较厚、边缘圆钝且没有明显的弓状外形。在上颌磨牙的腭根,根-骨交角对牙槽骨高度的影响尤为突出。通常,由于对抗殆力所致,牙槽骨板唇面的颈部明显比其他部分的厚。

八、骨开窗和骨开裂

如果有部分牙根面裸露于骨板之外,其上仅有牙周膜和牙龈覆盖且牙槽骨边缘完整,这种缺损称为骨开窗(fenestrations)。如果裸露范围延伸至牙槽骨边缘,此时缺损被称为骨开裂(dehiscence)(图1-26)。大约有20%的牙齿会有缺损的发生;唇侧比舌侧多见,前牙区比后牙区好发,而且常常是双侧对称。目前,缺损的原因还不清楚。但是,牙根的凸度大、牙的错位、牙根的唇向突出以及薄的骨板都可能是诱发因素。骨开窗和开裂有重要的临床意义,因为这些缺损的存在会使牙周手术的情况变得更为复杂。

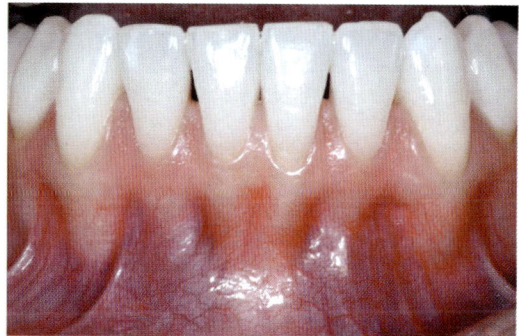

a. 正常牙龈外观

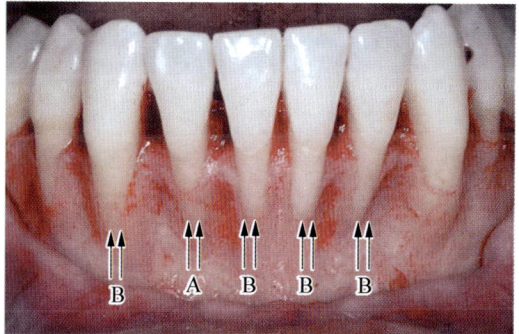

b. 骨开窗和骨开裂

A: 骨开窗;B: 骨开裂

图1-26　骨开窗和骨开裂

第五节　牙周组织的动态变化

一、牙龈上皮的更新

口腔上皮在一生中不断的进行着自我更新。

通过在基底层和棘层形成新的细胞以及表层衰老细胞的脱落维持正常上皮厚度。细胞有丝分裂的周期为24 h,表现为早晨活跃、晚上迟缓。非角化区域及牙龈炎症时上皮细胞的有丝分裂率较高,与性别无关。目前,对于随着年龄的增加,有丝分裂率是增加或者减少还存在争议。

在实验动物中,颊黏膜、硬腭、沟内上皮、结合上皮、边缘龈的外层上皮及附着龈的有丝分裂率依次递减。腭侧、舌部及颊部口腔上皮的更新时间约为5～6天,牙龈上皮的更新时间约为10～12天,结合上皮为1～6天。

二、牙周膜的代谢和形成功能

当牙齿发生生理性移动、承受咬𬌗外力以及创伤修复时,牙周膜细胞通过酶活性的变化而参与牙骨质、牙槽骨的形成和吸收。同时,牙周膜也在持续不断的进行着改建和更新。其中衰老的细胞和纤维被分解,代之以新生的部分。成纤维细胞和内皮细胞中可见明显的有丝分裂现象。成纤维细胞形成胶原纤维,牙周膜内剩余的间充质细胞分化、发育为成骨细胞和成牙骨质细胞。所以,成骨细胞、成牙骨质细胞和成纤维细胞分化和形成的速度影响着胶原、牙骨质和骨的形成。实验研究显示牙周膜内的胶原更新率高,其合成速率是牙龈胶原的2倍,皮肤的4倍。当牙周膜受到损伤后,偶尔会出现一种化生现象,即牙周膜中软骨的形成。

大量研究显示牙周膜中的基质细胞,尤其是成纤维细胞和成骨细胞,对于维持牙周膜的各项功能既有信号传导的作用,又有效应器的功效。它们对于受力后牙槽骨的改建和内平衡有至关重要的作用。

三、牙骨质的吸收和增生

一般情况下,生理性吸收只见于乳牙。然而,在已经萌出或未萌出的恒牙,其牙骨质经常会发生轻微吸收。此类吸收往往只能在镜下观察到,但达到相当程度后也能在X线片上显现出来。根面牙骨质的吸收现象非常普遍,一项研究显示,261颗

牙中有236颗(90.5%)的根面发生了牙骨质吸收,平均每颗牙有3.5处发生了吸收。其中,76.8%位于根尖1/3;19.2%位于根中1/3;4%位于颈1/3。大约70%的吸收仅局限于牙骨质而不累及牙本质。

牙骨质吸收可能是局部或系统因素造成的,或无明显病因(如特发性牙骨质吸收)。在局部因素中,牙骨质吸收可发生于𬌗创伤、正畸治疗、囊肿、肿瘤、无功能咬𬌗的牙、埋伏牙、再植或移植牙、根尖周病或牙周病等。系统因素则包括缺钙、甲状腺功能减退、遗传性纤维性骨营养不良和Paget病等。

牙骨质吸收在显微镜下表现为牙根表面凹坑样破坏(图1-27),吸收区域及附近可见多核巨细胞和单核细胞。几个吸收区域可相互融合。吸收可深入牙本质甚至牙髓,但通常不发生疼痛。牙骨质吸收并非持续不断,而是吸收和新生交替发生。当牙周膜纤维因适应牙功能的需要发生改变和更替时,牙骨质可以通过不断的增生沉积而形成继发性牙骨质,从而使新的牙周膜纤维重新附着至牙根。当牙的切缘与𬌗面受到磨损时,也可通过根尖部继发性牙骨质的形成而得到一定的补偿。新形成的牙骨质与牙根面有一深染的分界线。

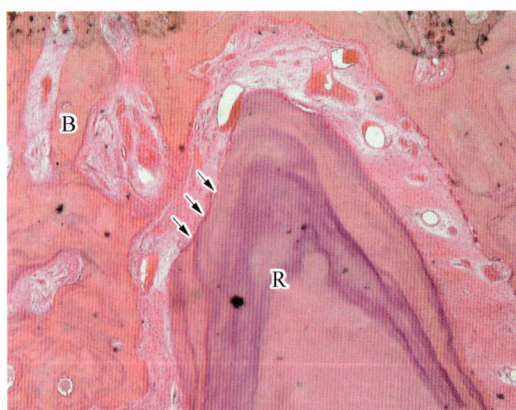

图1-27 根尖区牙骨质吸收

B:牙槽骨;R:牙根;箭头所示为牙骨质吸收区(HE染色)

若牙骨质和牙槽骨融合在一起,其间的牙周膜消失,则称为牙固连(ankylosis)。牙固连可伴发于

牙骨质的吸收过程中,这提示牙固连是一种异常的牙骨质修复形式。牙固连也可发生于慢性根尖周炎、牙再植、殆创伤及埋伏牙周围。牙固连时,与牙骨质相邻的牙槽骨表面,排列的破骨细胞可导致牙根的吸收。所以,牙固连的再植牙将在 4～5 年后失去牙根而脱落。

钛种植体植入颌骨时,骨直接与种植体发生愈合。无结缔组织介入其间。由于金属种植体不会被吸收,且上皮不会沿着种植体表面向根方增殖,所以不会有真性牙周袋的形成。

四、牙槽骨的塑形改建

牙槽骨具有高度可塑性,是牙周组织中代谢和改建最活跃的部分。它不但随着牙的生长发育、脱落替换和咀嚼压力而变动,而且也随着牙的移动而不断改建。当牙萌出时牙槽骨开始形成、增高,并提供形成中的牙周膜的骨性附着面。而在牙丢失、脱落后,牙槽骨则逐渐吸收、消失。牙槽骨的改建是通过其内部骨的吸收和形成而实现的,它受到些局部因素和全身因素的影响。局部因素如牙功能需要的改变以及骨细胞因为年龄而发生的改变;系统因素往往是激素的变化(如甲状旁腺素、降钙素或者维生素 D_3)。牙槽骨的改建影响着其高度、外形和密度,主要表现在以下 3 个区域:与牙周膜邻接区、颊舌侧骨板的相应骨膜区以及骨髓腔的骨内膜表面。正常时,牙槽骨的吸收与新生处于动态平衡,牙槽骨的形态和高度保持相对稳定。

牙槽骨的吸收与形成涉及一系列复杂的过程。目前,对于牙槽骨改建的认识主要还集中在细胞水平。

骨包含了身体大约 99% 的钙离子。所以,当机体血钙水平下降时,骨就成为钙质释放的主要来源。这一过程是由甲状旁腺监控的。血钙水平下降后,位于甲状旁腺细胞上的受体感受到变化,分泌出甲状旁腺素(PTH)。甲状旁腺素刺激成骨细胞释放白介素 1 和白介素 6,它们能刺激单核细胞

向骨组织迁移。由成骨细胞分泌的白血病抑制因子(LIF),结合单核细胞后使其成为多核的破骨细胞,进而产生骨吸收、从羟磷灰石中释放钙离子进入血液,使血钙水平维持正常。而血钙水平正常后,又可以反馈作用于甲状旁腺,使其停止甲状旁腺素的分泌。在破坏羟磷灰石的同时,破骨细胞也吸收破坏有机基质。其中,胶原的分解会释放出许多成骨物质,这些物质进一步刺激成骨细胞的分化,最终引起骨的沉积。成骨细胞和破骨细胞之间的相互倚赖关系称作偶联。

由成骨细胞分泌的骨基质是没有矿化的类骨质。当有新的类骨质沉积时,位于骨表层下的类骨质开始矿化。

骨吸收是一个复杂的过程,在骨表面往往出现蚕食状的骨吸收陷窝(Howship 陷窝)和多核巨细胞(即破骨细胞)(图 1-28)。破骨细胞来源于造血组织,由多种异源的单核细胞融合而来。当破骨细胞被激活时,其边缘出现皱褶缘并由此分泌水解酶。这些酶消化吸收骨的有机成分。通过破骨细胞胞膜上的受体,许多激素如甲状旁腺素、降钙素等都可以对它的形态和功能进行调节。

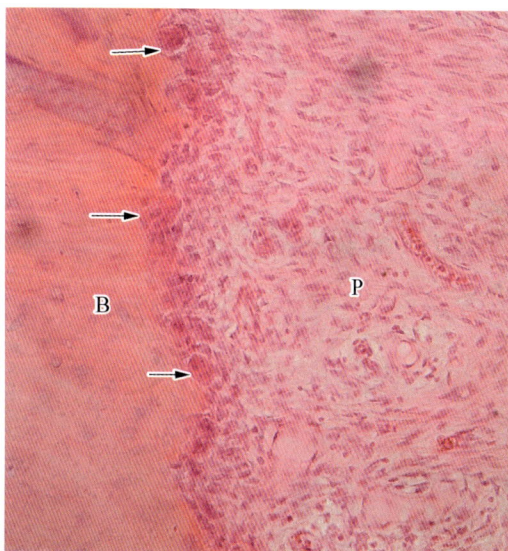

a. 人牙槽骨吸收陷窝

B:牙槽骨;P:牙周膜;箭头示多处牙槽骨吸收陷窝,陷窝内有多核巨细胞(HE 染色)

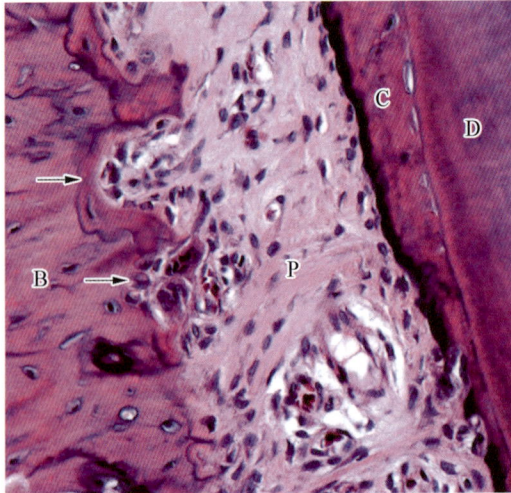

b. 大鼠牙槽骨吸收陷窝
B：牙槽骨；P：牙周膜；C：牙骨质；D：牙本质；箭头
示骨吸收陷窝，陷窝内有多核巨细胞（HE染色）

图 1-28　骨吸收陷窝

另外，破骨细胞内的质子泵可以通过其胞膜达到皱褶缘而在骨面产生酸性环境，从而导致骨的矿物成分的吸收、溶解。当有骨肿瘤、局部压力发生时，其骨的破坏都可以通过破骨细胞的这一分泌活动而实现。

Ten Cate 描述了骨吸收过程所发生的系列事件：① 破骨细胞附着于骨的矿化表面。② 通过破骨细胞的质子泵活动，产生密闭的酸性环境，使得骨脱矿、暴露出有机基质。③ 由于一些酶，如酸性磷酸酶和组织蛋白酶的释放，进一步降解暴露的有机基质为氨基酸。④ 将降解的矿物离子和氨基酸螯合进入破骨细胞内。

通过塑形改建，牙槽骨可以改变形状、抵抗外力、修复创伤以及调整机体钙盐和磷酸盐内平衡。牙槽骨具有受压力被吸收，受牵引力能增生的特性，临床上利用此特性可使错𬌗畸形的牙得到矫正治疗。如加一定强度压力于牙上，一定时间后，受压侧骨吸收，牙的位置随之移动；而牵引侧骨质增生，来补偿牙齿移位后所留下的位置。同时，当牙发生𬌗向和近中向生理性移动时，牙槽骨也不断进行着吸收和增生的改建。比如，当牙近中移动时，牙根远中面的牙槽骨，因受到牙周膜传递的牵引力而刺激骨质增生，镜下可见到束状骨成层地与根面平行的沉积，骨面有成骨细胞。而近中面的牙槽骨受压而吸收，骨面有吸收陷窝和破骨细胞。这样，牙就连同牙槽窝一起，逐渐向近中移动。

第六节　牙周组织的增龄性变化

一、定　义

增龄（aging）：器官的增龄性变化是脏器成熟后的生理性改变，是随着时间的进展其组织功能逐渐减弱的过程。但必须区别因环境因素累积造成的牙周组织改变和因为内在或年龄因素导致的牙周组织退行性变。

二、牙龈上皮的变化

随着年龄的增加，牙龈缘位置退缩至根方使牙根暴露，严重者可发生牙槽骨的吸收。过去认为这是一种增龄性变化，但许多报道显示老年人健康的牙龈无明显退缩。因此普遍认为牙龈退缩是由于牙周组织长期受到各种损伤、刺激而累积造成的，如刷牙不当、不良修复体压迫龈缘、食物嵌塞、不正常的咬合力等。在牙周病治疗后，也会有牙龈退缩。牙龈上皮随着年龄增加逐渐变薄和去角化，上皮对细菌通透性增加，对创伤的抵抗力减弱，同时影响远期结果。然而也有学者认为人和犬不存在牙龈上皮的增龄性变化。

关于结合上皮位置与年龄之间的关系有众多

推测。一些研究报道认为结合上皮随着牙龈退缩一起向根方迁徙，同时，附着龈宽度随着年龄增加而变窄。而另一些学者认为结合上皮的位置向根方迁徙是由于牙齿的被动萌出所造成的。但所有的研究都一致认为牙龈退缩是可以避免的，它可能是由于炎症的累积或作用于牙周组织的创伤引起。

三、牙周膜的变化

对牙周膜宽度的增龄性变化，有两种不同的认识。一种认为牙周膜将逐渐变宽。因为研究者发现随着年龄增加，牙齿逐渐脱落，余留牙受到更多的咬𬌗压力。牙齿长期处于过大的负荷状态，牙周膜随之变宽。而另一种观点则认为，牙周膜厚度随着年龄的增长逐渐变薄。这种变化可能是由于咀嚼肌的强度下降，或牙齿长期处于废用或非功能状态，导致相应的牙周功能降低所致。

四、牙骨质及牙槽骨的变化

从牙齿萌出后，牙骨质不断沉积，特别是在根尖和舌侧。随着年龄的增加，牙骨质厚度可以有5～10倍的累积。炎症可以造成牙骨质吸收，同时有牙骨质生理性的沉积，造成牙根表面形成不规则的牙骨质界面。

随年龄的增长，牙槽骨嵴的高度降低。而且，与身体其他骨组织一样，可出现生理性的骨质疏松，骨密度逐渐减低，骨的吸收活动大于骨的形成。目前认为，种植体的骨整合情况与患者年龄无关。但最近的研究发现，从年龄大于50岁的供者提供的骨移植物（冷冻脱钙骨），其骨形成能力比年轻供者提供的骨移植物差。所以关于年龄与成骨能力的关系还有待进一步研究。

第七节　牙周组织的局部防御机制

口腔是一个开放的环境，牙周组织不断受到细菌及其产物的侵袭。但另一方面，口腔内唾液的冲洗、龈沟液的流动以及口腔黏膜上皮细胞的自我更新、脱落等都有清除局部细菌的作用。微生物的量及致病性与宿主的防御功能是一对矛盾的两个方面。牙周组织涉及软硬组织，其中牙龈结合上皮与牙齿表面连接，良好地封闭了软硬组织的交界处。龈牙结合部是龈上、龈下菌斑积聚处，是机体防御系统与外部致病因子相互抗争的场所，也是牙周病的始发部位。牙周组织的防御机制主要包括以下几个方面。

一、上　皮　屏　障

口腔上皮在人的一生中不断地进行着自我更新。牙龈上皮的更新时间为10～12天，结合上皮为1～6天。表层的衰老细胞脱落的同时，也去除了附着或侵入结合上皮的细菌。这是龈牙结合部的重要防御机制之一。

以往认为牙周上皮对下方的结缔组织只起到机械性屏障作用，另外它还能使一些抗原成分通过，引发牙周组织的炎症反应。但近年大量的研究表明，牙周上皮组织除了具有物理性屏障功能外，还具有以下功能：① 上皮细胞不断与细菌及其代谢产物接触，分泌出包括 IL-1、IL-8 等细胞因子和血小板衍生生长因子、黏附分子等，这些分子的活动都与中性粒细胞的黏附、趋化等活动有关。② 上皮可对菌斑细菌应答产生抗菌肽。抗菌肽是先天免疫的一部分，可以帮助清除入侵的微生物。

③ 位于上皮内的抗原递呈细胞如朗格汉斯细胞等可以参与机体获得性免疫的形成。总之，牙周上皮一方面对菌斑细菌产生效应，分泌各种细胞因子；同时，它又起着"传感器"的作用，通过各种途径将细菌信号传递至下方的组织，激活炎症和免疫反应。

二、吞噬细胞

（一）中性粒细胞

龈沟内的中性多形核白细胞（polymorphonuclear leukocytes，PMN）是对抗牙周致病菌的第一道防线，在牙周病的致病机制中扮演了重要角色。致病微生物及其产物作用于牙周组织后，刺激多种细胞产生各种信号分子。PMN 在细胞因子、黏附分子和趋化因子的调节下，通过黏附贴壁和趋化等系列活动穿越血管内皮，到达细菌侵入部位，吞噬细菌。继而通过释放溶酶体酶或呼吸爆发等机制杀灭细菌。任何可能影响以上环节的因素都将削弱 PMN 清除致病菌的功能。而某些伴有 PMN 数目和功能异常的疾病，如周期性白细胞缺乏症、Chediak-Higashi 综合征等常常导致严重牙周炎的发生。

但是，PMN 对于牙周组织的健康起到双刃剑的作用。一方面，它有杀灭致病菌、调节炎症的作用；但另一方面，PMN 对致病菌的清理作用没有特异性。一旦对病源刺激物的反应过强，将会扩大炎症反应、导致免疫损伤。

（二）单核-巨噬细胞

单核-巨噬细胞是宿主防御系统的重要组成部分。牙周组织局部的单核-巨噬细胞的防御功能主要体现在以下三个方面：第一，向感染部位移出和聚集，清理杀灭感染微生物。第二，吞噬衰老或死亡的 PMN，将其移出炎症区域。这就可以大大减少这些细胞无控制的释放大量致炎物质，从而避免炎症反应的进一步扩大和组织损伤。第三，作为抗原递呈细胞。组织中的单核-巨噬细胞在致病菌侵入后，发挥抗原递呈作用，进一步激发机体的免疫反应。

当然，巨噬细胞在行使功能时释放的一些细胞因子如 IL-1β 和 PGE2 等都能刺激破骨细胞，促进骨的破坏。所以，它对牙周组织的健康有双重作用。

三、龈沟液

龈沟液（gingival crevicular fluid，GCF）是指从牙龈结缔组织通过龈沟内上皮和结合上皮渗入到龈沟内的液体。其主要成分与血清相似，包括补体-抗体系统的成分、各种电解质、蛋白质、葡萄糖、酶等。其他还有来自邻近牙周组织的白细胞、脱落的上皮细胞等。另外，龈沟内还包括细菌和其他微生物。

牙龈健康者有极少量的龈沟液。牙龈炎症早期和炎症明显时，龈沟液量明显增多。若细菌或其他颗粒性物质进入龈沟，它们在数分钟后随龈沟液的流出而被清除。龈沟液这种清洗作用是牙周组织局部防御机制的一种重要方式。

龈沟液中的免疫球蛋白与口腔防御功能有关，具有抗特异性致病菌的功能。特异性抗体通过阻止细菌附着、调理吞噬和杀伤细菌等作用来阻止细菌的入侵。国内外的研究表明，牙周炎患者血清和龈沟液内抗牙周致病菌的特异抗体 IgG 水平显著高于牙周健康者，龈沟液特异抗体水平的升高与该部位牙周袋内特异细菌的感染有较强的相关性。

白细胞是龈沟液中的重要防御细胞。这些白细胞通过发挥杀灭和清理作用，构成了一个防御外源性微生物进入龈沟的主要防线。

从全身途径进入体内的某些药物如四环素等，也可进入龈沟液，并达到高而持久的浓度，有利于帮助杀灭和清除牙周组织局部的致病菌。

除了具有上述的防御机制，如"冲洗"龈沟内的细菌物质；包含可增进上皮附着于牙面的血浆蛋白；具有抗微生物成分；所含补体可以促进抗体的活化等，龈沟液中也包含许多造成局部组织损伤的酶；能提供龈下细菌丰富的营养成分；提供牙石矿化的矿物质。研究龈沟液的量及内容的变化，对了解牙周疾病的发生、发展及治疗均有重要意义。

四、唾　液

唾液是维持口腔健康的重要体液，由三对大涎腺和许多小涎腺分泌，也有龈沟液的参入。唾液具有润滑、缓冲、清洁、抗微生物、凝集、薄膜形成、消化等多种功能，是宿主口腔免疫防御系统的重要组成部分之一。

有效的唾液流量/流速可以提供必要的润滑作用，清除细菌和脱落的上皮以及不断补充新鲜的抗菌成分。

唾液中含有丰富的抗微生物成分，如溶菌酶、过氧化物酶、乳铁蛋白、分泌型免疫球蛋白 A（SIgA）以及 IgG 和 IgM 等。它们通过各种不同的机制杀灭和抑制致病微生物，增强机体免疫力。

总之，上皮附着的封闭作用、结合上皮的快速更新和修复能力以及上皮组织的先天免疫防御；唾液的冲洗、IgA 的保护作用；龈沟液的冲洗、调理和 IgG 的免疫作用；以及白细胞的吞噬和杀菌作用等，都构成了牙周组织的多重防御机制。此防御机制对于抵抗菌斑细菌向龈沟深处侵袭、保护牙周组织免受破坏起了至关重要的作用。

（罗礼君　谢玉峰）

参 考 文 献

1　曹采方. 牙周病学. 北京：人民卫生出版社，2005

2　McCulloch CA, Lekic P, McKee MD. Role of physical forces in regulating the form and function of the periodontal ligament. Periodontol 2000. 2000；24：56 - 72

3　Crawford JM, Watanabe K. Cell adhesion molecules in inflammation and immunity：relevance to periodontal diseases. Crit Rev Oral Biol Med，1994，5：91 - 123

4　Häkkinen L, Uitto VJ, Larjava H. Cell biology of gingival wound healing. Periodontol 2000. 2000；24：127 - 52

5　Lindhe J, Karring T, Lang NP. Clinical Periodontology and Implant Dentistry. 3rd edition. Copenhagen：Blackwell Munksgaard，2000；771

6　Cho MI, Garant PR. Development and general structure of the periodontium. Periodontol 2000. 2000；24：9 - 27

7　Saygin NE, Giannobile WV, Somerman MJ. Molecular and cell biology of cementum. Periodontol 2000. 2000；24：73 - 98

8　Newman M G, Takei H H, Carranza F A. Carraza's Clinical Periodontology[M]. 9th ed. Philadelphia：WB Saunders Co，2002

9　Bartold PM, Walsh LJ, Narayanan AS. Molecular and cell biology of the gingiva. Periodontol 2000. 2000；24：28 - 55

10　Pietrzak ER, Savage NW, Walsh LJ. Human gingival keratinocytes express E-selectin (CD62E). Oral Dis，1996，2：11 - 17

11　Sodek J, McKee MD. Molecular and cellular biology of alveolar bone. Periodontol 2000. 2000；24：99 - 126

12　Tonetti Ms, Imboden MA, Lang NP. Neutrophil migration into the gingival sulcus is associated with transepithelial gradients of interleukin-8 and ICAM - 1. J Periodontol，1998，69：1139 - 1147

第二章　牙周病流行病学

第一节　牙周流行病学指数

牙周病临床表现较为复杂,其临床评价指数也有很多,目前尚没有一个指数能对所有牙周改变进行全面的定量评价。因而,根据研究的目的不同,往往采用不同的牙周指数进行牙周病流行病学研究。

以下介绍几种牙周流行病学调查中常用的牙周病指数。这些牙周病指数多为20世纪60年代提出,从口腔卫生情况、牙龈状况、牙周组织状况等不同角度对个体进行评估,进而获得被调查人群的牙周病流行情况信息。这些指数广泛应用于牙周流行病学调查。然而,随着对牙周病认识的深入,人们发现,不仅应该以个体为单位进行分析,还应对同一个体的不同牙周部位进行分析;在研究设计时,应尽量考虑与其他流行病学研究的可比性,以统一疾病的诊断标准和研究方法。

目前世界卫生组织推荐使用的指数是社区牙周指数(community periodontal index,CPI),这是基于Ainamo等于1982年提出的社区牙周治疗需要指数(community periodontal index of treatment needs,CPITN)修改而建立的。

一、简化口腔卫生指数

简化口腔卫生指数(oral hygiene index-simplified,

OHI-S)由Greene和Vermillion于1964年提出,包括简化软垢指数(debris index-simplified,DI-S)和简化牙石指数(calculus index-simplified,CI-S)。OHI-S常用于人群口腔卫生状况的评价。OHI-S检查的牙齿为16、11、26、31的唇(颊)面和36、46的舌面,个人记分为每个牙面分值相加,人群记分为受检个人分值的平均值。

DI-S和CI-S的记分标准分别为:

DI-S:0:牙面上无软垢。

1:软垢覆盖面积占牙面1/3以下。

2:软垢覆盖面积占牙面1/3与2/3之间。

3:软垢覆盖面积占牙面2/3以上。

CI-S:0:龈上、龈下无牙石。

1:龈上牙石覆盖面积占牙面1/3。

2:龈上牙石覆盖面积在牙面1/3与2/3之间,或牙颈部有散在的龈下牙石。

3:龈上牙石覆盖面积占牙面2/3以上,或牙颈部有连续而厚的龈下牙石。

二、菌斑指数

菌斑指数(plaque index,PLI)由Silness和Löe于1964年提出,常用于评价口腔卫生情况和衡量牙周病的防治效果。检查时,每牙检查近中颊面、正中颊面、远中颊面和舌面等 4 个牙面,记录 4 面平均值,个人记分为各受检牙分值的平均值。

PLI 的记分标准为:

0:龈缘区无菌斑。

1:龈缘区有薄的菌斑,但视诊不可见,若用探诊尖的侧面可刮出菌斑。

2:在龈缘或邻面可见中等量的菌斑。

3:龈沟内或龈缘区及邻面有大量软垢。

三、牙 龈 指 数

牙龈指数(gingival index, GI)由 Silness 和 Löe 于 1967 年修订,用于评价牙龈炎症情况。

检查时,每牙记录近中唇(颊)乳头、正中唇(颊)缘、远中唇(颊)乳头和舌侧龈缘等 4 个牙面,记录 4 面平均值,个人记分为受检牙分值的平均值。

GI 的记分标准为:

0:牙龈健康。

1:牙龈颜色轻度改变,轻度水肿,探诊不出血,即轻度炎症状态。

2:牙龈色红,水肿光亮,探诊出血,即牙龈中度炎症状态。

3:牙龈明显红肿或有溃疡,有自动出血倾向,即牙龈重度炎症状态。

四、社区牙周指数

1997 年世界卫生组织正式采纳该指数,常用于大规模的口腔流行病学调查。

使用世界卫生组织推荐的 CPI 牙周探针,探诊结合视诊检查,探测牙石分布、牙龈出血和牙周袋深度(15 岁以上者)。全口分为 6 个区段,每个区段检查 1～2 颗功能牙,以最重情况为该区段的记分,以 6 个区段中最高的记分作为个人的 CPI 值。

CPI 的记分标准为:

0:牙龈健康。

1:探诊后出血,即牙龈炎状态。

2:探诊可发现牙石伴探诊出血,但探诊深度小于 3.5 mm,即牙石存在状态。

3:探诊深度 4～5 mm,即早期牙周病状态。

4:探诊深度 6 mm 以上,即晚期牙周病状态。

X:除外区段(少于 2 颗功能牙存在)。

9:无法检查(不记录)。

第二节　牙周病的流行情况

牙周病是人类最古老、最普遍的疾病之一。据研究报道,牙周炎占拔牙原因的 40% 左右。

一、地 域 分 布

为便于不同国家或地区之间进行人群牙周健康状况的比较,世界卫生组织以 15 岁少年的牙石平均检出区段数,作为牙周状况的评价标准之一。同时规定,牙石检出的平均区段数 0～1.5,1.6～2.5,2.6～3.5,3.5～4.5,4.6～6.0,分别归为牙石检出等级很低、低、中、高和很高。以此指标,发展中国家牙石检出区段数多在 3.5 以上,而发达国家多在 3 以下。我国 15 岁少年牙石平均检出区段数为 2.06,但检出率高达 67.91%。

与牙石检出情况类似,牙龈出血的检出也呈发达国家低于发展中国家的趋势。而严重牙周炎的患病率在发达国家和发展中国家没有明显区别,几乎所有人口都在 5%～20%范围内。在我国,牙周病的流行情况还存在农村和城市之间的差别。农村人口牙石平均检出区段数、软垢指数均高于城市人口。

世界卫生组织收集了世界各国的牙周病学流行病学调查结果,由日本新潟大学建立数据库(http://www. who. int/oral_health/databases/niigata/en/index. html),可由此获得具有一定可比性的牙周病流行病学资料。

二、时 间 分 布

发达国家在 20 世纪 60 年代,牙周病的患病率较高,如英国和苏格兰牙龈炎的青少年患病率高达 99%以上,但 20 世纪 70 年代以后,随着牙科公共卫生学的发展和口腔保健预防工作的开展,这些国家的牙周病特别是牙龈炎的患病率大幅度下降,1991 年,美国公共卫生部的报道显示发达国家中小学中,牙龈炎的患病率为 40%～60%,而 1994 年,美国第三次健康和营养状况调查资料显示,13 岁以上者全口无牙龈探诊出血者达 46%。

我国目前为止,共进行了 3 次口腔健康流行病学抽样调查。第一次口腔健康流行病学抽样调查(1982～1984)对象为全国 29 个省、直辖市、自治区的 7、9、12、15、17 岁这 5 个年龄组131 340 名中小学生,采用 CPITN 指数。结果表明,5 个年龄组龈炎患病率为 66.8%,其中 15 岁年龄组为 80.46%,牙周炎的患病率为 0.87%。第二次口腔健康流行病学抽样调查(1995～1997)对象为全国 11 个省市的 12、15、18、35～44、65～74 岁这 5 个年龄组共 117 260 人,也采用 CPITN 指数。结果表明,全口 6 个区段均健康的人数随年龄增加而降低,12 岁年龄组为 31.01%,而 65～74 岁年龄组仅为 0.56%;

牙石检出率随年龄增加而升高,35～44 岁年龄组高达 94.15%,但 65～74 岁年龄组降至 77.46%;18 岁以上浅牙周袋检出率为 10.62%,深牙周袋检出率为 1.97%。第三次口腔健康流行病学抽样调查(2005～2007)对象为全国 30 个省市 5、12、35～44、65～77 岁这 4 个年龄组共计 93 826 人的口腔状况,采用记录全口牙周情况的方法,试图更客观和准确地记录评价我国牙周病流行情况。结果显示,35～44 岁年龄组的牙龈出血检出率最高,达 77.3%,男女牙周袋检出率分别为 47%和 35.1%,而该组牙周健康者比例仅为 13.6%。

三、性别和年龄分布

牙周病与性别的关系尚不明确,已有多份报道显示男性患病率高于女性,患病程度重于女性,但我国史书俊等报道我国天津成人女性牙周病病变程度重于男性。另外,在一些发展中国家,女性患牙周组织病的情况较为严重,有人认为与生育过多和营养不良有关。

牙周病患病随年龄增长而增高。3～5 岁可能患牙龈炎,到青春期可能达到高峰,达 70%～90%,以后随年龄的增长,部分牙龈炎可能发展为牙周炎。全国第二次口腔健康流行病学调查采用 CPITN 指数,所获结果显示,牙石检出率 12 岁开始逐渐上升,35～44 岁达最高峰,以后逐渐降低。牙龈出血百分率以 12 岁年龄组最高,以后逐渐降低,牙周袋检出率随年龄持续增加。

值得注意的是,尽管很多流行病学资料显示,35 岁以后牙周炎的患病率明显增高,且随年龄的增长而上升,40～50 岁达到最高峰,此后可能下降,这个在人群中调查的结果,可能是一部分牙周破坏严重的牙齿已经被拔除的缘故。实际上作为个体来说,牙周炎并不停止于此年龄,而是继续存在或加重。

四、民族分布

不同民族牙周病的患病情况差异很大,这可能与民族之间的社会经济、环境文化、饮食卫生习惯等差异有关。根据 1983 年全国中小学生口腔健康调查资料,我国少数民族中牙龈炎患病率最低的是朝鲜族(城市 20％,农村 27.3％),最高的是彝族(城市 94.7％,农村 96.9％)。

五、牙位分布

菌斑和牙石量、炎症程度以及牙槽骨吸收程度等综合分析的结果显示,同一口腔中各个部位对牙周疾病的易感程度不同。最易发病的部位是下颌中切牙和侧切牙以及上颌磨牙;其次是下颌磨牙,尖牙和上颌中、侧切牙及前磨牙;患病率最低的为下颌双尖牙和上颌尖牙。

从骨丧失的严重程度分析,一般而言,除下颌前牙外,上颌骨破坏较下颌骨为重;邻间区骨丧失大于颊侧和舌侧;切牙和磨牙区骨丧失比尖牙和双尖牙区严重;骨丧失最少的区域是下颌尖牙和前磨牙区。

牙齿萌出的次序,牙齿在牙弓中的位置,生长变化,牙周病开始的年龄,菌斑和牙石的分布,咬合及其他尚不明了的因素等,都影响牙周病的发病部位和严重程度。

第三节 牙周病的危险因素评估

近 10 年来,分析影响牙周病发生频率和原因的危险因素逐渐受到重视,人群和个体的牙周病危险因素的评估可为制定预防措施和控制疾病的发展提供科学的依据。

一、不能人为干预的危险因素

这类危险因素又称决定因素(determinant factor),特指危险因素中那些不能改变的背景因素。

1. 性别

一般男性多于女性。

2. 年龄

老年人的牙周附着丧失多于年轻人,单纯的牙龈炎多见于年轻人和儿童。

3. 种族

牙周病为全球性疾病,侵袭性牙周炎在黑人中患病率较高,具有一定的种族倾向。

4. 遗传基因

即宿主的易感性,典型的证据为 Löe 等对无牙科保健的斯里兰卡茶场工人 15 年的纵向观察结果,81％个体牙周病情缓慢加重,11％个体病情稳定不加重,只有 8％个体牙周病情迅速加重。这种个体之间的差别值得进一步研究,而从分子水平上揭示牙周炎的易感基因已成为研究的热点。

二、可能通过人为干预而改变的危险因素

这类危险因素即狭义的危险因素,通过干涉可

能降低牙周病的发生可能性。

1. 口腔卫生情况

口腔卫生状况与牙周病有直接关系。口腔卫生好,菌斑清除彻底,牙龈炎患病危险低;反之,口腔内菌斑多,牙石堆积,牙龈炎和牙周炎患病危险就高。

2. 社会经济情况

尽管牙周病流行病学资料表明,经济、文化落后地区的牙周病患病率及严重程度均高于发达地区,但将这些资料按口腔卫生水平分组进行比较时,地区之间的差别即消失。这提示,从流行病学的角度分析,影响牙周健康状况的主要因素是口腔卫生水平,其他方面的因素只是直接或间接地影响口腔卫生状况,从而成为次要因素。

3. 吸烟

吸烟者牙周病患病危险高于不吸烟者。吸烟不但促进牙周病发病,而且加重牙周病的患病程度。吸烟者牙菌斑、牙石堆积增多,牙槽骨吸收加快,且吸烟次数越多,时间越长,其影响越严重。

流行病学研究表明,当吸烟史为 10 年以下时,患牙周病的概率是不吸烟者的 1.3 倍,当吸烟史为 16～20 年时,牙周病的患病概率是不吸烟者的8.0 倍。

4. 某些全身性疾病

如糖尿病,营养不良,免疫功能异常等。

5. 一些牙周病原微生物的存在

如牙龈卟啉单胞菌、伴放线放线杆菌、福赛坦菌、中间普氏菌等。

(刘大力)

参 考 文 献

1 Beck JD, Slade GD. Epidemiology of periodontal diseases. Curr Opin Periodontol, 1996, 3: 3 - 9

2 Bergström J. Tobacco smoking and chronic destructive periodontal disease. Odontology, 2004, 92(1): 1 - 8

3 Bernal-Pacheco O, Román GC. Environmental vascular risk factors: new perspectives for stroke prevention. J Neurol Sci, 2007, 262(1 - 2): 60 - 70.

4 Bourgeois D, Bouchard P, Mattout C. Epidemiology of periodontal status in dentate adults in France, 2002 - 2003. J Periodontal Res, 2007, 42(3): 219 - 227

5 Capilouto ML, Douglass CW. Trends in the prevalence and severity of periodontal diseases in the US: a public health problem? J Public Health Dent, 1988, 48(4): 245 - 251

6 Caplan DJ, Weintraub JA. The oral health burden in the United States: a summary of recent epidemiologic studies. J Dent Educ, 1993, 57(12): 853 - 862

7 Croxson LJ, Purdell-Lewis D. Periodontal health: CPITN as a promotional strategy. Int Dent J, 1994, 44 (5 Suppl 1): 571 - 576

8 Douglass CW. Risk assessment and management of periodontal disease. J Am Dent Assoc, 2006, 137(Suppl): 27S - 32S

9 Greene JC, Vermillion JR. The simplified oral hygiene index. J Am Dent Assoc, 1964, 68: 7 - 13

10 Khader YS, Albashaireh ZS, Alomari MA. Periodontal diseases and the risk of coronary heart and cerebrovascular diseases: a meta-analysis. J Periodontol, 2004, 75(8): 1046 - 1053

11 Klinge B, Norlund A. A socio-economic perspective on periodontal diseases: a systematic review. J Clin Periodontol, 2005, 32(Suppl 6): 314 - 325

12 Mealey BL, Oates TW. American Academy of Periodontology. Diabetes mellitus and periodontal diseases. J Periodontol, 2006, 77(8): 1289 - 1303

13 Peruzzo DC, Benatti BB, Ambrosano GM, et al. A systematic review of stress and psychological factors as possible risk factors for periodontal disease. J Periodontol, 2007, 78(8): 1491 - 1504

14 Petersen PE, Ogawa H. Strengthening the prevention of periodontal disease: the WHO approach. J Periodontol, 2005, 76(12): 2187 - 2193

15 Petersen PE, Ogawa H. Strengthening the prevention of periodontal

disease: the WHO approach. J Periodontol, 2005, 76(12): 2187 - 2193

16　Pihlstrom BL, Michalowicz BS, Johnson NW. Periodontal diseases. Lancet, 2005, 366(9499): 1809 - 1820

17　Pizzo G, Lo Re D, Piscopo MR, et al. Genetic disorders and periodontal health: a literature review. Med Sci Monit, 2009, 15(8): RA167 - 178

18　Robinson PG, Adegboye A, Rowland RW, et al. Periodontal diseases and HIV infection, 2002, 8 (Suppl 2): 144 - 150

19　Silness J, Loe H. Periodontal disease in pregnancy. II. Correlation between oral hygiene and periodontal condition. Acta Odontol Scand, 1964, 22: 121 - 135

20　Skamagas M, Breen TL, LeRoith D. Update on diabetes mellitus: prevention, treatment, and association with oral diseases. Oral Dis, 2008, 14(2): 105 - 114

21　Tonetti MS. Periodontitis and risk for atherosclerosis: an update on intervention trials. Tonetti MS. J Clin Periodontol, 2009, 36(Suppl 10): 15 - 19

22　Wang QT, Wu ZF, Wu YF, et al. Epidemiology and preventive direction of periodontology in China. J Clin Periodontol, 2007,34: 946 - 951

23　Zee KY. Smoking and periodontal disease. Aust Dent J, 2009, 54(Suppl 1): S44 - 50

第三章 牙周病的分类

牙周病的分类建立在对牙周病认识的不断深入的基础上,转而指导临床诊断、预后判断和治疗。准确统一的分类,有助于人们对该病的病因、病理的深入研究与认识。尽管从 20 世纪 20 年代以来,牙周病的分类原则和分类方法不断演变和改进,但由于牙周病的复杂性和对该病认识的局限型,目前仍缺乏统一而公认的牙周病分类方法。

第一节 分 类 原 则

纵观历来的牙周病分类方法,可总结为以下几个原则。

按病理学分类:如分为炎症,退行性变,萎缩,创伤,增生等。

按病因分类:如分为内因性牙周病,包括营养性、药物性、特发性牙周病和外因性牙周病,包括感染性、创伤性牙周病。

按临床表现分类:① 按病程分类:分为急性、慢性、快速进展性牙周病。② 按病情分类:分为单纯性、复合性、复杂性牙周病。③ 按疾病累及牙齿的范围分类:分为局限型和广泛型牙周病。

第二节 分类方法的进展和现状

一、牙周组织病分类的历史发展

从历史上牙周病的主要国际分类中可以看到,随着人们对牙周组织病的认识不断深入,以及分类原则的不同,牙周病的分类方法在逐渐改变,早期多按病理学改变分类,现在逐渐过渡到临床表现与病因相结合的分类,如早年多将咬合创伤和牙周萎缩列为单独牙周疾病,目前认为它们可发生在各类牙周炎的不同阶段,因而已经不再作为独立的疾病。

由于牙周病分类的复杂性,以下介绍几种在历史上曾起过较重要作用的分类法。

1. 1928 年 Gottlieb 分类

炎症性

变性或萎缩:包括弥漫性牙槽萎缩和牙周脓漏。

2. 1949 年 Orban 分类

炎症状态：包括牙龈炎和牙周炎。
变性状态
萎缩状态
牙周创伤
牙龈肥大

3. 1957 年美国牙周病学会分类

炎症：包括牙龈炎和牙周炎，其中牙周炎又分为原发性（单纯性）和继发性（复杂性）。

营养障碍：包括咬合创伤、牙周废用性萎缩、龈变性和牙周变性。

4. 1973 年世界卫生组织分类

急性牙龈炎不包括急性坏死性龈炎、疱疹性龈口炎、冠周炎等。

慢性牙龈炎：包括单纯性、肥大性、溃疡性和脱皮性慢性龈炎等。

牙龈退缩

急性牙周炎：包括急性牙周炎、急性牙周脓肿和急性冠周炎。

慢性牙周炎：包括复杂性、单纯性慢性牙周炎以及慢性冠周炎。

牙周变性

牙面积聚物

5. 1979 年 Carranza 分类

慢性破坏性牙周病

牙周炎：包括单纯性、复合性（慢性进展和快速进展）和青少年性（弥漫型和局限型）。

骀创伤

牙周萎缩

6. 1982 年 Page 和 Schroeder 分类

青春前期牙周炎（弥漫型和局限型）

青少年牙周炎
快速进展性牙周炎
成人牙周炎

7. 1989 年世界临床牙周病学讨论会分类

成人牙周炎

早发性牙周炎：包括青春前期（弥漫型和局限型）、青少年（弥漫型和局限型）和快速进展性牙周炎。

伴有全身疾病的牙周炎：包括 Down 综合征、Papillon-Lefevre 综合征、Ⅰ 型糖尿病、艾滋病、其他疾病。

坏死溃疡性牙周炎（顽固性牙周炎）

8. 1993 年欧洲牙周病学研讨会分类

成人牙周炎
早发性牙周炎
坏死性牙周炎

9. 1999 年美国牙周病学学会牙周病分类国际研讨会分类

该分类建立在大量文献回顾和世界各地牙周病学者充分讨论的基础上，增加了对牙龈病的详细分类；否定了以往以年龄对牙周炎分类的方法；废弃了顽固性牙周炎的单独分类；将坏死溃疡性牙龈炎与坏死溃疡性牙周炎合并称为坏死溃疡性牙周病；并将牙周脓肿，牙周-牙髓合病变，软硬组织的先天或后天形态异常等单独列出。即便如此，该分类也有待在实践中评价和充实。

① 牙龈病（gingival disease）

A. 菌斑引起的牙龈病（包括龈缘炎、青春期牙龈炎、妊娠期牙龈炎、药物性牙龈病、营养缺乏性牙龈病）。

B. 非菌斑引起的牙龈病（特殊菌、真菌、病毒、螺旋体等的感染，系统病的表征，遗传病，化学及物理性损伤，异物反应等）。

② 慢性牙周炎（chronic disease）

A. 局限型

B. 广泛型

③ 侵袭性牙周炎（aggressive disease）

A. 局限型

B. 广泛型

④ 全身病表征的牙周炎（periodontitis as a manifestation of systemic diseases）

A. 血液病

B. 遗传性疾病

C. 其他

⑤ 坏死性牙周病（necrotizing periodontal disease）

A. 坏死性溃疡性龈炎（NUG）

B. 坏死性溃疡性牙周炎（NUP）

⑥ 牙周脓肿（abscesses of the periodontium）

A. 龈脓肿

B. 牙周脓肿

C. 冠周脓肿

⑦ 伴牙髓病变的牙周炎（periodontitis associated with endodontic lesions）

A. 牙周-牙髓联合病损

⑧ 先天或后天畸形和状况（developmental or acquired deformities and conditions）

A. 促进菌斑性龈病或牙周炎的局部牙齿因素

B. 牙齿周围的膜龈异常

C. 无牙区的膜龈异常

D. 咬合创伤

二、我国牙周病学界对牙周病的 分类演变过程

目前我国牙周病的分类方法采纳了 1999 年美国牙周病学学会牙周病分类国际研讨会分类法,而牙龈病部分尚未采纳。

1. 1986 年口腔内科学（第二版）分类

龈病:包括急性牙龈炎、慢性牙龈炎和牙龈增生。

牙周病:包括牙周炎、咬合创伤、牙周萎缩和牙周病继发病。

2. 1993 年口腔内科学（第三版）分类

牙龈炎:包括急性牙龈炎、慢性牙龈炎。

牙龈增生

牙周炎:其中成人牙周炎包括单纯性和复合性;青少年牙周炎包括局限型和弥漫型。

快速进展性牙周炎

青春前期牙周炎

伴有全身性疾病的牙周炎

3. 2000 年牙周病学（第一版）分类

牙龈病

牙周炎:包括成人牙周炎、青春前期牙周炎（局限型和广泛型）、青少年牙周炎（局限型和广泛型）、快速进展性牙周炎、伴全身疾病的牙周炎。

4. 2003 年牙周病学（第二版）分类

牙龈病

牙周炎:包括慢性牙周炎、侵袭性牙周炎（局限型和广泛型）、反映全身疾病的牙周炎。

5. 2007 年牙周病学（第三版）分类

牙龈病

牙周炎:包括慢性牙周炎、侵袭性牙周炎（局限型和广泛型）、反映全身疾病的牙周炎。

（刘大力）

参 考 文 献

1　曹采方,孟焕新,阎福华.牙周疾病新分类法简介(1999 年国际研讨会).
中华口腔医学杂志.2001,36：391－394

2　曹采方,牙周病学.2 版,北京：人民卫生出版社,2003：22－26

3　曹采方,牙周病学.北京：人民卫生出版社.2000：100－103

4　孟焕新,牙周病学.3 版,北京：人民卫生出版社,2007：20－23

5　岳松龄,口腔内科学.2 版,北京：人民卫生出版社.1986：270－271

6　张举之,口腔内科学.3 版,北京：人民卫生出版社.1993：240－242

7　Albandar JM, Brown LJ, Genco RJ, et al. Clinical classification of
periodontitis in adolescents and young adults. J Periodontol, 1997, 68
(6)：545－555

8　Armitage GC. Development of a classification system for periodontal
diseases and conditions. Ann Periodontol, 1999, 4(1)：1－6

9　Armitage GC. Periodontal diagnoses and classification of periodontal
diseases. Periodontol 2000, 2004, 34：9－21. Review

10　Armitage GC. Research, Science and Therapy Committee of the American
Academy of Periodontology. Diagnosis of periodontal diseases. J

Periodontol, 2003, 74(8)：1237－1247. Review

11　Brown LJ, Albandar JM, Brunelle JA, et al. Early-onset periodontitis：
progression of attachment loss during 6 years. J Periodontol, 1996, 67
(10)：968－975

12　Highfield J. Diagnosis and classification of periodontal disease. Aust Dent
J, 2009, 54(Suppl 1)：S11－26

13　Milward MR, Chapple IL. Classification of periodontal diseases：where
were we? Where are we now? Where are we going? Dent Update, 2003,
30(1)：37－44

14　Ranney RR. Classification of periodontal diseases. Periodontol 2000,
1993, 2：13－25

15　Tonetti MS, Mombelli A. Early-onset periodontitis. Ann Periodontol,
1999, 4(1)：39－53

16　Watanabe K. Prepubertal periodontitis：a review of diagnostic criteria,
pathogenesis, and differential diagnosis. J Periodontal Res, 1990, 25(1)：
31－48

第四章　牙周组织的临床病理学

第一节　牙龈的炎症和过度生长

一、牙龈炎症

牙周病是由微生物始动的感染性疾病。滞留于牙颈部、龈沟内的菌斑微生物及其产物长期作用于牙龈，通过直接破坏、引发机体免疫应答反应等方式造成组织的炎症反应。牙周组织的炎症最初仅局限于牙龈上皮及其结缔组织内，随病变的进展逐渐向深部扩散，导致牙周袋形成并造成牙龈、牙周膜结缔组织溶解破坏和牙槽骨的吸收，即牙周炎形成。就病变过程而言，牙周炎是牙龈炎的继续和发展，两者在病理性质上均为慢性非特异性炎症，牙龈的临床表现也十分类似，仅炎症的范围和程度有所差别。要在临床上鉴别两者，只能依靠是否有牙周袋形成和牙槽骨吸收等特征。

（一）牙龈炎症(gingival inflammation)的临床病理

牙龈炎症的病理变化由菌斑微生物引发。菌斑微生物及其产生的酶和毒素(胶原酶、透明质酸酶、蛋白酶、硫酸软骨酯酶和内毒素等)破坏细胞和胞外基质，导致结合上皮细胞间隙增宽，由此毒性产物甚至微生物本身进一步侵入上皮和结缔组织。

另外，毒性产物还通过激活单核、巨噬细胞等的免疫活性，产生前列腺素 E2 等各种炎症介质，参与免疫过程并最终破坏组织的完整性。

牙龈的炎症过程可分为初期、早期、确立期和晚期 4 个阶段，前 3 个阶段病变主要局限于牙龈内部，且相互的演进并没有明确的界限。晚期牙龈炎症因有牙周支持组织的破坏，标志比较明确。

1. 初期病损(the initial lesion)

当菌斑沉积于牙面，牙龈炎症很快发生。

牙龈炎症的初期阶段毛细血管扩张充血，血流量增加，但其临床表现并不明显(图 4-1)。

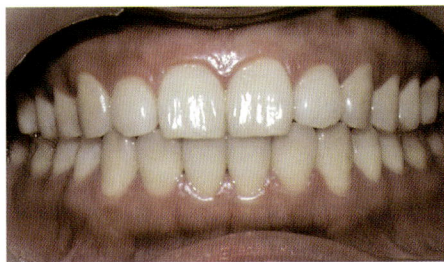

图 4-1　牙龈炎初期

牙龈炎症初期在镜下表现为结合上皮下结缔组织的急性炎症：毛细血管和小静脉扩张，白细胞从毛细血管内渗出，淋巴细胞在结缔组织内聚集。同时结合上皮和龈沟内的白细胞增加，龈沟液流量增加。

处于初期病损期的牙龈在临床上可以表现为健康状态。其进一步转归取决于微生物与宿主的防御能力。如防御能力可以有效抵御微生物侵袭,则不发展为疾病状态。反之,则往炎症过程发展。

2. 早期病损(the early lesion)

菌斑堆积后1周左右,牙龈炎症出现早期病损。

牙龈炎症早期阶段毛细血管增生、上皮钉突或上皮嵴之间的毛细血管襻增多,临床表现为牙龈充血,牙龈探诊有明显出血(图4-2)。

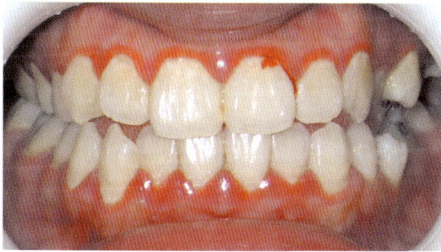

图4-2　牙龈炎早期表现

牙龈炎症的早期,组织学表现为结合上皮下结缔组织内出现明显的白细胞浸润,细胞以淋巴细胞为主。结合上皮呈现明显的上皮钉突或上皮嵴,结合上皮和龈沟内有中性粒细胞密集浸润。

牙龈结缔组织内胶原破坏增加,炎症浸润区周围约70%的胶原(主要是环形和龈牙纤维束)遭受破坏。

3. 确立期病损(the established lesion)

随着菌斑堆积,牙龈炎症进一步加重。

牙龈炎症确立期阶段为典型的牙龈慢性炎症。表现为牙龈组织内血管的扩张充血,静脉回流受阻,红细胞渗入结缔组织。由于组织局部缺氧,红细胞和血红蛋白可崩解因而加深牙龈的色泽,临床表现为牙龈色泽出现暗红色变化(图4-3)。

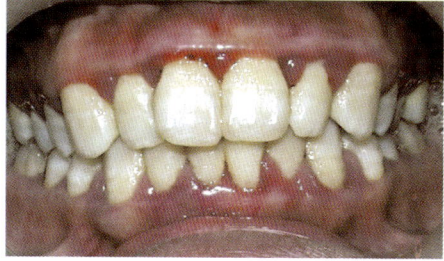

图4-3　牙龈炎确立期表现

确立期组织学的基本特征是组织内显现的强烈炎症反应。浆细胞作为主要的炎症细胞,在结合上皮下结缔组织、血管周围和胶原纤维束间隙中广泛分布。结合上皮的上皮钉突伸入结缔组织,基底膜的完整性遭受破坏。

处于炎症浸润区周边的胶原纤维遭受破坏,而胶原的破坏量与炎症细胞的数量有关。确立期病变的形成通常需要6个月以上的时间。

确立期病损可能有两种转归。一种是病情可以长达数月或数年保持稳定,而另一种则是进一步发展,成为进行性破坏性病损。

4. 晚期病损(the advanced lesion)

牙龈炎症确立期继续发展即进入晚期。

晚期牙龈、牙周膜胶原纤维出现溶解破坏,导致牙周袋形成和牙槽骨吸收,即牙周炎。牙龈炎症晚期由于牙周组织出现不可逆的破坏,故也称牙周破坏期。

晚期病损的病理特征系在牙龈炎症确立期的基础上,出现结合上皮自釉牙骨质界向根方增殖和迁移,并从冠方与牙面逐渐分离,导致牙周袋形成。牙龈结缔组织内胶原纤维破坏加重,牙槽嵴顶骨组织则出现破坏。

牙龈炎症晚期临床上可探及牙周袋和附着丧失,X线片上出现牙槽骨吸收(图4-4),易感个体的牙龈炎才会发展为牙周炎。但牙龈炎是否发展为牙周炎,目前在临床上尚无明显的先兆。

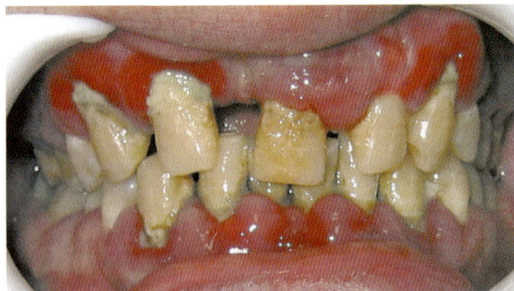

a. 牙龈的临床表现

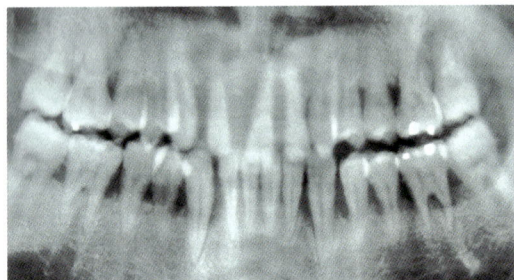

b. 牙槽骨的破坏情况

图 4-4　牙龈炎晚期表现

（二）牙龈炎症的临床表现

1. 病程和持续时间

病程和持续时间不同,牙龈炎症可呈现不同的临床特征。急性牙龈炎起病突然,持续时间短并有疼痛。慢性牙龈炎则起病缓慢,持续时间较长且通常没有疼痛。亚急性牙龈炎症则是指程度较轻的急性炎症。复发性牙龈炎是指经治疗或未经治疗自然消退,而消退后再次发生的牙龈炎症。

慢性牙龈炎是最常见的牙龈炎症类型,其表现也可随炎症的消长有所变化。

2. 分布情况

局限性牙龈炎指单个或一组牙齿牙龈的炎症,广泛性牙龈炎则可累及全口牙龈。

边缘性牙龈炎指仅累及龈缘及相邻的附着龈的牙龈炎症。

龈乳头炎影响牙间龈乳头及毗邻龈缘。由于最初的牙龈炎症多发生在牙龈乳头,故牙龈乳头更常见受累。

弥散性牙龈炎则是指累及龈缘、附着龈和牙龈乳头等全部牙龈的牙龈炎症。

3. 牙龈炎症的临床特征

牙龈炎症可引起牙龈色泽、外形、质地、位置以及出血情况等诸多临床特征的改变,这些临床特征与特定的病理变化密切相关。

（1）牙龈出血(gingival bleeding on probing)

牙龈出血是牙龈炎症的重要特征,反映相应的病理变化,有重要的临床意义。

牙龈出血是牙龈炎症最早的临床体征(图4-5),其出现时间甚至早于牙龈色泽的变化。牙龈出血易于发现,且确定牙龈出血体征又比较客观、实用。所以,该体征对牙龈炎的早期诊治及预防有重要价值。

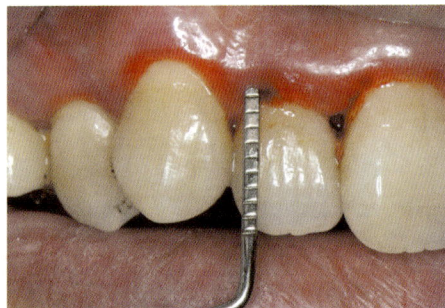

图 4-5　牙龈探诊出血

同时,牙龈出血也是牙龈慢性炎症最典型的症状和体征。当牙龈处于慢性炎症状态时,探诊、刷牙、剔挖和食物嵌塞等机械创伤,甚至轻微的咀嚼动作即可引发反复的牙龈出血。牙龈炎症导致龈沟上皮变薄或溃疡,使毛细血管扩张充血并接近表面从而失去保护,轻微刺激即可造成毛细血管破裂,是形成牙龈出血的病理基础。牙龈出血多长期而反复出现,其出现频率和严重程度与炎症程度有关。在中重度牙周炎时,探诊出血还是病变活动性及组织破坏的标志。

但同时应该注意到,一些全身疾病也会引起牙龈出血。其中以血管异常和出血性疾病居多。其共同的临床症状是牙龈受刺激出血或自发性出血倾向，且出血量多而难以控制。患者的皮肤、黏膜甚至内脏也常同时有异常出血。血小板病变、低凝血酶原血症、血友病、白血病、尿毒症、多发性骨髓瘤等凝血性病变常出现牙龈出血。某些过量服用水杨酸类药物或使用抗凝药的患者，也会出现牙龈出血情况。这些患者往往因为牙龈出血而首诊于牙周科，临床医师应具备相关知识，防止误诊、漏诊的发生，以免造成严重后果。

（2）牙龈色泽变化（color changes in gingiva）

正常牙龈的色泽根据组织内血管的分布、被覆上皮的厚度及角化程度而有所不同。牙龈色泽的变化也是一种重要的病变症状和体征。

牙龈慢性炎症时血管增殖，炎症组织迫使上皮角化程度降低，牙龈变红。而静脉回流受阻则牙龈色泽逐渐加深。炎症的进展可使牙龈色泽变化范围扩大，逐渐累及边缘龈直至附着龈。

牙龈急性炎症时的色泽变化在范围上呈多样性。急性坏死性溃疡性牙龈炎的色泽变化局限于边缘龈；疱疹性龈口炎呈弥散状；而化学刺激产生的病变则既可是斑片状，也可能是弥散状的。急性牙龈炎症在初期可能只是一个红斑，以后逐渐加深变暗。

某些特殊职业、生活习惯或环境，甚至全身疾病都可能导致牙龈组织的色素代谢异常，从而造成牙龈组织内色素沉着，改变牙龈色泽（图4-6）。

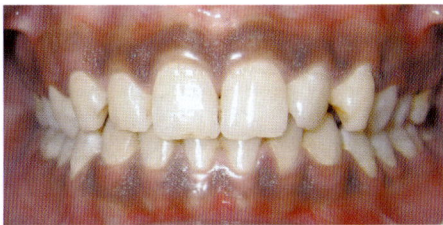

图 4-6　牙龈色素沉着

（3）牙龈形态和位置的变化（changes in the contour and position of gingiva）

牙龈形态和位置的变化是牙龈组织量和解剖形态变化的体现。

牙龈有炎症时组织肿胀，使龈缘变厚，牙间乳头圆钝，与牙面不再紧贴（图4-7）。以炎症和渗出为主要病变者，牙龈松软肥大，表面光亮，龈缘有时糜烂渗出；在以纤维增殖为主的病例，牙龈坚韧肥大，有时可呈结节状（图4-8）。

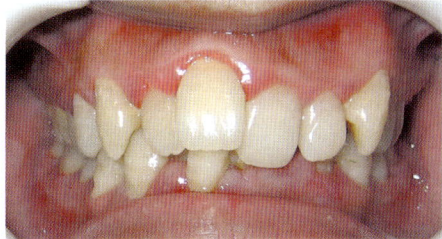

图 4-7　牙龈炎症导致牙龈表面点彩消失和光亮

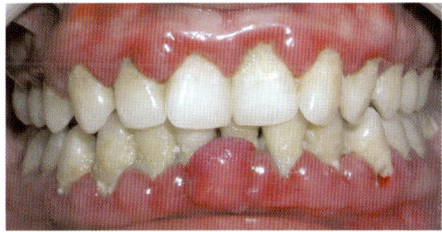

图 4-8　牙龈炎症导致的球形化龈乳头

炎症牙龈外形也与牙体牙列的解剖形态及排列有关，有时会有龈裂、龈缘突等表现。

（4）牙龈的质地变化（changes in the surface texture of gingiva）

正常牙龈质地坚韧、有弹性，表面富有点彩。

牙龈炎症会导致其表面光滑、光亮。点彩消失是牙龈炎症早期最为常见的体征。根据病变组织内水肿程度和纤维成分的多寡，牙龈质地可呈柔软光滑表现，亦可呈坚韧结节状态，牙龈表面上皮有时可出现萎缩、剥脱现象，亦可因过角化而呈现皮革样的纹理，在某些药物作用下牙龈肿胀有时可呈结节状外观。

（5）探诊深度及附着水平的变化（changes in the probing depth and attachment level）

一般认为，健康牙龈的龈沟探诊深度不超过2～3 mm。牙龈炎时，由于牙龈肿胀或增生，探诊深度可超过 3 mm,但此时结合上皮尚未与牙面分离形成牙周袋,仍位于正常的釉牙骨质界处,没有附着丧失。这时的龈沟称为龈袋或假牙周袋,这是区别牙龈炎和牙周炎的一个重要标志。当有牙周袋形成时,探诊深度超过 3 mm,而且袋底位于釉牙骨质界的根方,即发生了附着丧失(attachment loss, AL)。

(6) 龈沟液的变化(changes in the gingival crevicular fluid)

龈沟液渗出增多是牙龈炎症的重要指征之一。龈沟液中许多内容物的含量与牙龈的炎症有关,如多种细胞因子、胶原酶、前列腺素等的水平随着炎症的改变而改变。临床上可以根据龈沟液量、内容物的变化作为显示炎症程度的较为敏感的客观指标。

二、牙龈的过度生长

牙龈外形的增大是牙龈疾病的普遍特征,其病理成因复杂。使用牙龈过度生长(gingival enlargement)一词有利于在病理上与增生、肥大等名词相区别。

(一)分类和分级

根据病因病理的不同,可将牙龈过度生长分为:炎症性、药物性、与全身疾病有关的、新生物性和假性等五类。疾病的性质不同,治疗措施也有所不同。

根据发病部位不同,牙龈过度生长可分为局限型(局限于单个或一组牙的牙龈)、广泛型(涉及整个牙列牙龈)、边缘型(局限于边缘龈)、乳头型(局限于龈乳头)、弥散型(累及边缘龈、附着龈和龈乳头)和孤立型(单个孤立、有蒂或无蒂的肿瘤样增大)。

根据病变程度不同,牙龈过度生长可分级为:

0 级:无牙龈过度生长。

1 级:局限于牙龈乳头。

2 级:累及龈乳头和边缘龈。

3 级:牙龈覆盖 3/4 或更多的牙冠。

(二)临床表现和病理特征

1. 炎症导致的牙龈过度生长

由慢性炎症引发的牙龈过度生长最为常见。非炎症原因引发的牙龈过度生长有时可继发炎症性过度生长。

牙龈的炎性过度生长多为慢性过程。初期表现为龈乳头、边缘龈呈球形。随后,受累牙的牙龈逐渐在颈部形成龈缘突起直至覆盖部分牙冠。这一过程缓慢而无疼痛。

病变牙龈表面光滑呈暗红、紫红色,质软易出血。纤维成分较多的牙龈相对坚固,有弹性,呈粉红色。

病变牙龈偶尔也会自发缩小,但以持续增大更为普遍。增大的牙龈有时在折叠处因溃疡而出现疼痛。

病理学上病变牙龈呈现慢性炎症增生、渗出的表现,组织内有大量炎性细胞和液体,血管充盈,毛细血管新生。但某些部位也可含有丰富的成纤维细胞和胶原纤维。

慢性炎症性牙龈过度生长是长期菌斑堆积所致。用口呼吸、不良卫生习惯、解剖变异、不良修复体及矫治器是诱发或加重牙龈炎性过度生长的重要原因。

牙龈的急性增大是牙龈炎性增大的另一重要形式。临床多为牙龈脓肿。表现为迅速出现的牙龈局限性膨胀,病变多局限于边缘龈和龈乳头,通常有明显疼痛。牙龈脓肿在病理学上表现为结缔组织内的化脓灶。

急性炎性牙龈增大与牙刷刷毛、食物碎片等异物侵入牙龈组织并带入细菌有关。病变局限于牙龈,不累及牙周支持组织,应与牙周脓肿加以区别。

2. 药物导致的牙龈过度生长

使用各种药物后引起的牙龈过度生长,总称为药物导致的牙龈过度生长(药物性牙龈过度生长)。此类药物包括抗惊厥药、免疫抑制剂或钙离子通道拮抗剂等。有研究报道服用钙拮抗剂(小剂量阿络地平)2个月后,患者出现了全口的牙龈过度生长。这是最早出现此不良反应的病例报道。

药物性牙龈过度生长最初为龈乳头的无痛性膨胀,逐渐向边缘龈扩展,进而将两者融合;增大的牙龈组织可形成团块,覆盖牙冠,甚至干扰咬殆。过度生长的牙龈呈淡粉红色,表面桑椹状,致密而有弹性,无出血倾向。有时过度生长的牙龈由龈缘下向外突出,与龈缘间有线形沟槽相隔。

药物性牙龈过度生长病变症状比较严重,常造成患者语言、咀嚼、牙齿萌出及美观方面的问题(图4-9)。

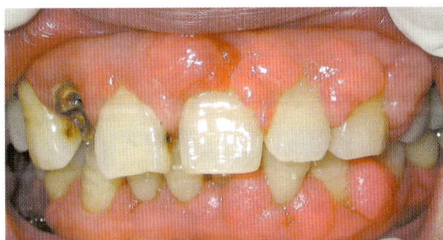

图4-9　服用环孢素形成的药物性牙龈过度生长

药物导致的牙龈过度生长通常可波及整个牙列,但以前牙牙龈表现最为明显。病变只发生在有牙区域,不累及无牙部位。牙龈增大区域内的患牙拔除后,牙龈增大多可自行消退。停药后数月内牙龈增大可改善或自行消失。

虽然在1999年的牙周病分类上将药物引起的牙龈过度生长归类为菌斑性牙龈病,但牙菌斑在牙龈过度生长发生过程中的作用是有争议的。不过,菌斑及炎症可以加重牙龈的过度生长却是不容置疑的。

药物引起的牙龈增大,镜下可见显著增生的结缔组织和上皮。上皮棘层肥厚,伸长的上皮钉突深入结缔组织,结缔组织中有致密排列的胶原纤维束,成纤维细胞和新生血管的数量增加。

关于钙拮抗剂引起的牙龈过度生长,有研究显示,钙拮抗剂的摄入可以增加牙周袋的深度。但是,牙龈的过度生长与牙齿的骨丧失之间没有相关性。而且,同一患者对不同种类的钙拮抗剂在牙龈上的反应是不一致的。有些因为使用了一种钙拮抗剂而产生牙龈过度生长的患者,在治疗早期可以尝试更换不同的钙拮抗剂用于控制高血压,可能既有效控制血压,又改善牙龈问题。只有在上述方法无效的病例,才考虑更换其他种类的降压药。

3. 与全身疾病有关的牙龈过度生长

根据作用机制的不同,可分为条件性过度生长和全身疾病引起的过度生长。前者系身体的某种特殊状况导致牙龈对菌斑的反应过度,使牙龈过度生长。后者则是全身性疾病的牙龈表现,与牙龈炎症状态无关。

(1)条件性过度生长

机体的某种特殊状态可加剧牙龈对菌斑的反应,导致牙龈条件性过度生长。

妊娠期黄体素和孕酮水平升高,牙龈水肿,血管通透性增加,对菌斑的炎症反应加强,引起牙龈过度生长。增大的牙龈色红易碎,可形成瘤样外观(图4-10),轻微刺激即引起出血。

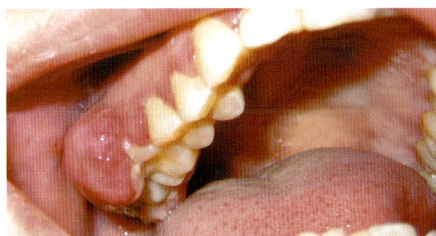

图4-10　妊娠期妇女发生的牙龈瘤(妊娠龈瘤)

镜下表现为由大量排列紊乱的新生毛细血管组成的水肿结缔组织团块,上皮钉突明显。青春期由于激素水平的变化,使牙龈对局部的菌斑刺激产生明显、剧烈的反应。

青春期牙龈增大的明显临床特征为颊侧牙龈

乳头的球形增大,病理学表现为伴有水肿和退变的慢性炎症。

良好的口腔卫生可预防妊娠期、青春期牙龈增大的出现。对这类疾病,切除增大的牙龈后仍有复发可能。终止妊娠或青春期过后,牙龈增大多会自行缩小,但病变的完全消除则取决于局部刺激物的彻底清除。

维生素 C 缺乏也会引发牙龈过度生长。因为维生素 C 可引起牙龈出血、胶原退变和结缔组织水肿,改变牙龈对菌斑的反应。临床表现为龈缘增大,牙龈色紫而质软易碎,轻微刺激后即有出血,常有表面坏死和假膜形成。镜下可见牙龈结缔组织内有慢性炎症细胞浸润、出血灶和充血的毛细血管。组织内有弥散性水肿,胶原退变,胶原纤维和成纤维细胞明显减少。

牙龈纤维异常增生是在家族内和亲代间出现的,症状类似牙龈过度生长现象(图 4-11),具有某些病因并不十分明确的遗传背景。此类过度生长既可累及恒牙列,也可在乳牙列有所表现。过度生长的牙龈可覆盖甚至超过牙列殆面,严重影响患者的咀嚼、发音和美观,并妨碍局部菌斑的清除。

镜下可见,增生的牙龈结缔组织内有大量增殖成纤维细胞,牙龈表面上皮无特殊异常。

(2)全身疾病在牙龈组织的表现

白血病引起的牙龈过度生长最为典型。

临床表现为牙龈增大,通常呈紫红色,表面光亮质中,轻微刺激可引发牙龈出血。牙龈可以是弥散增大,或在龈乳头处形成单个孤立的肿块。

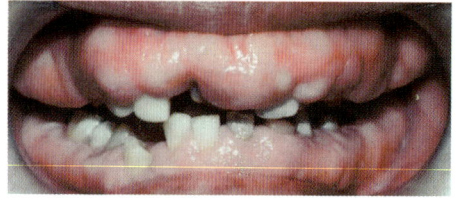

a. 牙龈纤维过度增生 父亲 39 岁

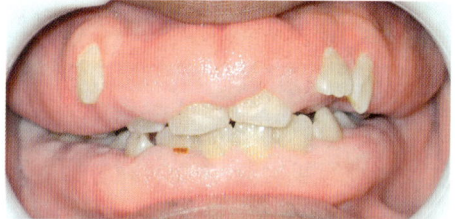

b. 牙龈纤维过度增生 儿子 16 岁

图 4-11 牙龈纤维过度增生

其镜下表现为结缔组织内成熟程度不同的白细胞浸润,组织内毛细血管充血、水肿。退化结缔组织的表面上皮受白细胞浸润而水肿,可见由纤维素、坏死上皮细胞,多形核粒细胞以及细菌组成网状假膜。

白血病引起的牙龈过度生长通常见于急性白血病或少数亚急性白血病。慢性白血病中罕见。

4. 新生物性过度生长

此病本质上属牙龈肿瘤范畴。

5. 假性牙龈增大

假性增大多与牙龈组织无关,主要由其下方骨和牙体组织体积膨大造成。牙龈除了局部体积增大外通常没有异常临床症状。

第二节 牙周袋的形成

牙周袋(peridontal pocket)由龈沟病理性加深而成,也是典型的牙周病标志。各型牙周炎的病因、进程、转归乃至治疗反应都不尽相同,但在牙周袋形成的病理过程、组织破坏和愈合机制等方面则基本一致。

一、牙周袋形成的机制

牙周炎的起因是牙龈组织针对细菌刺激产生的炎症反应。但并非所有的牙龈炎都会发展为牙周炎。健康龈沟中仅含少量细菌,且以球菌和直杆菌为主。随着牙面细菌的堆积和菌斑的成熟,螺旋体、可动杆菌的数量和比率逐渐增加。菌斑细菌构成的改变是正常龈沟转化为病理性牙周袋的重要前提。

牙周袋的形成始于龈沟结缔组织内壁出现的炎性改变。持续的炎症可使牙龈组织内出现水肿和炎症细胞浸润,继而发生相邻牙龈结缔组织的崩解,位于结合上皮下方的胶原纤维破坏、丧失。

胶原的丧失由牙周组织内各种细胞产生的胶原酶引起。成纤维细胞、多形核白细胞、巨噬细胞等都可向胞外分泌胶原酶,这些酶可将胶原等基质大分子降解为微小肽段。此外成纤维细胞的胞突可伸展至牙周膜和牙骨质连接处,通过吞噬胶原并降解牙骨质内胶原原纤维的作用使牙周组织逐渐丧失胶原成分。

胶原丧失的结果导致结合上皮形成指状突起,并沿根面向根方增殖,而处于冠方的结合上皮与根面的连接产生裂隙。随着病变的进展,侵入冠方结合上皮间的多形核白细胞数量持续增加,残留结合上皮内部维系细胞连接的桥粒逐渐消失,当入侵白细胞达到结合上皮体积的 60% 时,组织实际已丧失了黏合力。病变继续发展,细胞裂隙扩大并开始与牙面分离,龈沟底部开始向根方迁徙,形成牙周袋。

随着炎症的持续,牙龈的体积增大,牙周袋底部的结合上皮继续沿牙根向根方迁移并与之分离。牙周袋侧壁的袋上皮增生,呈球状、条索状伸入结缔组织内部。而牙周袋侧壁结缔组织内的白细胞浸润则造成袋壁上皮不同程度的水肿、溃疡和坏死。龈沟转为牙周袋,构成了难以彻底去除菌斑的

特殊环境,并在牙周袋形成和发展过程中构成了恶性循环机制:菌斑→牙龈炎症→牙周袋形成→更多的菌斑堆积。

二、牙周袋的组织病理

牙周袋的形成是牙龈炎症继续和发展的结果。伴随牙周袋的形成,牙龈组织上可出现某些特征性、标志性的病理变化,也是对牙周病变本质的重要反映。牙周袋既是牙周病变的表现和结果,也是牙周病变重要的病理过程。

(一)软组织壁

软组织壁(图 4-12)是牙周袋的外侧壁,即牙龈部分。

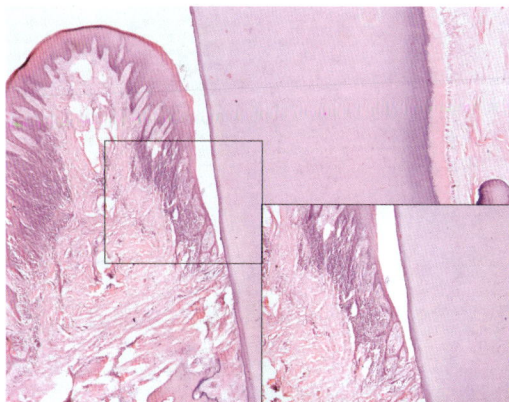

图 4-12 牙周袋软组织壁

牙周袋的主要病理变化发生在其软组织壁。袋上皮可出现明显的增殖和退变,上皮细胞呈蕾状、网状或条索状由侧壁向相邻的炎症结缔组织伸入,这一现象在根方更加明显。而增殖的上皮条索和残留的侧壁上皮在白细胞广泛浸润后会发生水肿,最终由退变而坏死,形成侧壁溃疡,导致炎症结缔组织暴露和脓液渗出。偶尔也会出现脓肿等急性炎症症状。

软组织壁的炎症程度与牙周袋的深浅无相关性。侧壁溃疡也可发生在浅袋,而深袋的侧壁上皮

有时可能相对完整或仅有轻度的退变。牙周袋的龈缘上皮通常完整且肥厚并伴有网状钉突形成。

研究表明细菌可侵入牙周袋的侧壁上皮,慢性牙周炎患者的结合上皮间隙内可检出革兰阴性丝状、杆状菌和球菌。侵袭性牙周炎患者的牙龈组织中可发现牙龈卟啉单胞菌、中间普氏菌甚至伴放线菌嗜血菌的存在。某些细菌还可能穿过基底层而侵入上皮下结缔组织。

有些研究发现,侵袭性牙周炎患者软组织壁的上皮退变可能更明显,细胞间隙更宽,形成的微小裂隙和坏死区更多。

牙周袋软组织壁深部的结缔组织呈现明显的水肿,并有致密浆细胞、淋巴细胞浸润(浆细胞比例可达80%左右),同时还有多形核白细胞的散在分布。血管扩张充血且数量增加。结缔组织内有单个或多个坏死灶形成,同时可见毛细血管、成纤维细胞和胶原纤维形成等组织新生现象。

(二)袋内的病变和修复

牙周袋是慢性炎症的结果,也是破坏和修复过程并存的病变场所(图4-13)。牙周组织因炎症造成退变坏死的同时也在不断实施修复过程。但由于细菌侵袭持续存在且不断激发炎症反应,修复中形成的新组织又再次出现退变,故牙周组织炎症多数不可能形成完全的愈合。

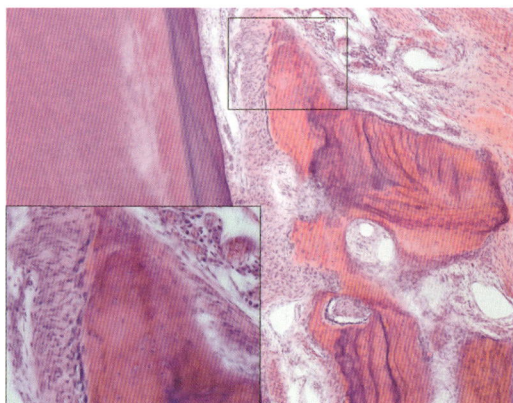

图4-13 牙周袋内的破坏与修复过程同时存在

牙周袋软组织壁的状态取决于破坏和重建两者间相互作用的结果。如软组织中炎性细胞和液体渗出占优势,则牙周袋壁色紫红、质地松软易碎,表面平滑光亮,临床上称为水肿性袋壁。如新生结缔组织细胞、纤维相对较多,则袋壁较为坚韧,色粉红,通常称为纤维性袋壁。水肿性和纤维性牙周袋是同一病理过程的两个极端,牙周袋内部的修复结果由于组织内渗出和重建比例的不同处于不断的变化之中。

(三)袋内容物

牙周袋的内容物主要由细菌菌斑及其代谢产物(酶、内毒素和其他产物),龈沟液,食物残渣,唾液黏蛋白,脱落上皮和白细胞等组成。从牙面往外突出的牙石表面通常有菌斑覆盖。脓性渗出物中含有生活的、退化的或坏死的白细胞、细菌、血清及少量纤维素,具有明显的细胞毒性。

牙周袋内在的脓液或易于挤出脓液的现象通常只是反映牙周袋内壁的炎症变化(图4-14),并不必然意味着牙周袋的加深或支持组织破坏的增加。当局部脓液发生聚积时可产生脓肿。

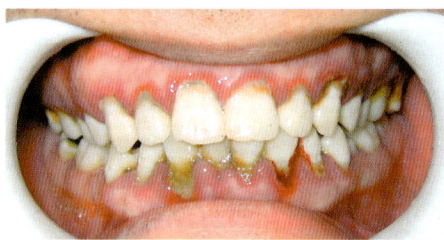

图4-14 牙周袋脓性分泌物溢出

(四)根面壁

牙周感染持续存在,将导致牙周袋的根面壁发生组织学改变,也将导致牙周治疗复杂化。随着牙周袋的加深,包埋于牙骨质中的胶原纤维遭受破坏,牙骨质暴露于口腔环境中,其表面的Sharpy纤维胶原残端被降解,形成细菌侵入的良好通道。细菌可深入牙骨质直至牙骨质-牙本质的交界面,甚至进入牙本质小管内部。细菌侵入和生长导致牙骨质表面破裂和崩解,牙骨质发生坏死,坏死牙骨质在细菌菌块作用下与牙体发生分离。除了细菌菌体、牙周袋的牙骨质袋壁上还含有内毒素等细菌产物。

发生病理改变的牙根临床上可表现为牙骨质表面软化,这种软化通常没有明显症状。由于牙颈部牙骨质菲薄,龈下刮治和根面平整经常可将其彻底刮去而暴露其下方的牙本质。这种暴露往往导致牙齿对温度刺激产生敏感反应。

三、牙周袋的临床特征

牙周袋在临床上可呈现多种体征,如龈缘增厚、牙龈出血、龈缘裂、牙周袋溢脓以及牙齿松动等。同时,牙龈色泽紫红可导致龈缘至牙槽黏膜的范围出现暗红色区域。另外,牙龈局部的疼痛或出现放射性疼痛等均提示可能有牙周袋的存在。由于牙周袋是软组织改变,并不能通过放射影像学检查牙周袋的存在。放射学影像可以指示具有牙周袋的可疑区域内骨组织的丧失情况,但不能用作证实牙周袋存在及其深度的依据。唯一能证实牙周袋存在,并确定其范围的可靠方法是沿每个牙面进行仔细的龈缘探查。

(一)牙周袋的分类

牙周袋本质上是龈沟的病理性加深,这种加深既可能由龈缘的冠向移位形成,也可能是因牙龈结合上皮附着的根向移位或者是两者的共同结果所致。根据不同的分类标准,牙周袋可有以下几种分类。

1. 根据牙周袋的病理性质分类

(1)龈袋

又称为假性牙周袋。由牙龈的过度生长引起,

其深部牙周组织并未遭受破坏。龈沟的加深是由于牙龈的体积增大、龈缘的冠向移位引起。

(2)牙周袋

其形成伴有牙周支持组织的破坏,牙周袋袋底位于釉牙骨质界的根方。牙周袋的持续加深意味着牙周支持组织的破坏,是造成牙齿松动、脱落的根本原因。又被称为真性牙周袋。

2. 根据牙周袋袋底位置与牙槽骨的关系分类(图4-15)

(1)骨上袋

牙周袋底处于相邻牙槽骨嵴的冠方,牙槽骨一般呈水平型吸收。

(2)骨下袋

牙周袋底处于相邻牙槽骨嵴的根方,此类牙周袋在牙面和牙槽骨之间衬有牙周袋的软组织侧壁。牙槽骨呈垂直型吸收。

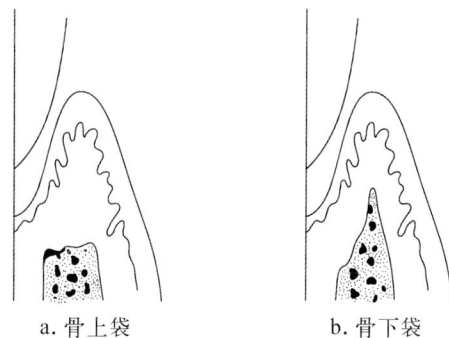

a. 骨上袋　　　　b. 骨下袋

图4-15　骨上袋和骨下袋

3. 根据牙周袋累及牙面数分类

(1)单面袋

只累及一个牙面。

(2)复合袋

累及两个以上牙面。

(3)复杂袋

牙周袋是螺旋形的。从一个牙面出发,沿着牙齿旋转累及一个或更多其他牙面。这种类型的牙周袋更多见于后牙根分叉区。

（二）与牙周袋相关的牙髓改变

牙周袋内的炎症向外扩展在影响深层牙周支持组织的同时，还可引起牙髓组织的病理变化。这些改变可以引发疼痛症状，或对牙髓修复过程产生负面影响。此类牙髓病变可能由牙周袋炎症沿着牙周膜扩散引起，也可通过根尖孔或牙根的侧副根管而使牙髓受累。通过此类通道，牙周组织中的细菌及其代谢物及炎性产物对牙髓产生损害。这一过程与坏死牙髓影响牙周膜的过程相反，称为逆行性牙髓炎。

（三）牙周袋与牙周脓肿

牙周脓肿是在牙周支持组织等深层结构内形成的局部化脓性感染。由牙龈表面损伤引起、局限于牙龈组织内且不累及牙周支持组织的脓肿则称牙龈脓肿。牙龈脓肿并非只在牙龈炎的背景下出现，牙周炎条件下发生的局部损伤同样可以形成牙龈脓肿，即无论有无牙周袋存在均有可能发生牙龈脓肿。

1. 牙周脓肿出现条件

（1）炎症经牙周袋侧壁向深层支持组织扩展的过程中，化脓性感染因受牙根侧壁阻挡而局限，进而引起炎症物质聚集可形成局部脓肿。

（2）感染由牙周袋软组织侧壁扩展进入结缔组织时，牙周袋丧失了相应的引流条件，炎症渗出受阻则形成局部脓肿。

（3）牙周破坏过程中，牙周袋可能形成围绕牙根的螺旋盲道，盲道的端口一旦与表面隔绝，则可能在盲道内形成牙周脓肿。

（4）牙周治疗过程中，如牙石未完全清除而龈壁发生收缩，则牙周袋可能因遭到封闭而发生局部脓肿。

在偶然的情况下，某些没有牙周病背景的患牙也会因外伤或者髓病治疗引发的侧壁穿孔而出现牙周脓肿。

牙周脓肿按出现部位可有牙根侧方牙周支持组织内的脓肿和深部牙周袋软组织壁中的脓肿之区分，前者通常会在牙槽骨内部形成一个窦腔，借此向侧方扩展直至在牙龈表面形成引流。

2. 牙周脓肿的病理表现

牙周脓肿在镜下多表现为牙周袋壁内多形核白细胞的局部灶性浸润，浸润灶中心聚积着大量生活或死亡的白细胞。多形核白细胞释放溶酶消化细胞和其他组织结构，形成液化灶即为脓液，脓液构成了脓肿的中心。化脓区周缘为急性炎症反应区，脓肿外围的上皮细胞内外都有水肿并有白细胞侵入。

急性牙周脓肿局限后其内容物可通过瘘管向牙龈外表面或牙周袋内引流，但如引起脓肿的感染持续存在，则会转为慢性脓肿。

在脓肿中侵入的微生物有革兰阴性球菌、双球菌、丝状菌和螺旋体。还可见某些被认为是条件致病菌的侵入性真菌。在牙周脓肿内增殖的微生物主要是一些革兰阴性的厌氧杆菌。

第三节　牙槽骨的破坏和吸收

牙周炎是在牙龈炎症向深部组织扩展过程中逐步产生牙周袋而发展形成，病变的直接结果是牙周支持组织——牙槽骨的丧失。这一病变后果是最终导致患牙丧失的直接原因。

生理情况下,牙槽骨的吸收与新生是平衡的,所以牙槽骨的高度和密度维持不变。一旦牙槽骨的吸收超过骨的新生,则骨的高度、密度或者两者均有降低。

现有骨水平反映的是以往的病变结果,而牙周袋软组织壁的变化则是现有炎症情况的体现。所以,牙槽骨的丧失程度与牙周袋深度、牙周袋壁溃疡的严重程度或有无脓液渗出并无必然联系。

一、牙槽骨的吸收机制

牙周病的牙槽骨破坏是由细菌和宿主共同介导的。菌斑微生物及其产物导致骨前体细胞分化为破骨细胞,并刺激机体多种细胞释放炎症介质。菌斑产物和炎症介质也可直接作用成骨细胞或其前体,抑制其增殖分化、减少其数量。

多种宿主细胞释放的炎症因子能够在体外引起骨吸收,在牙周病骨的吸收破坏中同样产生重要作用。这些因子包括前列腺素及其前体、白介素 $1-\alpha$ 和白介素- β 及肿瘤坏死因子(TNF) $-\alpha$。前列腺素介导骨吸收的最初证据是在 1970 年报道的,此后 Goodson(1974)也证实 PGE2 是牙周骨吸收最有力的刺激因素。皮内注射前列腺素 E2 可引起炎症中的血管改变;在骨面注射前列腺素 E2 时,即使没有炎症细胞,在少量多核破骨细胞存在的情况下即可引起组织吸收;炎症状态的牙龈组织和龈沟液中 PGE2 含量比健康人明显增高;休外实验表明,巨噬细胞经 LPS 刺激,可产生大量的 PGE2;采用抑制 PGE2 产生的非甾体类抗炎药能有效抑制和治疗动物的实验性牙周炎;一组长期服用非甾体类抗炎药的关节炎患者,其牙周附着丧失和骨吸收较不服药的对照组患者明显减少。

其他一些炎症因子如 IL -1β,TNF $-\alpha$,IL -6 等在牙槽骨的吸收破坏中也起了重要作用。它们可以诱导破骨细胞的前体细胞增殖、分化,并间接作用于成熟的破骨细胞刺激骨吸收。很多研究显

示牙周炎患者的牙龈组织及龈沟液中有较高含量的 IL -1β 和 TNF $-\alpha$,治疗后龈沟液中上述炎症因子水平下降。

近年的研究显示,免疫反应中涉及的 RANKL/RANK/OPG 系统在牙周炎时骨吸收过程中扮演了关键的角色。实验性牙周炎中 T 淋巴细胞介导的牙槽骨吸收是 RANKL(receptor activator of nuclear factor kappa B ligand)依赖的,在牙周炎病变组织中 RANKL 表达水平上升,而 OPG(osteoprotegerin)相应下降。以上这些研究有助于进一步明确牙周炎骨吸收的机制并为临床治疗开启新的思路。

二、牙槽骨吸收的病理

(一)炎症

慢性炎症是牙周炎骨破坏的最常见原因。牙龈炎症系循胶原纤维束或血管的走向穿越周围排列疏松的组织扩展至牙槽骨。邻接面的炎症则经由纤维扩散,在穿越环绕于牙槽嵴血管的疏松结缔组织后进入骨组织。偶然情况下,牙龈炎症也可经牙周膜直接扩散而进入牙槽间隔。唇舌侧牙龈炎症则可沿骨外膜血管到达骨髓腔。

牙龈炎症在扩散进入骨组织的过程可破坏沿途的牙龈和越隔纤维,使之成为散布于炎症细胞之间的不定形颗粒和碎片并引发水肿。但牙龈炎症的扩散并不会终止越隔纤维的再生趋势,即便在牙槽骨严重丧失情况下也会有越隔纤维存在。

牙龈炎症扩展至骨组织后可进而扩散进入骨髓腔,骨髓逐渐由白细胞、新生血管、成纤维细胞和炎症渗液取代。多核破骨细胞和单核-吞噬细胞数量增加,骨组织表面出现骨细胞陷窝。骨髓腔内的吸收过程由内而外,逐渐引起周围骨小梁变细和骨髓腔增大,造成骨组织的破坏和骨组织高度降低。与吸收部位相邻的正常脂肪类型的骨髓,将部分或

全部由纤维类型的骨髓取代。

有研究显示，牙周炎患者拔牙16周后，才有超过50%的新骨形成；而在对照组，在拔牙后8周，就有超过50%的新骨形成。这说明炎症对牙槽骨的修复重建也有影响。

炎症的浸润量与骨丧失程度相关，而与破骨细胞的数量无关。

在牙槽骨破坏的同时，即使在骨组织吸收活跃的部位周围或与炎症有一段距离的骨小梁表面也会有骨组织形成。机体试图在形式上增强残留骨组织（扶壁骨形成）。

牙槽骨对炎症的反应包括骨形成和吸收。牙周病时的骨丧失不是简单的破坏过程，而是骨破坏占据主导，超越了骨形成。新骨的形成从骨组织丧失的速率上，在某种程度补偿了由炎症引起的骨破坏。

炎症时出现反应性的新骨形成，对治疗的结果有一定意义。牙周病治疗的基本目的是清除炎症，去除骨吸收刺激物，继而使其固有的骨再生占据优势地位。

（二）咬合创伤

咬合创伤是牙槽骨破坏的另一个原因。在受压迫侧的牙槽骨发生吸收；在受牵引侧发生骨质新生。咬合创伤在有无炎症情况下都可以引起骨破坏。

在没有炎症情况下，咬合引起的创伤可以导致牙周膜压力和张力的增加、牙槽骨破骨细胞的增加、牙周膜坏死和骨及牙齿结构的吸收。而这些组织改变可以在消除猞创伤后得到逆转。但是，持续的咬合创伤将导致牙周膜的增宽，牙槽骨嵴呈角形。

在与炎症协同作用时，咬合创伤会加重由炎症引起的骨破坏。

（三）全身疾病

骨组织量的生理平衡是由局部和全身因素共同调节的。机体存在全身骨吸收趋势时，由局部炎症过程引发的牙槽骨丧失将加重。

除了菌斑数量和细菌毒力外，全身疾病状况对牙周组织破坏的严重程度有重要影响。这种影响多体现在全身防御机制的缺陷方面。

骨质疏松是围绝经期妇女的一种生理现象，该年龄段的女性存在骨矿物成分丧失和骨结构的改变可能。牙槽骨丧失和骨质疏松之间可能有一定关联。

老龄、吸烟、疾病及影响愈合的药物等都将使牙周炎和骨质疏松症患者骨组织丧失的危险进一步增加。

全身骨骼代谢紊乱的情况[甲状旁腺功能亢进、白血病和朗格汉斯（Langerhan）组织细胞增多症等]，均可能通过多种途径引发牙槽骨的丢失。

三、牙槽骨破坏的形式和类型

牙周病变的骨组织破坏不仅降低骨组织的高度，同时还改变了牙槽骨的形态学特征。了解这些变化的性质和形成机制对诊断和治疗有重要意义。

（一）水平型吸收

水平型骨吸收（horizontal resorption）（图4-16）是牙周病最常见的骨丧失类型，通常形成骨上袋。骨的高度降低，但骨缘与釉牙骨质界连线大致平行。牙槽间隔和唇舌侧骨板均可受累，但并非同一牙的所有牙面破坏程度均须保持相等。

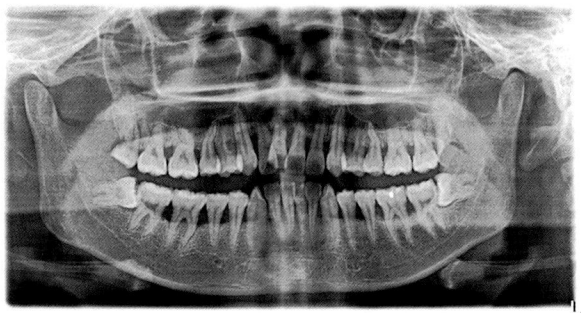

图 4 - 16　牙槽骨水平骨缺损的放射线影像

(二)垂直型吸收

垂直型吸收(vertical resorption)也称为角形吸收(angular resorption)。指在牙根周边的骨组织上出现斜形缺损,缺损的基底位于周围骨组织的根尖方向。牙槽嵴的高度降低不多(伴水平吸收者除外),而牙根周围的骨吸收较多。垂直骨吸收大多形成骨下袋,牙周袋袋底位于牙槽骨嵴的根方(图 4 - 17)。

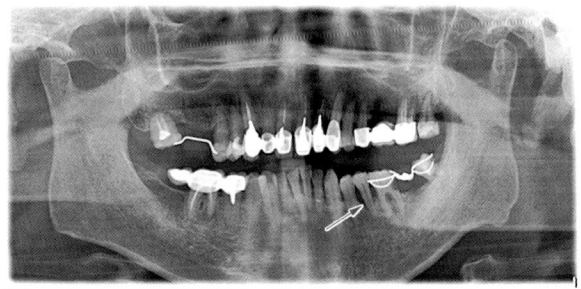

图 4 - 17　牙槽骨垂直骨缺损的放射线影像

根据残留骨壁数目的多少,骨下袋可以分为一、二、三、四壁骨袋和混合壁袋。

1. 一壁骨袋

牙槽骨破坏严重,仅留存一侧骨壁。这种袋多见于邻面骨间隔区,因该处的颊、舌侧和患牙的邻面骨壁均被破坏,仅有邻牙一侧的骨壁残留。如发生在颊、舌侧,则仅剩颊侧或舌侧的一个骨壁。一壁垂直缺损也称半隔缺损。

2. 二壁骨袋

骨袋仅剩两个骨壁。最多见于相邻两牙的骨间隔破坏而仅剩颊舌侧两个骨壁。也可以是剩颊邻骨壁或舌邻骨壁。

3. 三壁骨袋

袋的一个壁是牙根面,其余 3 个壁均为骨质,即邻、颊、舌侧均有骨壁。三壁骨袋还常见于牙槽骨较宽厚的、最后一个磨牙的远中面。

4. 四壁骨袋

牙根四周均为垂直吸收形成的骨下袋。牙根位于骨下袋的中央,四周是与牙根不相贴合的骨壁,相当于颊、舌、近中、远中都是一壁袋,治疗效果差。

5. 混合壁袋

骨缺损根尖部分的骨壁数可能大于其近冠端的骨壁数。此类病例称为复合骨缺损。

骨下袋的类型通常只能在牙周手术中翻开牙龈瓣才能确定。

发生在牙间的垂直缺损可能受到骨板或骨板厚度的阻挡,但通常这些缺损均可通过放射学影像得到识别。而位于唇、舌侧或腭侧的角形骨缺损则因与牙体影像重叠,在放射学影像上不易显现。手术暴露是确认此类缺损、了解其构造的唯一方法。

(三)凹坑状吸收

凹坑状吸收(osseous crater)指牙槽间隔的骨嵴顶吸收,中央与龈谷区域破坏迅速,形成凹陷,而以颊舌侧壁为界的弹坑状的或火山口状的缺损。凹坑形骨缺损约占牙周炎患者骨缺损的 1/3,下颌牙区骨缺损的 2/3。后牙区段的缺损是前牙区段缺损的两倍。

凹坑状骨吸收的原因主要有：牙间区域易于积聚菌斑而难以清除；生理情况下，下颌磨牙的牙间中隔即呈现扁平甚至凹陷的唇舌外观对形成骨坑有利；经由牙龈进入牙槽嵴中央的血管分布方式为炎症提供了可能的通道。

（四）膨胀的骨外形

牙周炎时，如果有外生骨疣、骨的功能性改建或扶壁骨等骨质增生，则可能造成膨胀的骨外形。上颌骨的膨胀可能比下颌骨更为常见。

（五）反波浪结构

反波浪结构的骨缺损是涉及牙间骨隔的骨组织丧失。由于颊舌面骨嵴无破坏或吸收少，正常的牙槽骨构造发生逆转而形成反波浪外观（图 4-18）。此类骨缺损常见于上颌。

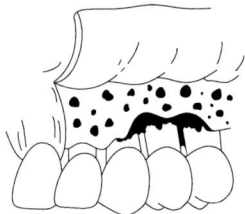

图 4-18　反波浪结构的骨形态

（六）壁架

壁架是增厚的骨板吸收后形成的高台样骨缘（图 4-19）。

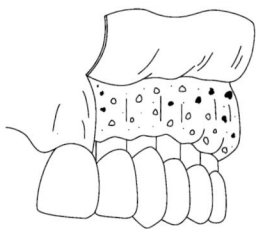

图 4-19　高台样骨缘

（七）根分叉感染

根分叉感染是指牙周病累及多根牙的分叉造成的骨组织破坏类型。裸露的分叉可能为牙周袋壁所覆盖，也可因直接暴露而临床可见。确定分叉感染的范围可使用专用牙周探针或钝头探针在良好视野的情况下探测完成。

根分叉感染根据组织破坏的量可分为Ⅰ、Ⅱ、Ⅲ和Ⅳ度。Ⅰ度是初期骨丧失，Ⅱ度是部分骨丧失（盲袋）。Ⅲ度是完全骨丧失，分叉开口贯通。Ⅳ度与Ⅲ度类似，但牙龈退缩以致分叉外露，临床可见。

根分叉感染在显微镜下并无特别的病理特征，仅仅是牙周袋向牙根扩展过程中的一个阶段。根分叉感染早期可有牙周间隙增宽、细胞及炎性液体的渗出。其后则上皮由邻近的牙周袋增殖而进入分叉区，炎症扩展进入骨组织引起骨组织的吸收和高度的降低。根分叉感染时骨破坏的类型可以是水平骨丧失，也可存在与骨下袋有关的角形骨缺损。菌斑细菌、牙石和软垢充斥于裸露的分叉空间。

根分叉感染是牙周病进展的一个阶段。其病因相同，但分叉部位的菌斑控制存在困难，这是该区域病变扩展的原因所在。

某些研究认为咬合创伤的作用在分叉感染中较为关键，超常咬合压力可能对分叉区域造成明显创伤。而其他研究则认为，根分叉感染过程中菌斑引发的炎症和水肿可使牙齿挺出，可能由此造成对咬合力量的敏感和继发创伤。

四、牙槽骨吸收的临床表现

常规的口腔检查很难准确评价牙槽骨的吸收类型和程度，只能通过 X 线片才能显示。牙周炎的骨吸收最初表现为牙槽嵴顶的硬骨板消失，或嵴顶模糊呈虫蚀状。嵴顶的少量吸收使前牙的牙槽间隔由尖变平或凹陷,在后牙使嵴顶由宽平变凹陷。进一步吸收使牙槽骨高度降低。

牙槽骨骨量减少到一定程度(有研究报道为30%)时,才能在 X 线片中显示。颊舌侧骨板因为与骨组织重叠,所以不能清晰地在 X 线片中显示。

骨吸收的程度一般按照吸收区占牙根长度的比例来描述。如吸收为根长的 1/3、1/2、2/3,分别定义为轻、中、重度骨吸收。

第四节　牙齿松动和移位

一、牙齿的松动

牙齿行使生理功能过程中,均有一定程度的生理性松动。这种松动的程度因牙位的不同在一天的不同时段呈周期性变化。晨起时最大,以后逐渐下降。松动度变化的原因可能与睡眠时咬合接触有限,牙齿有一定的伸长有关。晨起之后,由于咀嚼和吞咽力量可将牙齿压回牙槽窝内,故松动度下降。单根牙的松动度比多根牙的大,而其中切牙的松动度最大。松动度主要是水平向的,某些轴向的松动则程度较低。生理状况下的牙松动,一般不超过 0.02 mm,临床上不易察觉。

病理情况下,牙松动超过生理范围,也是牙周炎的主要临床表现之一。

造成牙齿病理性松动的原因可能有:

1. 牙齿失去支持(骨组织丧失)

牙齿失去支持组织可引起松动,松动的程度由骨吸收的严重程度、剩余骨组织的形态、牙根的长度和形状、牙齿的冠根比例所决定。早期牙齿松动不明显,一般在牙槽骨吸收达根长的 1/2 以上时,松动度才逐渐加大。

在骨组织丧失量相同的情况下,牙根短小、呈锥形的牙齿较粗而长的牙齿更易松动。

牙齿的松动由多种因素共同引起,牙齿松动的严重程度并不一定反映严重的骨组织丧失。

2. 咬合创伤

过大的咬合力量、磨牙症或紧咬牙等异常咬合习惯是造成牙齿松动的常见原因。松动度增加还可由功能不足引起。最初的咬合创伤可能引起骨皮质层的吸收,支持纤维减少,结果产生松动。而后组织的适应性现象则会引起牙周间隙的增宽。

单纯的𬌗创伤不会引起牙周袋的形成,当过大的𬌗力消除后,牙槽骨可以自行修复,牙齿的动度恢复正常。但当患牙周炎的牙齿同时伴𬌗创伤时,可以明显增加牙齿动度。

3. 牙周膜的急性炎症

炎症可从牙龈或根尖扩展进入牙周膜,从而造成牙齿松动的增加。所以,急性根尖周脓肿的炎症扩散可以在没有牙周病的情况下增加牙齿的松动度。

4. 牙周膜水肿

牙周手术后的短时间内,由于手术造成牙周膜的水肿而增加牙齿的松动度。

5. 全身激素水平变化

女性在怀孕时、月经周期的某个阶段、长期使用激素避孕时可能增加牙齿松动度。这在有无牙周病的患者都可发生。

6. 颌骨病变

颌骨骨髓炎或肿瘤等颌骨的病理变化会破坏牙槽骨和(或)牙根,由此造成牙齿的松动。

某些研究提示在环绕松动牙齿的牙周袋内潜藏的直肠弯曲菌、微小消化链球菌以及牙龈卟啉单胞菌,可能与牙齿松动程度的增加有关,但这一推测尚待证实。

二、牙齿的病理性移位

当维持牙齿生理位置各因素间的平衡被牙周疾病破坏,牙齿即发生移动,称为病理性移位(图4-20)。

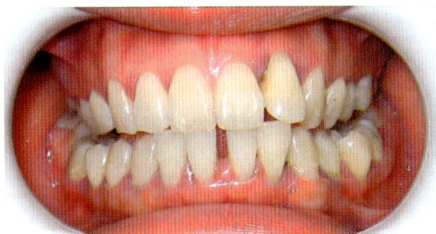

图4-20 牙齿的病理性移位

牙齿的病理性移位是中重度牙周炎的一个常见并发症。文献分析显示,牙周炎患者中,有30.3%~55.8%的患者发生了病理性移位。病理性移位的产生原因多种多样:骨吸收是最主要的原因;各种各样的咬合因素也是原因之一。多种原因可同时出现于同一患者;有时,来自于舌、颊部、唇部的压力也可以引起牙齿的病理性移位;另外,炎症组织中产生的挤压力也可以挤压牙齿移位;还有一些口腔习惯也与病理性移位相关。

严重病理性移位的纠正常需要牙周、正畸、修复等多个专业的医师共同参与。在病理性移位的早期,完善的牙周治疗往往就能立即纠正牙齿的移位。轻微的压入力有助于纠正挤压和扇形移位的患牙。

病理性移位在前牙区最为常见,但也可累及后牙,牙齿可向任何方向移动。移动通常伴随松动和扭转,向𬌗方或切端方向的移动称为伸长。病理性移位也是侵袭性牙周炎的早期体征之一。

维持牙齿正常位置有两个要素:正常而健康的牙周支持组织;施加于牙齿的外力。影响这两要素的任何条件发生改变,都将最终导致牙齿的病理性移动。

1. 削弱的牙周支持

当发生牙周组织炎症时,维持牙齿正常位置的力量和咬合外力之间达成的平衡可以被打破。牙齿的支持组织削弱后,牙齿在牙弓中的正常位置将无法维持。牙齿出现移动以逃避外力,直到被邻面接触所制止。牙周支持减弱后,咬合接触、舌体压力等因素均可产生导致患牙移位的外力。

2. 𬌗力的改变

牙齿所受外力的大小、方向或频率改变,可以引起单个或一组牙齿的病理性移位。牙周支持组织削弱达到一定程度后,即使正常外力也可引起牙齿的病理移动。缺牙区未及时修复、第一磨牙修复失败或其他某些原因均可导致外力改变而使牙齿发生病理性移位。

缺牙区未及时修复可能导致邻牙向缺牙区移位,这种移位并非牙周组织破坏的直接结果,但其出现可为牙周破坏的发生提供条件。一旦牙周支持组织出现丧失,即便正常外力也可能加重最初的牙齿移位。

牙齿的移位通常有近中趋向,常伴有超越𬌗平面的倾斜或伸长。前磨牙经常向远中移位。牙齿移位虽然是缺牙区未修复常见的并发症,但也非必然发生。

第一磨牙修复失败后常发生特征性的变化:如

(1) 第二、三磨牙倾斜,导致垂直距离降低。

(2) 下颌前磨牙远中移动,与上颌牙失去牙尖交错关系,并可能向远中倾斜。

（3）下颌前牙舌侧倾斜或移位，前牙覆盖增加，下前牙撞击或损伤上前牙牙龈。

（4）上前牙被推向唇侧以及侧方，前牙伸长。

（5）前牙分离导致牙间隙形成。

第五节　牙周病的活动性

目前公认的是牙周炎是一组病因、疾病进展和对治疗反应不同的疾病。但它们的临床症状、组织病理、组织破坏的途径以及愈合和再生方式都是类似的。同时，这组疾病的组织破坏机制也相同。

以往的研究认为牙周炎引起的附着丧失是一种缓慢而持续的过程。但自 20 世纪 80 年代以来，根据流行病学的纵向调查、病变部位细菌的特异性以及宿主易感性的研究，提出了牙周病活动性（periodontal disease activity）的概念。

按照牙周病活动性这一概念，牙周炎病变呈静止期和加重期交替出现（图 4-21）。

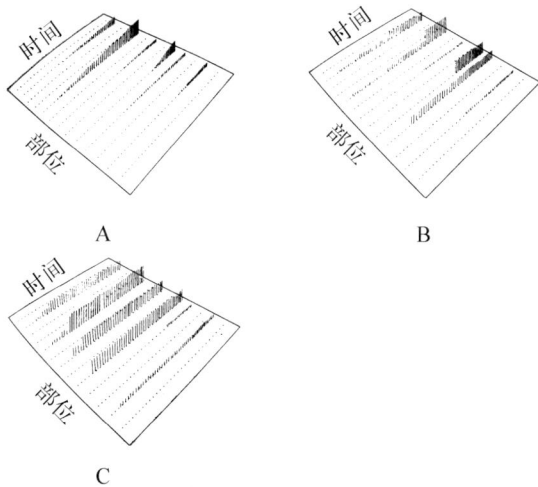

图 4-21　牙周病的活动期模式图

静止期时，牙周组织炎症反应降低，仅有少量或没有骨组织和结缔组织的丧失。

非附着性菌斑内，革兰阴性厌氧菌的聚积可启动进展期，导致骨和结缔组织丧失、牙周袋加深。

进展期可以持续数天、数周或者数月，并最终进入缓解或静止期，此时革兰阳性细菌增殖，病变稳定。

在未经治疗的牙周病，骨丧失是以阶段方式进行的。

进展期和静止期也称作活动期和非活动期。活动期在临床上表现为自发或探诊出血，以及大量的牙周袋渗出物。牙周袋上皮在组织学上表现菲薄、有溃疡。结缔组织炎细胞浸润以浆细胞、多形核白细胞或以上两种细胞为主。同时，暗视野显微镜分析显示，牙周袋内细菌样本中有高比例的可动菌和螺旋体存在。随着时间的推移，可以通过放射线摄片发现骨丧失。

目前，还没有理想的判断牙周炎活动期的客观指标。一般以定期（每隔 2~3 个月）测量附着丧失程度来监测。如果两次检查的间隔期出现附着丧失加重＞2 mm，则认为有活动性发生。

牙周病变的发生存在明显的部位特点。即使严重的牙周炎患者，也并非同一时间在所有牙齿都存在牙周破坏；而对同一个患牙，也并非所有位点都存在牙周破坏。

牙周病发生的部位特异性既包含牙位的特异性，也包括牙的位点特异性。所以，牙周炎的活动性包含新位点的发生和原有患病部位的破坏加重两个方面。

（尹元正）

参 考 文 献

1　Ahn JJ, Shin HI. Bone tissue formation in extraction sockets from sites with advanced periodontal disease: a histomorphometric study in humans. Int J Oral Maxillofac Implants, 2008, 6: 1133 – 1138

2　Amar S, Chung KM. Influence of hormonal variation on the periodontium in women. Periodontol 2000, 1994, 6: 79 – 87

3　Barclay S, Thomason JM, Idle JR, et al. The incidence and severity of nifedipine-induced gingival overgrowth. J Clin Periodontol, 1992, 19: 311 – 314

4　Benoliel R, Eliav E, Elishoov H, et al. Diagnosis and treatment of persistent pain after trauma to the head and neck. J Oral Maxillofac Surg, 1994, 52: 1138 – 1147

5　Biancu S, Ericsson I, Lindhe J. Periodontal ligament tissue reactions to trauma and gingival inflammation. An experimental study in the beagle dog. J Clin Periodontol, 1995, 22: 772 – 779

6　Bonakdar MPS, Barber PM, Newman HN. The vasculature in chronic adult periodontitis: a qualitative and quantitative study. J Periodontol, 1997, 68: 50 – 58

7　Bosshardt DD, Selvig KA. Dental cementum: the dynamic tissue covering the root. Periodontology 2000, 1997, 13: 41 – 75

8　Brown RS, Sein P, Corio R, et al. Nitrendipine-induced gingival hyperplasia. First case report. Oral Surg Oral Med Oral Pathol, 1990, 70: 593 – 596

9　Brunsvold MA. Pathologic tooth migration. J Periodontol, 2005, 6: 859 – 866

10　Bush FM, Harkins SW. Pain-related limitation in activities of daily living in patients with chronic orofacial pain: Psychometric properties of a disability index. J Orofac Pain, 1995, 9: 57 – 63

11　Carranza FA, Newman MG. Carraza's Clinical Periodontology[M]. 10th ed. Philadelphia: W. B. Saunders Co. ,2006

12　Christensen GJ. Treating bruxism and clenching. JADA, 2000, 131: 233 – 235

13　Giuliana G, Ammatuna P, Pizza G, et al. Occurrence of invading bacteria in radicular dentin of periodontally diseased teeth: microbiological findings. J Clin Periodontol, 1997, 24: 478 – 485

14　Hallmon WW, Rossmann JA. The role of drugs in the pathogenesis of gingival overgrowth. A collective review of current concepts. Periodontol 2000, 1999, 21: 176 – 196

15　Jeffcoat MK, Lewis CE, Reddy MS, et al. Post-menopausal bone loss and its relationship to oral bone loss. Periodontology 2000, 2000, 23: 94 – 102

16　Kobayashi K, Kobayashi K, Soeda W, et al. Gingival crevicular pH in experimental gingivitis and occlusal trauma in man. J Periodontol, 1998, 69: 1036 – 1043

17　Lafzi A, Farahani RM, Shoja MA. Amlodipine-induced gingival hyperplasia. Med Oral Patol Oral Cir Bucal, 2006, 11(6): E480 – 482

18　Meisel P, Schwahn C, John U, et al. Calcium antagonists and deep gingival pockets in the population-based SHIP study. Br J Clin Pharmacol, 2005, 5: 552 – 559

19　Newman M G, Takei H H, Carranza F A. Carraza's Clinical Periodontology [M]. 9th ed. Philadelphia: W. B. Saunders Co. , 2002

20　Salvi GE, Lawrence HP, Offenbacher S, et al. Influence of risk factors on the pathogenesis of periodontitis. Periodontol 2000, 1997, 14: 173 – 201

21　Taubman MA, Valverde P, Han X, et al. Immune response: the key to bone resorption in periodontal disease. J Periodontol, 2005, 11: 2033 – 2041

22　Westbrook P, Bednarczyk EM, Carlson M, et al. Regression of nifedipine-induced gingival hyperplasia following switch to a same class calcium channel blocker, isradipine. J Periodontol, 1997, 68: 645 – 650

第五章　牙周病的检查和诊断

成功治疗牙周病的基础是对牙周组织的完整检查，并给予准确的诊断。之前的章节已经提到牙周病是累及牙齿支持组织的疾病，因此临床上对于牙周病的诊断应该重点关注牙龈、牙周附着和牙槽骨等组织结构。由于许多系统疾病和药物对于牙周组织有影响，因此进行牙周病的临床检查前，非常有必要先全面了解患者的系统疾病史和用药情况。

第一节　临　床　诊　断

临床上对于牙周病的检查应该重点注意牙周组织上表现的症状和体征。下面以一名重度牙周病患者的口腔情况为例（图5-1），描述牙周病的临床检查过程。

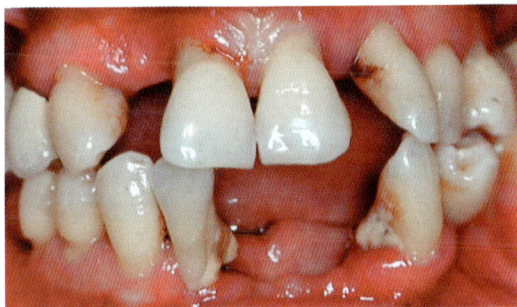

图5-1　重度牙周炎

患者，女性，36岁，否认系统性疾病和用药史。主诉是牙齿松动，牙龈流血和肿胀，咀嚼困难。相关的牙周临床检查从牙龈组织开始，即观察牙龈炎症，包括边缘龈的颜色以及质地的改变，牙周袋探诊出血增多情况。

虽然在临床研究和流行病学研究中，已经开发和应用了众多的牙周相关的指数系统，但对于各种牙龈炎症病例，如早期牙龈炎或确定性牙龈炎的判断，这些指数在对于某个患者个体情况的诊断时却没有意义。

因此，通常判定牙龈炎症的方法是使用探针探查龈沟或牙周袋底，观察是否存在探诊出血的情况。如果某个部位存在探诊出血，这个位点就被认为是发炎的部位（图5-2）。分析记录该患者牙周情况的牙周记录表（图5-3），计算一下红色位点的百分数（图5-3的第1和第8行），发现全口探

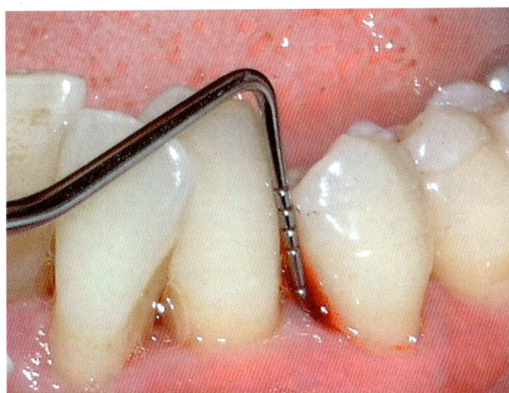

图5-2　牙周袋探针（William' Periodontal probe）

插入34近中邻面，探诊出血，牙周袋深度5毫米。

图 5 - 3 牙周记录表

有探诊出血、牙周袋探诊深度(第 1、8 行)、牙龈萎缩(第 2、7 行)、根分叉感染(第 3、6 行)和牙齿松动度(第 4、5 行)。

诊出血的百分数为 83％ (105/126×100％)。这个比值对于判断初次检查时患者的牙龈炎症严重程度非常重要,并可以用于监测治疗后和维持期的牙龈康复情况。虽然探诊出血对于预测将来附着丧失并非理想的指标,但是不存在探诊出血却是牙周病况稳定的可靠指标。必须牢记准确判断探诊出血的前提条件是使用适当的探诊力量。探诊的力量应该控制在 0.25 N 以内,以防止由于施力过度导致创伤而引发出血。

在评估探诊出血时,可以记录探诊深度和牙龈萎缩,同时计算附着丧失的程度(图 5 - 4)。牙周袋深度(实际为探诊深度)是牙龈边缘到龈沟底或牙周袋底的距离。通常对于每个牙都要检查 6 个位点,但仅记录大于 3 mm 的牙周袋(图 5 - 3 的第 1 和第 8 行)。测量获得的探诊深度一般认为可以准确地代表龈缘到结合上皮最上端细胞间的距离。但 20 世纪 70 年代以来的研究数据显示情况并非都是如此,其主要原因是探诊深度受到软组织的紧密程度的影响,即在大量的炎症细胞渗透和胶原丧失的情况下,探针尖端可以穿透结合上皮的顶点,而如果牙龈组织是健康的和致密的,探针尖端可能无法到达袋底。其他原因包括探诊力量、探针尖端的直径、牙齿表面形状、吸烟习惯和探针的角度等,也都会影响探诊深度检测的准确性。

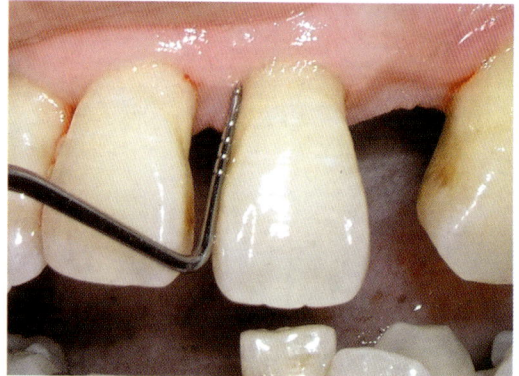

a. 牙周探针深度读数 (5 mm)

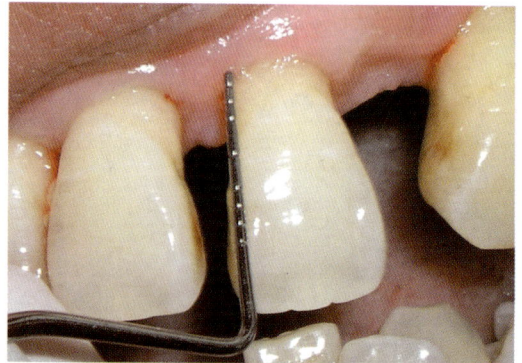

b. 牙周探针用于测量釉牙骨质界到牙龈边缘的距离,以记录牙龈退缩 (4 mm)。左上中切牙的近中面的附着丧失为 5+4=9 (mm)

图 5 - 4 牙周探诊后计算附着丧失程度

为获知牙齿某个位点的牙周附着丧失,仅仅记录牙周袋深度是不够的。由于组织学的牙周正常附着点位于釉牙骨质界,这是临床上用于确定附着水平的解剖标志,因此在探诊深度的冠方,还需要以釉牙骨质界为参考(图5-4)测量牙龈退缩(图5-3的第

2 和第 7 行）。将牙龈退缩数值加上探诊深度后，即获得临床附着丧失（代表牙周组织的破坏程度）数据。

当牙周疾病累及多根牙时，组织的破坏会扩展到根分叉区域的牙周支持结构。这类根分叉感染通常需要使用更加精细的治疗技术。因此，精确的诊断和治疗计划需要准确辨别每个多根牙根分叉区域牙周组织的破坏情况和范围。

根分叉感染的分类标准：一度，根分叉区组织水平丧失不超过牙齿宽度的 1/3 或者不大于 3 mm（图 5 - 5a）；二度，根分叉区组织水平丧失超过牙齿宽度的 1/3，但没有到达整个根分叉区域的宽度，或者大于 3 mm 但尚未贯通（图 5 - 5b）；三度，根分叉区的支持组织在水平方向贯通（图 5 - 5c）。在牙周记录表上，可以填写根分叉感染的程度，或者简单地采用三角形标记根分叉感染的严重程度（图 5 - 3 的第 3 和第 6 行）。空心三角形代表根分叉区域尚未贯通（一度或二度），而实心三角形代表贯通（三度）。

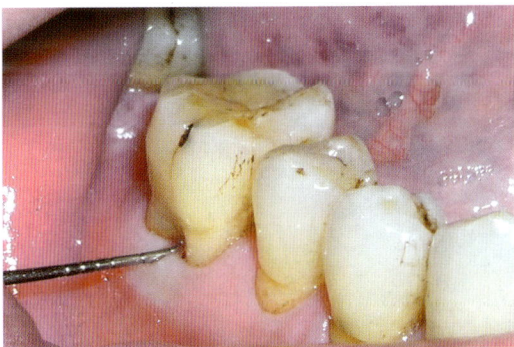

a. 水平探入 46 颊侧根分
叉，探诊深度 2 mm（一度）

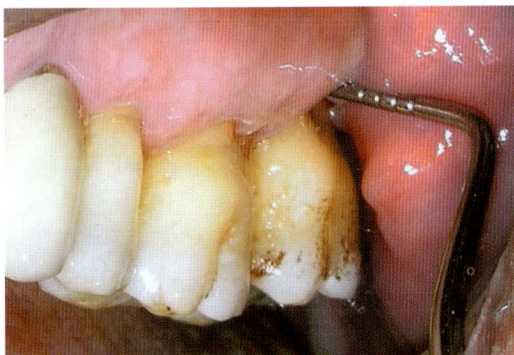

b. 水平探入 27 颊侧根分
叉，探诊深度 5 mm（二度）

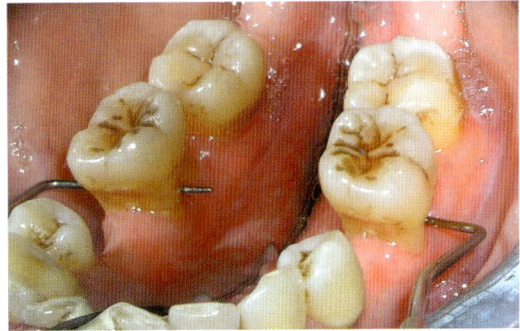

c. 水平探入 36 颊侧根分叉，探
针由颊侧穿通到舌侧（三度）

图 5 - 5　使用牙周探针检查根分叉感染

牙周病的支持组织丧失可以导致牙齿松动度的增加（图 5 - 3 的第 4 和第 5 行）。牙齿松动度分类：一度，水平方向牙齿松动幅度在 0.2～1 mm；二度，水平方向牙齿松动幅度超过 1 mm；三度，垂直方向出现牙齿松动。松动度可以使用两支手器的柄来检查，例如使用口镜和牙周探针的柄（图 5 - 6）。但必须牢记，菌斑导致的牙周病并非引起牙齿松动的唯一原因，例如牙齿受力过大和咬合创伤同样可以导致牙齿松动度增加。牙齿松动度的增加还经常发生在根尖感染、牙周手术之后等情况下。因此对于牙齿松动度的评估不但要判断松动的程度，还必须诊断引发松动的原因。

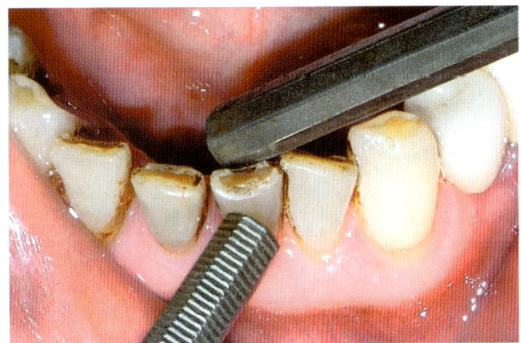

**图 5 - 6　使用两支手用器械的柄检查
31 牙齿松动度**

患有牙周病的牙齿，其牙髓的健康程度可能因严重的牙周病而受到影响。因此有必要对此类牙齿的牙髓活力进行检测，以判断牙周牙髓联合病变的可能（图 5 - 3 的第 5 行 34）。可以使用牙髓电活力检测计或冷热诊来判断牙髓活力。当然对于能否准确判断多根牙的牙髓状态的观点是有争论的，而这种判断又可能影响到医师的治疗方案。

在全面分析牙周记录表(图5-3)的临床数据后，可以正确地评估图5-1中所示患者的每个牙齿的牙周结构。利用这些数据可以完成对患者全面的诊断和个别牙的诊断。

第二节　X 线 片 分 析

牙槽骨是牙齿支持组织的一部分，也是牙周炎症过程中可能受到破坏的重要结构，为准确判断牙槽骨丧失的程度，需要进行X线分析。牙周病患者经典的X线检查是全口根尖片(12～14张)，或者可以使用全景片和局部的根尖片替代。为证实牙周病患牙的垂直和水平骨丧失，以及为实现对不同时期拍摄的X线片进行纵向比较，应该尽可能使用平行投照技术以获得更加标准的X线片，可以使用的附着装置有Eggen设备、Rinn等系统(图5-7)。

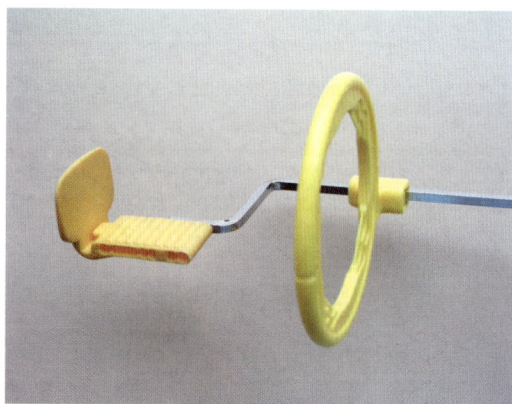

图5-7　Rinn 系统构成：咬合块，用于校正 X 线位置及角度的金属杆和定位环

上文中描述的患者的全景片和根尖片见图5-8。这些X线片可用于判断每个牙周围剩余的支持骨数量、牙根形态、牙结石、是否角形骨吸收，以及对牙周牙髓联合病变进行诊断。

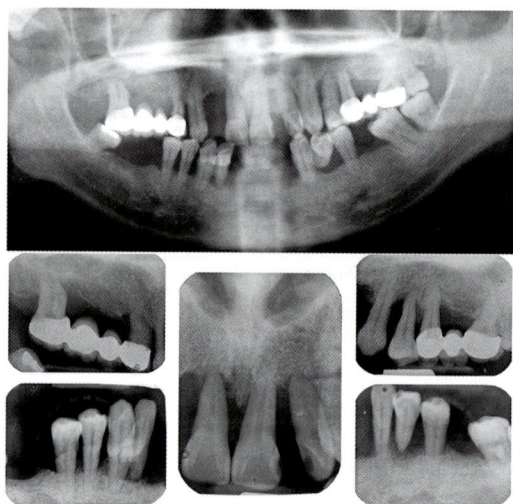

图5-8　示例患者的全景片和根尖X线片

必须注意X线片上显示的牙槽骨水平是疾病的历史表现。它代表着之前骨丧失的情况，而无法判定牙周疾病是否已经被控制。因此，有必要结合临床数据和X线片的信息进行诊断。

第三节　风险因素评估

已经证实牙菌斑是牙周病的始动因子，但是针

对牙周病自然演变过程的研究发现，并非每个口腔

卫生不良的个体都会出现附着丧失或牙齿丧失。因此在牙周病的诊断和治疗计划制订时,需要针对每个患者的牙周病进行风险评估。在本书第二章中讨论过牙周病的主要风险因素,它们应该被认为是可疑的风险因素,因为其中大多数因素仅仅通过横断面研究和非常少量的纵向研究获得证实,这些纵向研究采用的是多变量研究方法,以期在控制可能的混淆因素的同时,证实真正的风险因素。例如,牙槽骨丧失的数量或基线时牙齿的数量似乎可以用于预测牙周病的进展,而事实上,这两个因素是对疾病本身的评估,并代表了患者对牙周病的易感性。虽然两者可以作为将来牙周疾病进展的极好预报,但它们并不能被认为是风险因素。风险因素更恰当的对象是那些通过纵向研究发现的与疾病相关的因素。

评估患者的牙周病可以在 3 个水平上进行:① 患者风险评估;② 牙齿风险评估;③ 位点风险评估。

患者风险评估包括患者的系统情况(例如尚未获得控制的糖尿病),行为习惯(例如吸烟),与患者的年龄和口腔卫生情况(全口菌斑数量)相关的牙周附着丧失严重程度。

牙齿风险评估需要对单个牙的风险因素进行确定,包括牙齿在牙弓中的位置、根分叉感染、医源性因素(例如过长的修复体边缘)、牙髓状态以及剩余的附着和支持组织的数量。所有上述因素都可能对牙齿的治疗疗效产生影响。

位点风险评估的研究对象是探诊深度,附着丧失数量和脓肿形成情况。

回顾图 5-1 所示的患者,她不吸烟,未患有可能影响牙周健康的系统性疾病,因此其患者风险评估的主要内容即为与患者年龄和口腔卫生情况相关的牙周支持组织的丧失情况。具体的患者风险评估内容结果为患者年仅 36 岁,已经因为牙周病缺失 11 个牙齿,而剩余的牙列也存在大量的牙槽骨丧失。

第四节　预后评估

风险因素可以用于预测疾病的发作,而预后是指对疾病未来发展结果的预测。预后和风险有许多共同点,它们都是通过纵向研究获得的。为获得更加准确的预后评估,收集患者的风险因素、分析全部已知的临床信息、全面考虑患者的预后因素,这几个方面都非常重要。影响预后的因素包括牙齿类型、根分叉感染、探诊深度、牙齿位置、牙髓状态、牙周支持组织、咬𬌗力和龋齿程度等。牙齿的松动度通常可以用以判断预后,但必须牢记松动度不等于疾病,而且牙齿的松动度并非都来源于牙周病。常见的情况是当牙周支持组织丧失、软组织发生炎症时,在相同咬𬌗压力下患牙会出现更明显的松动度。

回顾图 5-1 所示的患者,11 牙齿的腭侧探诊深度 7~8 mm,同时伴有 2~3 mm 的牙龈退缩。因此患牙的附着丧失为 9~10 mm(见图 5-3 的第 1 和第 2 行)。34 牙齿的颊侧有 10 mm 牙龈退缩,而近中颊侧位点有 5 mm 的探诊深度和 4 mm 的牙龈退缩。比较这些数据,11 牙齿比 34 牙齿的牙周破坏更严重。另外 34 牙齿的电活力检测为阴性,代表其为牙髓坏死。根尖 X 线片显示此两牙都仅有少量骨组织支持(图 5-8c 和 5-8f)。因此,结合上述临床信息,可以判定 11 牙齿和 34 牙齿的预后都很差。

第五节　现代诊断技术

应用上文讨论的传统牙周病临床诊断工具和参数,已经能够设计有效而且是适当的治疗计划。然而即使是最有经验的临床医师,对少数患者也可能会产生意料之外的治疗结果。研究数据显示,传统的诊断标准,例如牙龈水肿、充血、菌斑、出血和渗出等临床指征,对于牙周病患者或部位活动性进程的诊断有相当高的特异性(约71%～97%),但敏感性较低(约3%～42%)。因此,研究者们努力在开发新的诊断技术,以期能够早期诊断牙周病,或更加准确地预测某位患者或某个位点的牙周条件是否会进一步恶化,以针对性地提供早期干预治疗。并希望改良的牙周病诊断方法能够更好地区分不同类型的牙周病,判定牙周病的发生和进程,判定对于牙周病发生、发展敏感的患者或患牙,并监控治疗的反应。

一、探诊牙周袋

如上文所讨论,探诊是临床检查牙龈出血、测量牙周袋深度和牙龈退缩程度以获得附着丧失数据的最重要的方法之一,因此测量的精确性非常重要。为减少探诊的固有误差,人们发明了自动探针或电子探针以减少这类误差。佛罗里达探针是其中的一种(图5-9),它能够检测到小于1 mm的附着水平丧失,准确度达到99%。而使用传统的手用探针,一个位点需要发生2～3 mm的附着改变才能被观察到存在活跃的附着丧失。使用自动探针可以精确地检测到很小的附着改变,通过在两次很短的时间内检查结果的比较,可以对牙周病进行早期诊断和干预。但是,近来也有研究发现手用探针的重复性比多种自动探针都好。考虑到使用自动探针的成本和各方对其的评价不一,手用探针仍然是当今临床检查时的最佳工具。

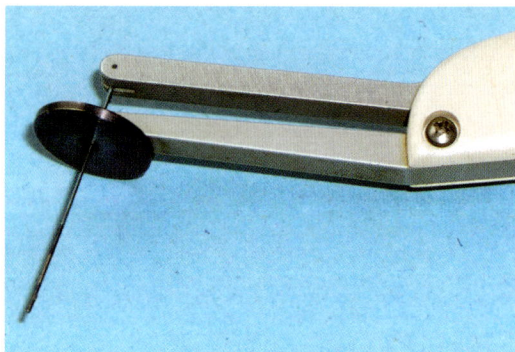

图5-9　佛罗里达探针

二、X 线 图 像

上文已经提到X线片对于判定牙槽骨丧失非常重要。使用传统的X线片,需要数月或更长的时间才能观察已发生的30%～50%的骨矿化程度差别。为早期判断少量的牙槽骨增加或丧失,需要更加敏感的检测手段。近年来发展的计算机辅助的数码X线影像技术,使用直接放置于口内的传感器,或使用扫描仪或数码相机从传统X线片上获得数码图像,通过减影软件可以检测到牙根周围最少0.5 mm的骨丧失或微量的仅仅1%～5%的矿化降低。

图5-10显示了一种数字减影X线系统的屏幕图像。与之前的系统使用摄像头捕获X线片输入电脑的方式不同,该系统使用桌面的平板扫描仪获得数码图像,随后进行计算机辅助的数码减影图像分析。此系统在体外研究中已证实能够用于检测微小的骨改变。图5-11显示的是使用此减影系统的主要工作过程。

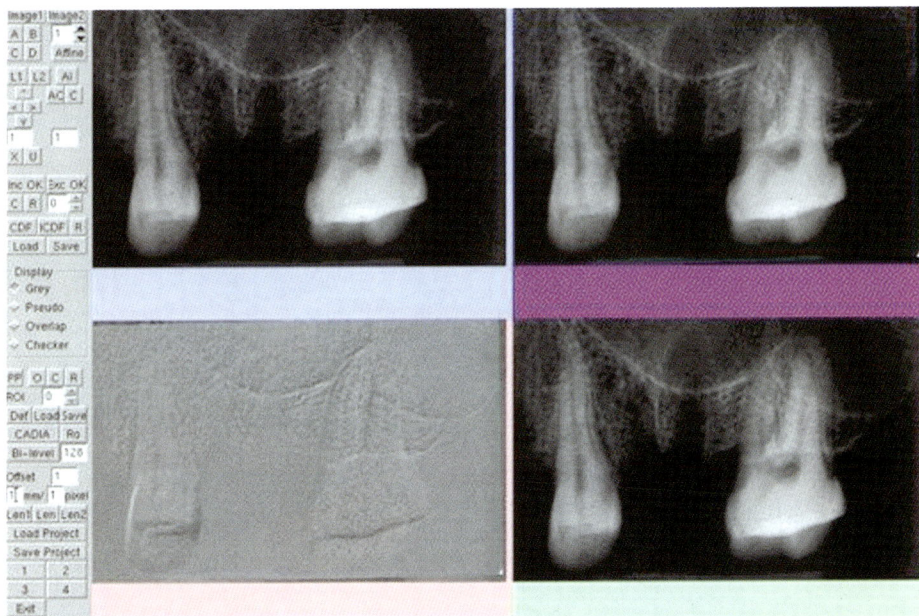

图 5‑10　一种数字减影 X 线系统的屏幕图像

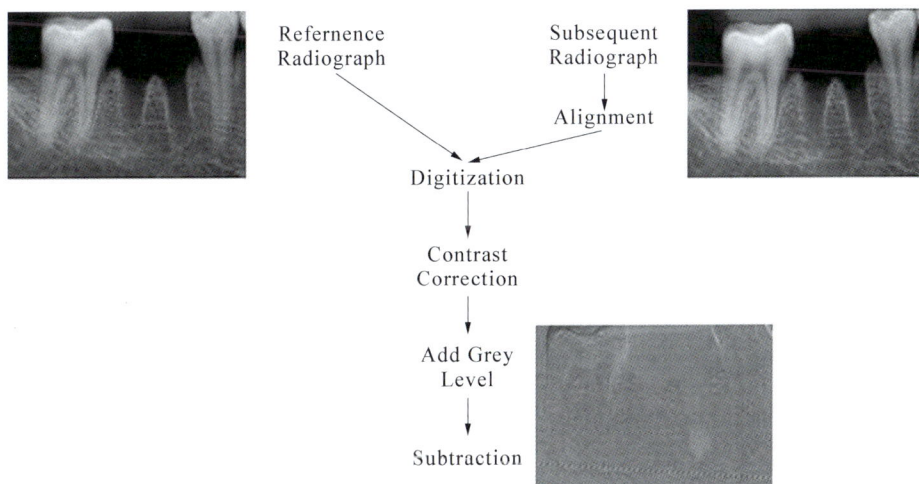

图 5‑11　使用此减影系统的主要过程

口腔内传感器的发展，使得临床医师可以获得更高质量的数码影像，通过数字减影能够检测到更早期的骨改变(图 5‑12)。

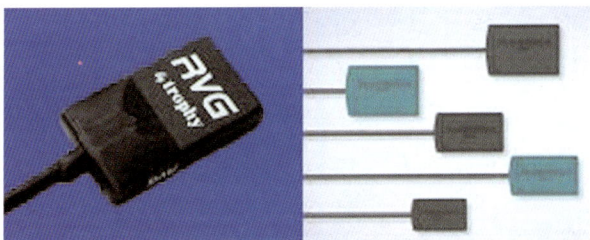

图 5‑12　两家不同厂商制造的口腔内 X 线 CCD 传感器

三、细菌检测

已经证实超过 300 种细菌与牙周病相关，而其中仅有少数——个别细菌或几种细菌的组合被认为可能引发牙周病。传统的培养技术是研究和证实牙周可疑致病微生物的主要方法。这项技术能够发现龈下菌群的许多特性，可以对微生物进行鉴定，并进行抗生素药物敏感实验。使用选择性培养基能够限制地培养特定的细菌,而通过非选择性培养基可以使各种微生物尽可能地生长,从而发现那些主要的可培养微生物物种。然而培养技术非常耗时、成本较高,并且存在特殊的技术问题。因此人们开发了其他快速而经济的微生物检测方法,包括免疫技术、DNA 检测、酶反应和聚合酶链反应(PCR)等。

免疫检测是基于细菌抗原抗体反应的特异性检测方法。常用的技术有两种,酶联免疫吸附检验(ELISA)和间接免疫荧光检验(IFA)。使用 ELISA 的一项研究发现,在刮治和根面平整之后,牙密螺旋体的数量显著性降低,同时伴有能够说明牙周炎患者获得良好治疗反应的牙周袋深度的减少。另一项使用 IFA 的横断面研究发现牙龈卟啉单胞菌和福赛斯坦纳菌的数量与患者牙周袋的深度相关。另外有一种使用抗原抗体反应的商业化椅旁诊断试剂盒已经上市,它能够检测 3 种牙周致病菌:牙龈卟啉单胞菌、伴放线放线杆菌(图 5-13)。

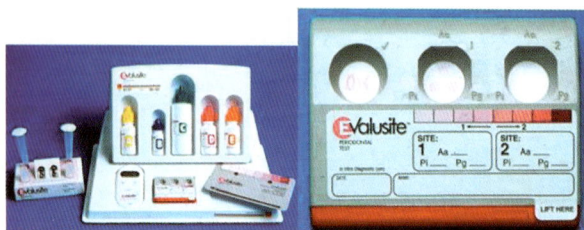

图 5-13 商业化椅旁诊断试剂盒

DNA 分析方法是基于微生物物种水平的特异基因组序列的检测方法。依据这些特异基因序列,构建并标记互补的寡核苷酸探针对菌斑标本进行检测。已有可靠的研究证实,DNA 探针在一个标本中可以准确地检测至少 103 种细菌。另外有实验室商业性诊断服务,应用放射标记的探针,可检测牙龈卟啉单胞菌、中间类杆菌、伴放线菌嗜血菌、啮蚀艾肯菌、福赛斯坦纳菌和牙密螺旋体。棋盘 DNA-DNA 杂交技术可以检测 40 种龈下微生物物种,此方法非常适用于在一个或多个牙菌斑标本中同时检测多种细菌物种。虽然这种方法迅速而相对廉价,但不能

完全排除探针与非目的基因之间发生交叉反应。

部分厌氧微生物以蛋白质和肽作为能量来源,因此它们会产生特殊的酶。此类酶中的一种称胰岛素样酶,它不但能降解宿主的细胞外基质蛋白,而且能够水解合成肽 N-α-benzoyl-DL-arginine-2-naphthylamide(BANA)。3 种牙周可疑致病微生物牙龈卟啉单胞菌、福赛斯坦纳菌、牙密螺旋体都合成这种酶。使用 BANA 测试的商业性椅旁试剂盒已经上市,据称对牙龈卟啉单胞菌和牙密螺旋体的检测与 ELISA 技术比较,能够达到 84% 的准确率。这个试剂盒内有一个试剂卡,可根据牙位放置刮下的龈下菌斑标本,折叠试剂卡后在 55℃下孵育 15 min(图 5-14a)。试剂卡上颜色的改变即可判定是否存在此 3 种牙周可疑致病微生物中的任意一种(图 5-14b)。

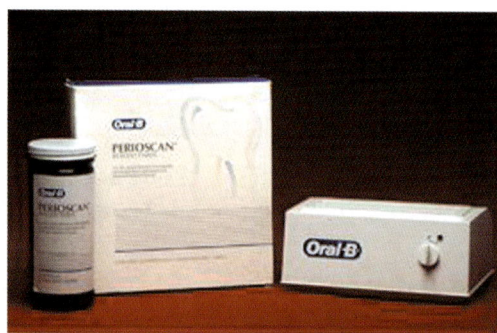

a. 应用 BANA 测试的商业椅旁试剂盒,用以检测牙龈卟啉单胞菌、牙密螺旋体和福赛斯坦纳菌。

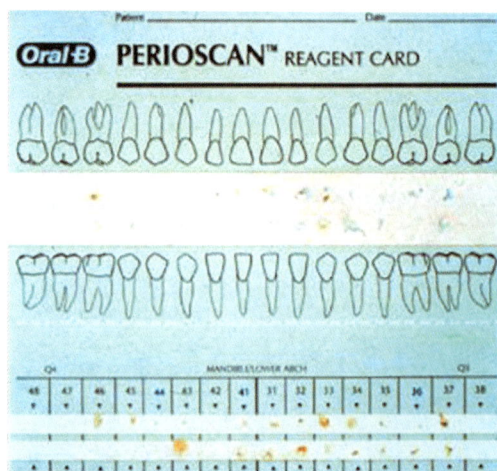

b. 在加入龈下菌斑标本并于 55℃下孵育 15 分钟后,试剂卡的颜色发生改变。

图 5-14 商业椅旁诊断试剂盒

伴随着近年来基因组计划的研究,聚合酶链反应(PCR)被逐渐应用于检测细菌物种。PCR 是证实特异微生物的最快速和最敏感的检测方法。但是 PCR 需要相对昂贵的实验室设备和实验室参照标准。PCR 检测微生物的主要原理见图 5 - 15。Ashimoto 等学者(1996)发明了基于 16S rRNA 的 PCR 检测方法,用以检测伴放线放线杆菌、福赛斯坦纳菌、直形弯曲杆菌、啮蚀艾肯菌、牙龈卟啉单胞菌、中间类杆菌、变黑类杆菌和牙密螺旋体。但 PCR 仅能够获得微生物的定性信息,只有更加昂贵的实时定量 real-time PCR 技术才能进行定量分析。

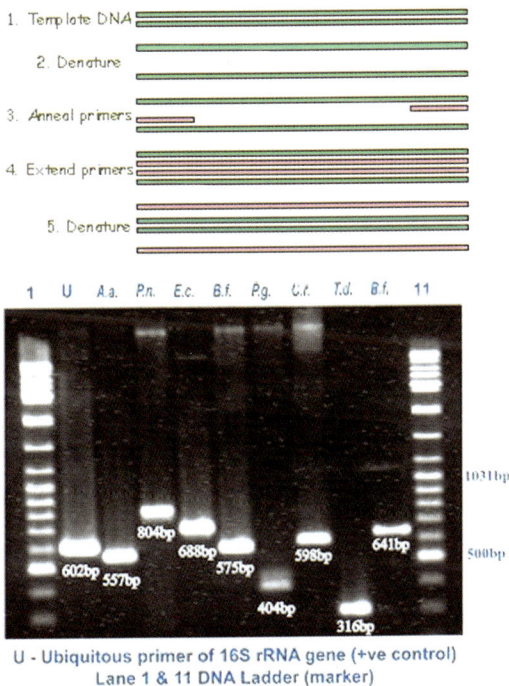

图 5 - 15　PCR 检测微生物的主要原理以及使用聚丙烯酰胺凝胶电泳检测 8 种牙周可疑致病微生物的 PCR 产物

四、宿主因素评估

牙周病是机会性感染,宿主对牙周病的敏感性是疾病发展的关键。研究者发现白细胞、血液循环

中针对牙周病原菌的抗体等相关因子与牙周病的活动性相关。虽然针对外周血的研究有成功的希望,但许多研究仍然在探索如何能够使这种诊断方法实现最佳的特异性和敏感度。对于外周血标志物是否反映宿主大体上的易感性或保护性,目前并不明确。抗体滴度、中性粒细胞功能和单核细胞反应提供了患者个体水平的潜在信息,它们能够在将来用以筛选有风险的患者,但对于患者个别部位的状态判断没有价值。通常认为疾病的敏感性和进程是以部位为基础的,因此疾病活动性的标志物就应该以牙位的判定为基础。所以使用龈沟液进行诊断的判定更理想、更具有实际意义。

龈沟液是依从局部组织的渗透压而持续冲洗龈沟或牙周袋的血清样渗出物。这种液体来源于宿主的微循环,流经炎症组织,进入牙周袋,它携带有与破坏性组织反应的相关介质,以及局部组织新陈代谢产物。龈沟液的成分可以无创伤性地使用滤纸条(图 5 - 16)或毛细管收集,再使用特殊的检测方法进行定性或定量分析。多种宿主因子在治疗前后的变化,以及与疾病发生过程的相关性都获得了大量的研究,但仅有少数被用于开发椅旁快速诊断。本章内容并未全面讨论宿主龈沟液的成分,但集中探讨一下可以用于椅旁快速诊断的龈沟液成分。

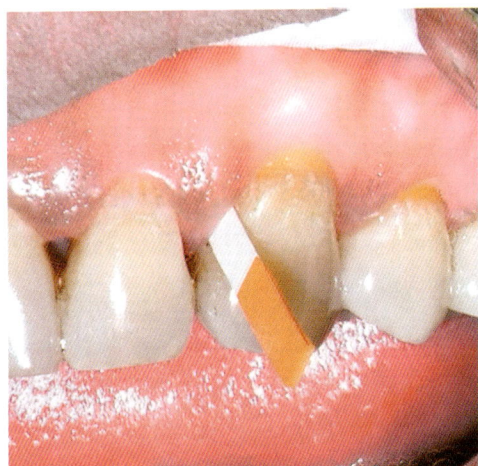

图 5 - 16　使用 PerioPaper® 收集龈沟液

花生四烯酸代谢产物包括多种在体内体外都具有骨吸收潜能的炎症介质。有研究已经开发出类似于ELISA技术，能够定量龈沟液中前列腺素2（PGE2）的快速酶联免疫测定法。

胶原酶属于金属蛋白酶超家族，研究发现其在普通细胞外基质改建和牙周组织破坏过程中发挥一定的作用。以人为研究对象的临床交叉实验显示，龈沟液胶原酶水平伴随着患病位点早先的临床附着水平或X线片牙槽骨丧失增加而增加。一种快速椅旁胶原酶检测系统已经开发成功，并得到部分管理机构的认可，可以作为监控组织疾病的手段。

其他基质降解酶有组织蛋白酶、中性蛋白酶等，它们被释放进入龈沟液，并在疾病时增高。有研究开发了一种检测龈沟液弹性蛋白酶的快速分光荧光检测法（spectrofluorometric assay），并使用其完成了30例未经治疗的牙周病患者6个月的纵向研究。此法是基于龈沟液中弹性蛋白酶活性的检测，已经获得FDA认证（产品名Progno Stick®）。另一种基于非特异性中性蛋白酶水平检测的椅旁检测系统也已经开发成功，同样得到FDA的认证（商品名PerioCheck®）。

β葡萄糖苷酸酶是多形核白细胞释放的溶酶体酶，能够反映牙周组织的局部炎症。其具有临床意义的应用是当牙周袋深度和牙槽骨丧失增加，或存在可疑致病微生物时，β葡萄糖苷酸酶水平上升。基于β葡萄糖苷酸酶检测的椅旁试剂盒已应用于临床（商品名Diagnostic Kit®）。

另一种可能获得应用的龈沟液标记物是天冬氨酸转氨酶（AST），它是细胞坏死和崩解后释放的一种细胞内酶。早期使用毕尔格猎犬的实验研究发现龈沟液AST水平，伴随着龈沟结扎诱导牙周炎的产生而显著性增高。基于AST检测的椅旁试剂盒已应用于临床（商品名PerioGard®）。

龈沟液碱性磷酸酶是成骨细胞和中性粒细胞功能的标志物，同样能够指示牙周炎发生后的局部代谢情况，其数量与增加的牙周袋深度显著性相关。检测龈沟液碱性磷酸酶的椅旁化学发光分析已经报道开发成功。但是还未在人群疾病诊断中，以纵向研究的方法来证实这种检测的可行性。

五、局部生理或代谢变化的指示物

炎症的主要表现有红、肿、热、痛。对牙龈炎症的诊断通常依据肿胀、充血、出血，而牙周袋温度的改变因变化太小而无法准确测量。先前的交叉实验研究发现龈下温度与牙周袋探诊深度相关。通过44名牙周病患者的纵向研究发现龈下温度升高与疾病的严重性、牙龈炎症程度和可疑致病微生物的存在呈正相关。这些研究还发现如果龈下平均温度超过35.5℃，单个或多个位点存在2 mm以上附着丧失的个体患病风险为14.5倍。相同地，当存在两个或更多位点为牙周病进展状态时，此个体的患病风险上升到64.0倍。一种自动龈下温度测试探针已发明，用于一般人群筛选检查，它通过舌下温度测试进行校准，检测结果显示为颜色的变化。但是单纯使用龈下温度升高来预测牙周炎活动度的敏感性仅31%，而特异性较高，达到97%。

另外一种诊断技术的新进展是使用核医学检测，这项技术可以在X线片感知到骨变化之前相当长的时间点上就敏感地检测到牙周骨代谢的改变。Kaplan（1975）等观察到中重度牙槽骨丧失的毕尔格猎犬较没有发生牙槽骨丧失对照组，其骨放射吸收值（bone-seeking radiopharmaceutical uptake, BSRU）高出6倍。一种轻便手提式放射线检测器已经开发成功，其效用是用以诊断牙周病的活动性。研究显示基线时高BSRU率的牙齿丧失更多的牙槽骨，与低BSRU率的牙齿之间存在显著性差异。但是核医学技术因其带有放射性风险，而在人牙周病的活动性检测的应用上受到限制。

伴随科学研究的进展，可以更加深入地理解牙周病的致病机制，更多的宿主因子可以在龈沟液中检测到,并可能辅助判断罹患者患牙周病的危险度。但是必须注意到,椅旁微生物标志物检测无法预测患者将来的牙周破坏情况。同样,在可以采用的多种椅旁宿主反应标志物中,存在一些可能可以用以判断当前牙周病的活动性的因子,而对于未来牙周破坏的预测却仍然缺乏有力的依据。因此它们都还不适合在临床常规使用。当前较实际的临床应用是根据第一届欧洲牙周病学研讨会会议报告的推荐,至少使用连续记录的探诊出血和牙周袋探诊深度作为临床指标,以在临床实践中评估牙周病的进展。

（徐君逸）

参 考 文 献

1 Armitage GC, Svanberg GK, Loe H. Microscopic evaluation of clinical measurements of connective tissue attachment levels. J Clin Periodontol, 1977, 4: 173 - 190

2 Armitage GC. Diagnostic tests for periodontal diseases. Curr Opin Dent, 1992, 2: 53 62

3 Ashimoto A, Chen C, Bakker I, et al. Polymerase chain reaction detection of 8 putative periodontal pathogens in subgingival plaque of gingivitis and advanced periodontitis lesions. Oral Microbiol Immunol, 1996, 11: 266 - 273

4 Bowers JE, Zahradnik RT. Evaluation of a chairside gingival protease test for use in periodontal diagnosis. J Clin Dent, 1989, 1: 106 - 109

5 Brägger U, Bürgin W, Fourmousis I, et al. Computer-assisted densitometric image analysis of digital subtraction images: in vivo error of the method and effect of thresholding. J Periodontol, 1998, 69: 967 - 974

6 Chapple IL, Matthews JB, Thorpe GH, et al. A new ultrasensitive chemiluminescent assay for the site-specific quantification of alkaline phosphatase in gingival crevicular fluid. J Periodontal Res, 1993, 28: 266 - 273

7 Cohen RL, Alves ME, Crawford JM, et al. Association of gingival crevicular fluid aspartate aminotransferase levels with histopathology during ligature-induced periodontitis in the beagle dog. J Dent Res, 1991, 70: 984 - 987

8 Fedi PF Jr, Killoy WJ. Temperature differences at periodontal sites in health and disease. J Periodontol, 1992, 63: 24 - 27

9 Gibbs CH, Hirschfeld JW, Lee JG, et al. Description and clinical evaluation of a new computerized periodontal probe — the Florida probe. J Clin Periodontol, 1988, 15: 137 - 144

10 Goodson JM, Dewhirst FE, Brunetti A. Prostaglandin E2 levels and human periodontal disease. Prostaglandins, 1974, 6: 81 - 85

11 Haffajee AD, Socransky SS, Goodson JM. Clinical parameters as predictors of destructive periodontal disease activity. J Clin Periodontol, 1983, 10: 257 - 265

12 Haffajee AD, Socransky SS, Goodson JM. Subgingival temperature (I).

Relation to baseline clinical parameters. J Clin Periodontol, 1992, 19: 401 - 408

13 Haffajee AD, Socransky SS, Goodson JM. Subgingival temperature (II). Relation to future periodontal attachment loss. J Clin Periodontol, 1992, 19: 409 - 416

14 Haffajee AD, Socransky SS, Smith C, et al. Subgingival temperature (III). Relation to microbial counts. J Clin Periodontol, 1992, 19: 417 - 422

15 Haffajee AD, Socransky SS. Microbial etiological agents of destructive periodontal diseases. Periodontol 2000, 1994, 5: 78 - 111

16 Harper DS, Lamster IB, Celenti R. Relationship of subgingival plaque flora to lysosomal and cytoplasmic enzyme activity in gingival crevicular fluid. J Clin Periodontol, 1989, 16: 164 - 169

17 Ishikawa I, Cimasoni G. Alkaline phosphatase in human gingival fluid and its relation to periodontitis. Arch Oral Biol, 1970, 15: 1401 - 1404

18 Jeffcoat MK, Reddy MS. Progression of probing attachment loss in adult periodontitis. J Periodontol, 1991, 62: 185 - 189

19 Jeffcoat MK. Future directions in measurement of periodontal diseases. In: Genco RJ, Goldman HM, Cohen DW, editors. Contemporary Periodontics. St. Louis: CV Mosby, 1990: 690 - 695

20 Kaplan ML, Garcia DA, Goldhaber P, et al. Uptake of 99mTe-Sn-EHDP in beagles with advanced periodontal disease. Calcif Tissue Res, 1975, 19: 91 - 98

21 Kaplan ML, Jeffcoat MK, Goldhaber P. Semiconductor probe measurements in beagle dogs with periodontal disease. J Dent Res, 1978, 57: 340 - 344

22 Karayiannis A, Lang NP, Joss A, et al. Bleeding on probing as it relates to probing pressure and gingival health in patients with a reduced but healthy periodontium. A clinical study. J Clin Periodontol, 1992, 19: 471 - 475

23 Lang NP, Adler R, Joss A, et al. Absence of bleeding on probing. An indicator of periodontal stability. J Clin Periodontol, 1990, 17: 714 - 721

24 Lang NP, Joss A, Orsanic T, et al. Bleeding on probing. A predictor for the progression of periodontal disease? J Clin Periodontol, 1986,

13：590 - 596

25 Lang NP，Nyman S，Senn C，et al. Bleeding on probing as it relates to probing pressure and gingival health. J Clin Periodontol，1991，18：257 - 261

26 Listgarten MA，Mao R，Robinson PJ. Periodontal probing and the relationship of the probe tip to periodontal tissues. J Periodontol，1976，47：511 - 513

27 Loesche WJ，Bretz WA，Lopatin D，et al. Multi-center clinical evaluation of a chairside method for detecting certain periodontopathic bacteria in periodontal disease. J Periodontol，1990，61：189 - 196

28 Löe H. The Gingival Index，the Plaque Index and the Retention Index Systems. J Periodontol，1967，38：6

29 Magnusson I，Listgarten MA. Histological evaluation of probing depth following periodontal treatment. J Clin Periodontol，1980，7：26 - 31

30 Matrisian LM. The matrix-degrading metalloproteinases. Bioessays，1992，14：455 - 463

31 Mayfield L，Bratthall G，Attstrom R. Periodontal probe precision using 4 different periodontal probes. J Clin Periodontol，1996，23：76 - 82

32 Nelson SL，Hynd BA，Pickrum HM. Automated enzyme immunoassay to measure prostaglandin E2 in gingival crevicular fluid. J Periodontal Res，1992，27：143 - 148

33 Page RC，Schroeder HE. Pathogenesis of inflammatory periodontal disease. A summary of current work. Lab Invest，1976，34：235 - 249

34 Palcanis KG，Larjava IK，Wells BR，et al. Elastase as an indicator of periodontal disease progression. J Periodontol，1992，63：237 - 242

35 Polson AM，Caton JG，Yeaple RN，et al. Histological determination of probe tip penetration into gingival sulcus of humans using an electronic pressure-sensitive probe. J Clin Periodontol，1980，7：479 - 488

36 Savitt ED，Strzempko MN，Vaccaro KK，et al. Comparison of cultural methods and DNA probe analyses for the detection of Actinobacillus actinomycetemcomitans，Bacteroides gingivalis，and Bacteroides intermedius in subgingival plaque samples. J Periodontol，1988，59：431 - 438

37 Simonson LG，Robinson PJ，Pranger RJ，et al. Treponema denticola and Porphyromonas gingivalis as prognostic markers following periodontal treatment. J Periodontol，1992，63：270 - 273

38 Socransky SS，Smith C，Martin L，et al. "Checkerboard" DNA-DNA hybridization. Biotechniques，1994，17：788 - 792

39 van der Velden U. Probing force and the relationship of the probe tip to the periodontal tissues. J Clin Periodontol，1979，6：106 - 114

40 Villela B，Cogen RB，Bartolucci AA，et al. Collagenolytic activity in crevicular fluid from patients with chronic adult periodontitis，localized juvenile periodontitis and gingivitis，and from healthy control subjects. J Periodontal Res，1987，22：381 - 389

41 Williams RC. Periodontal disease activity. Current Concepts. In：Wilson TG，Kornman KS，Newman MG，editors. Advances in Periodontics. Tokyo：Quintessence，1992：58 - 73

42 Woo BM，Zee KY，Chan FH，et al. In vitro calibration and validation of a digital subtraction radiography system using scanned images. J Clin Periodontol，2003，30：114 - 118

第六章　牙周病治疗计划

第一节　牙周病治疗的阶段

牙周病治疗的最终目标是从牙面上清除于龈上或龈下的细菌沉积物，并预防其重新出现。为达到此目的，仅靠口腔医师提供有效的治疗是不够的，患者也必须积极参与、尽其所能努力实现菌斑控制。

牙周病的治疗大致分三个阶段，每个阶段的治疗内容不相同而又有所重叠。

一、病因治疗阶段

此阶段又称基础治疗（initial phase）阶段，目的是控制或去除龋患和牙龈组织炎症，阻止牙周组织的进一步破坏。典型的治疗内容包括：口腔健康教育；应用器械进行龈上龈下清创；彻底清洁所有病变累积的牙面，磨除并充填存在的龋损；对累及牙髓病变的患牙进行根管治疗，以保留将来在义齿修复中具有重要意义的牙齿；拔除对于未来毫无意义的或即使尽力治疗亦毫无希望的患牙。如果需要进行临时义齿修复，推荐使用局部可摘义齿。使用可摘义齿作为临时义齿，可以帮助口腔医师判断最终是选择局部可摘义齿还是固定桥作为患者的永久修复体。如果患者患有可能影响牙周病的全身疾病（例如糖尿病），则必须检查这些系统疾病是否长期得到合适的监测，并获得良好的控制。如

果患者大量吸烟，则应该探讨患者戒烟的可行性，或为患者设定每日减少吸烟数量的目标。

二、牙周手术及牙列和功能恢复阶段

此阶段的主要目标是恢复口腔的功能和美观。因此此阶段的治疗包括牙周手术，根管治疗，充填和义齿修复治疗。在病因治疗阶段的疗效获得适当的评估后，可以判断本阶段治疗所需的内容，并选择充填和义齿修复治疗的合适方案。同时患者在整个治疗过程中的配合能力亦决定着矫正治疗的内容。如果患者依从性差、缺乏配合，有时或许就不值得勉强去完成甚至是初期治疗阶段的各项内容，只有在初期治疗阶段能够完全合作的患者，才可能进入第二阶段获得口腔美观和功能的长期提高。研究发现，为菌斑控制不良的患者进行的各种牙周手术，通常无法获得牙槽骨和附着水平的增加，而在菌斑污染的牙列上进行的手术还可能导致牙周组织的进一步破坏。

三、维　护　阶　段

维护阶段（maintenance phase）的主要目的是预防牙周病的复发。每位患者都需要一套专门的

复查复诊计划,计划的内容包括:① 由患者自行完成,而同时又受到专业监控的菌斑控制程序;② 由医师完成的,应用器械实现的龈上洁治和龈下刮治;③ 如果是龋病高危患者可以在牙齿局部使用氟化物等预防措施。另外,在此阶段中还包括定期常规检查充填物和其他修复体的使用和损坏情况。

第二节　牙周病治疗的内容和原则

由于每位牙周病患者患牙的疾病状况均不相同,因此试图在一个章节中完整地讨论各种中等程度到严重程度牙周病的治疗计划是非常困难或几乎不可能的。因此在本书的这一章节中,将使用一例严重的牙周病病例,来举例说明牙周病患者治疗计划的总体目标,牙周病治疗的各项内容和基本原则。

一、阶段治疗牙周病的原因

首先重新复习回顾第五章中描述的临床病例,一位 36 岁女性牙周病患者,没有全身系统疾病和药物治疗史,她的主诉是牙齿松动、牙龈出血肿胀、牙齿丧失功能。临床检查的细节和具体数据详见第五章。在掌握了所有这些临床信息后,可以开始拟定最初的治疗计划。在治疗的早期,医师有必要对患者进行各项积极的处理,但在绝大多数情况下,不可能在治疗的最初阶段,就对治疗各阶段的内容都给出明确的决定,其原因是:

1. 初期治疗阶段的疗效不确定

牙周病治疗所能达到的疾病缓解程度,不但依赖于医师提供的积极治疗,还与患者机体的反应,适当的饮食生活习惯,以及坚持正确的菌斑控制方法相关,因此在患者首诊时无法准确预测此阶段的最终疗效。

2. 患者对治疗的主观需求不确定

在详细检查并全面收集患者的临床信息之后,口腔医师应该将患者的病情概况告知患者。在给患者的讲解过程中,必须判断患者对于疾病治疗的主观需求,是否与医师从专业角度判断所需的治疗种类和数量相一致。口腔医师必须透彻地理解临床治疗的目的,我们不但要控制疾病,还需要满足患者对美学、咀嚼功能和舒适性的需求,而这种需求是因人而异的。

3. 部分治疗的结果不确定

由于患者患有严重的龋病和牙周病,多数情况下,医师无法预测最初检查的所有牙齿是否都能得到成功的治疗,也无法预测特定治疗方法的确切成效。换句话说,即治疗的过程需要首先针对最关键和最困难的部分,此部分治疗完成后评估疗效,此时再确定全面的治疗方案比较合适。

再次回到前文所提及的患者,无论患者需要实现何种治疗目的,目前都可以先为其提供最基本的治疗方案。以下即此患者接受的治疗方案:

1) 13、23、27、28,38、35、33、43、44、45、48 等牙齿有合理的预后,可以进行适当的治疗。

2) 17、14、21、25 牙齿的预后不确定,其长期预后取决于病因处理治疗后反应。鉴于 17、14 和 25 等牙齿是固定义齿桥基牙,它们可能影响患者的口腔卫生维护,在治疗中又可能妨碍龈下器械的顺利进入,因此必须告知患者在治疗的后期必要时可能需要拆除固定桥。

3) 11 牙齿的预后很差,建议拔除,由于患者关注前牙的美观问题,最终方案将在病因处理治疗后决定。

4) 22、24、34、42 等牙齿建议拔除,原因是这些患牙毫无治疗希望,尤其是 24 牙齿牙周病变已经累及牙髓。考虑到需要拔除多颗患牙并拆除上颌固定桥,建议患者使用上下颌塑料可摘局部义齿进行临时修复。

5) 再次复习最初的临床照片(图 6-1),会发现,很明显患者长期以来忽视了她的牙齿健康,没有进行定期的牙科诊治,导致了当前的严重状况。鉴于患者既往的表现,此时没有必要与其讨论如何进行复杂的修复治疗,因为尚不确定此患者是否能够很好地配合医师完成各项牙周治疗。

二、牙周病的病因治疗

患者的治疗始于口腔卫生宣教,口腔卫生宣教的目的是促进患者对牙龈边缘的刷牙效率,以确保清除边缘龈附近的菌斑,同时使用牙缝刷清理牙齿的邻面区域。随后分区进行彻底的龈上和龈下刮治,同时拔除毫无希望的患牙。为解决患者的美观需求,制作临时使用的局部可摘义齿。在完成以上的积极治疗之后,患者需要每间隔 2～3 周进行随访复查,同时督促其加强口腔卫生,以确保龈上和龈下刮治的确切疗效。

在病因治疗阶段的末期,再次评估牙周条件以判断治疗的效果。图 6-2 显示的是患者首诊时原始的牙周检查记录,图 6-3 显示的是病因治疗阶段完成后复查的牙周检查记录。图 6-4 显示的是患者此时的临床照片。图 6-5 显示的是患者佩戴上下颌临时义齿的照片。

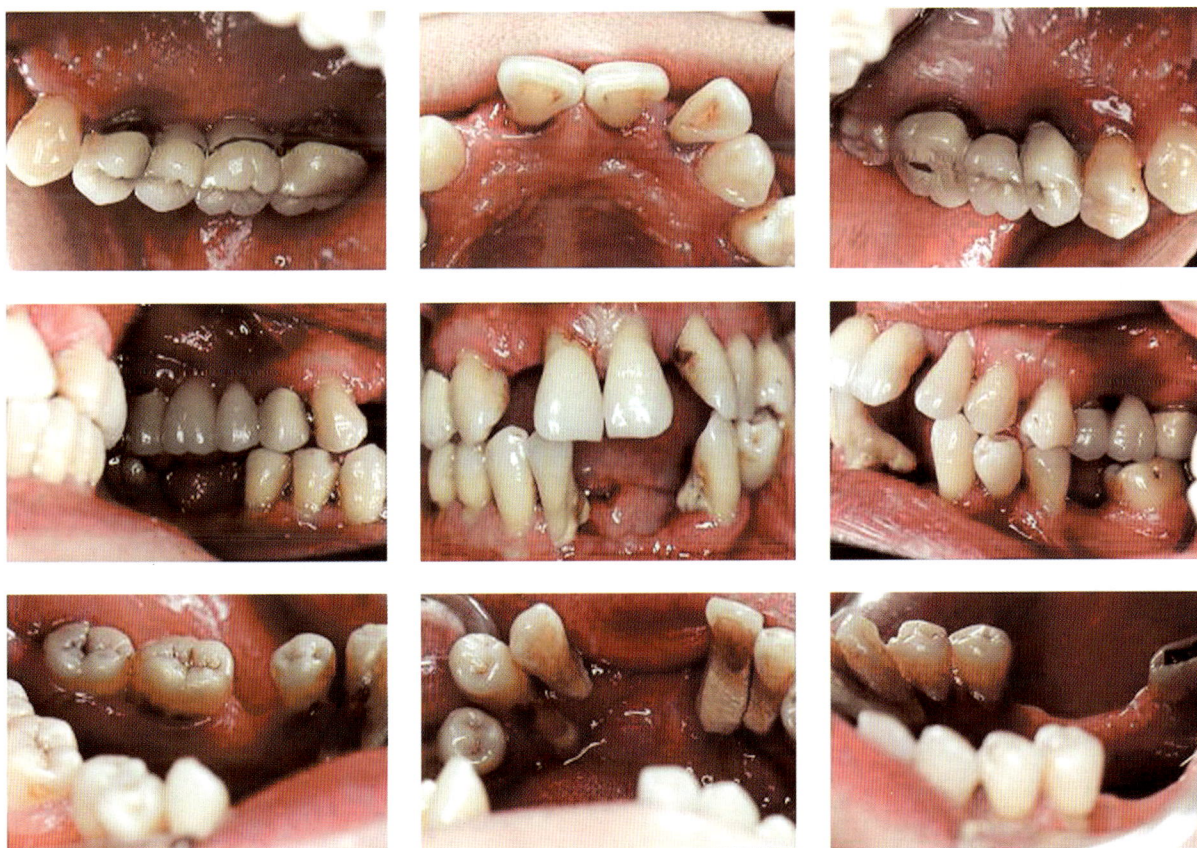

图 6-1 重度牙周炎

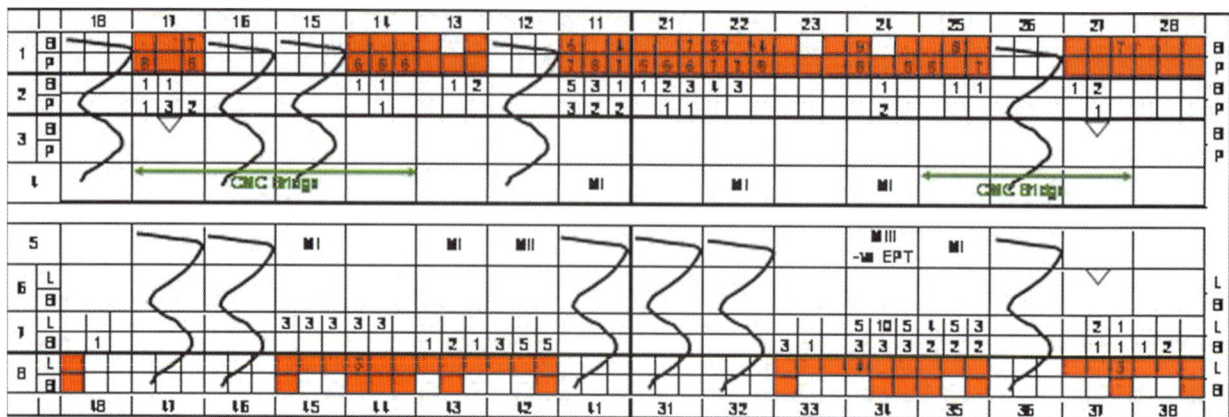

图 6-2　患者首诊时原始的牙周检查记录

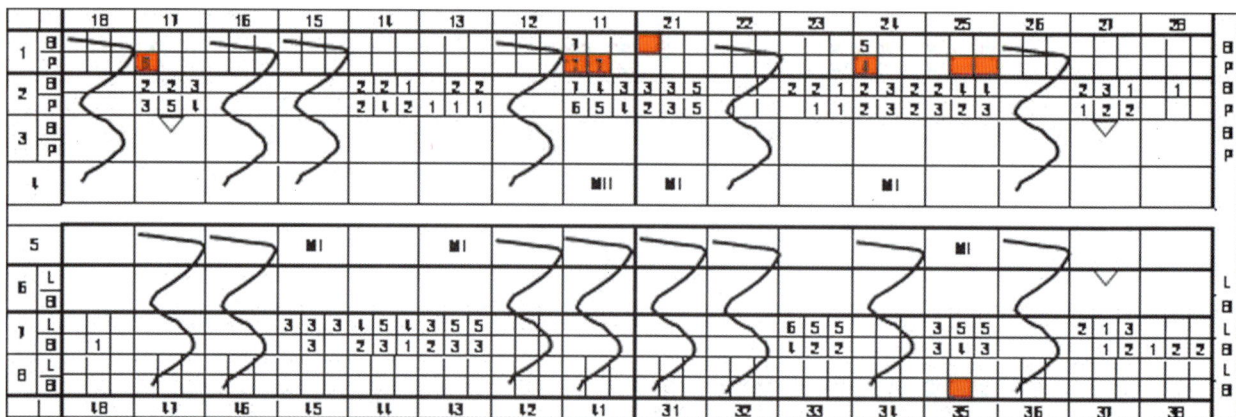

图 6-3　病因治疗阶段完成后的牙周检查记录

时间为原始牙周检查记录后 4 个月。注意表中显示探诊位点出血数量的改变,探诊深度减少和牙龈退缩的增加。

三、牙周病手术和牙列及功能治疗

比较治疗前后的临床照片和牙周检查记录,就可以明显发现患者的口腔卫生有显著提高。患者全口菌斑检出百分率由首诊的超过 80% 下降到当前的大约 10%,探诊出血位点检出率同样由 83% 下降到 10% 以下。患者口腔中有部分位点的探诊深度没有改善,它们包括 15 牙齿远中腭侧 5 mm,11 牙齿远中唇侧和腭侧 7 mm,腭侧正中 7 mm,24 牙齿近中颊侧 5 mm,近中腭侧 4 mm。经过比较发现,21 牙齿治疗后的改善不明显,治疗反应不佳,而且牙齿出现了向近中颊向的移位,决定将其拔除。考虑到患者口腔内存在的都是局限性的狭窄牙袋,因此目前没有进行牙周手术的必要。

此时可以与患者讨论最终将采用的永久性修复治疗的方案。在开始讨论之初,患者就立即表达出一种非常迫切的要求:即使在佩戴临时义齿数月后,患者仍然自觉无法很好地适应可摘局部义齿,因此她需要采用固定义齿替代原有的可摘局部义齿。医师曾试图说服患者,如果采用可摘局部义齿将产生更理想的美观效果,这是适合她的最经济实惠的修复方法,但她仍然最终决定使用固定修复的方法,即使这种方案的治疗过程更加复杂、费时更多、价格更加昂贵。针对患者的这种需求,需要对患者剩余的牙齿能否作为义齿基牙进行分析。口腔医师应该追求的是采用尽可能简单的治疗方案来满足患者的需求,因此为简化治疗,需要询问

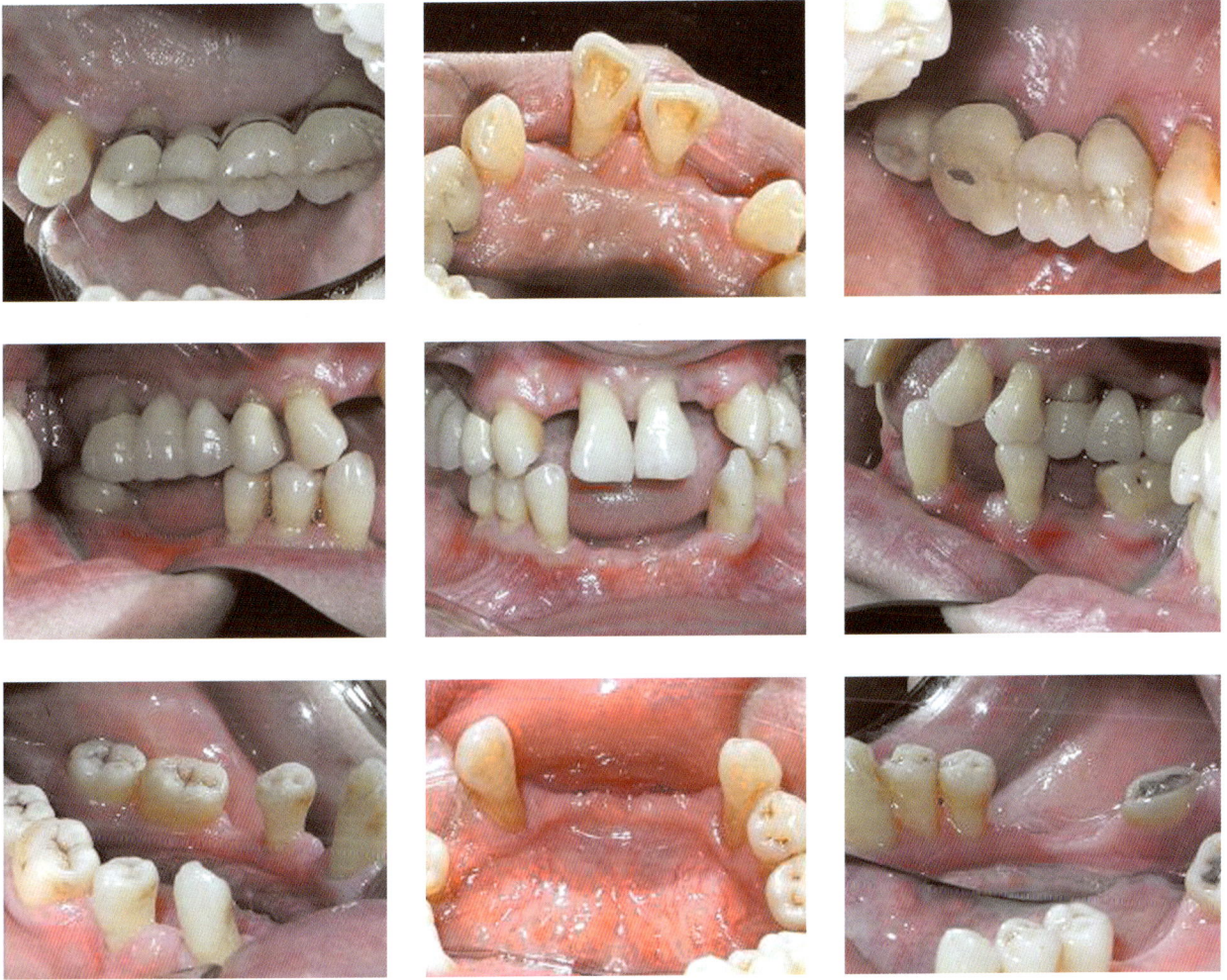

图 6‑4　患者在病因治疗阶段完成后的临床照片

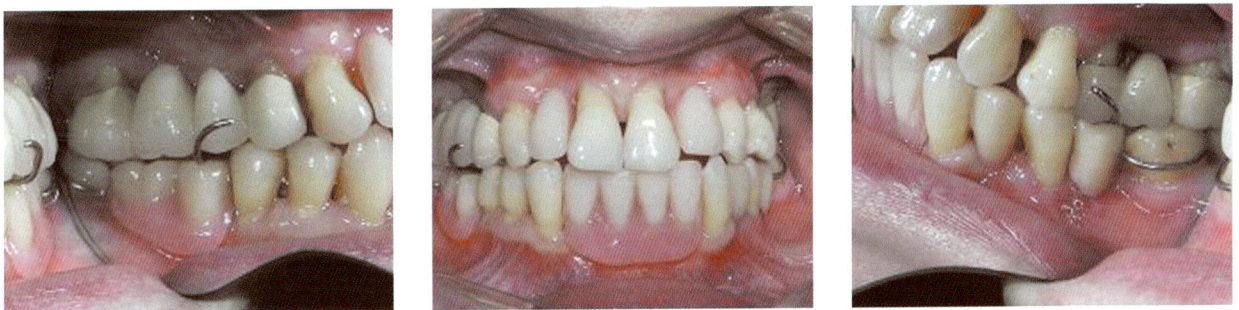

图 6‑5　患者佩戴上下颌临时塑料义齿

患者是否曾经发生过任何咀嚼方面的问题,以判断她是否能够接受缩短牙弓的解决方案,即患者仅使用前磨牙进行咬合,这样全口将共保留 20 颗牙齿。经过讨论后,患者确定她在永久性固定修复时,能够接受具有足够功能和合理美观效果的短牙弓修复方案。

当检查患者下半口的剩余牙时,发现它们都有一定的松动度,X 线片显示患者下半口全部剩余牙的牙槽骨高度都小于 1/3。医师计划利用下半口的剩余基牙 33、34、43、44 和 45 等牙齿进行长桥修复,这样产生的夹板效应能够产生一定的益处。

对于上颌牙,理想的方案同样是使用长桥修复缺牙,并将剩余基牙固定。建议拔除右上中切牙是因为它不适合作为基牙。另外因为支持组织丧失过多,17 和 14 牙齿的远期预后不良,因此必须考虑改变末端基牙。15 牙齿部位具有足够的骨量,可以考虑在此进行种植体修复以作为末端基牙,这样即使 14 牙齿牙周病复发,也可以去除其牙根而保持原修复体。这种方案就需要分割原来存在的 14 到 17 牙齿的桥体,并去除 16 和 15 牙齿位置上的桥体。由于左上侧修复体中的末端基牙是 25 牙齿,因此需要分割 25 牙齿到 27 牙齿上的固定桥,并同样去除桥体。在最终确定治疗计划之前,还需要检查患者的笑线,以判断因弥补丧失的软硬组织,而将要增加邻间隙的上下颌固定桥是否存在美观问题。

经过与患者讨论最终的治疗方案,并运用蜡型向患者展示最终的美学效果,获得患者的同意后,首先在 15 牙齿区置入种植体,种植体需要 6～8 周的愈合期(图 6-6)。在种植体完成骨整合的过程中,为 35 牙齿到 45 牙齿间长桥的基牙做好各项准备工作(图 6-7)。下颌预备完成后,再处理上颌牙(图 6-8)。患者完成最终的上下颌修复治疗后,其结果在图 6-9 中展示。

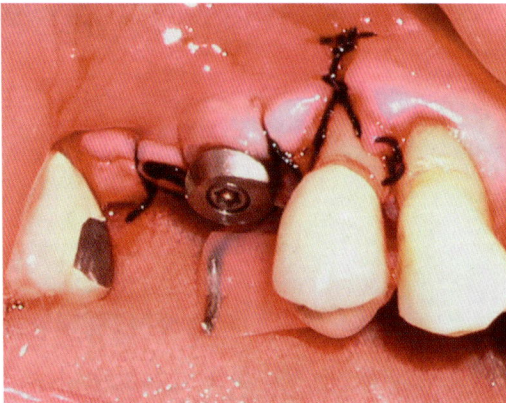

图 6-7 预备下颌基牙,完成左下第二双尖牙到右下第二双尖牙间的长桥

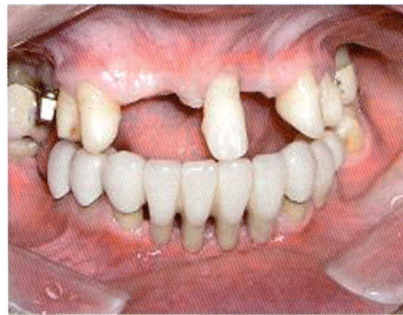

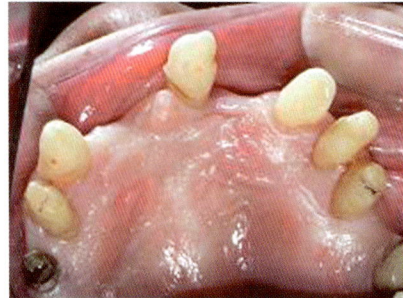

图 6-6 放置在右上第二双尖牙区的 Straumann (ITI)种植体(直径 3.3 mm,长度 12 mm)

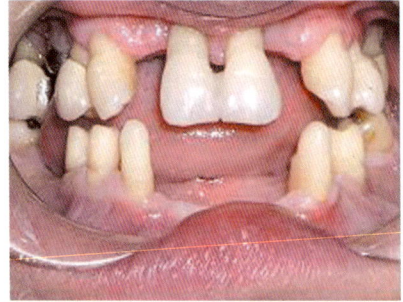

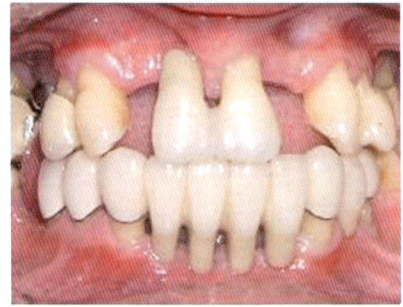

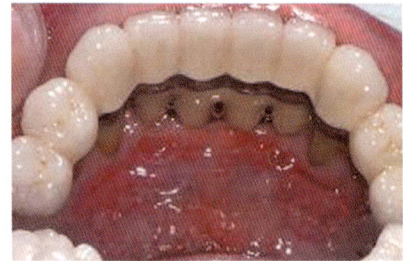

图 6-8 完成下颌长桥,预备上颌基牙。注意右上第二双尖牙区种植体实心基台已经安装完成。

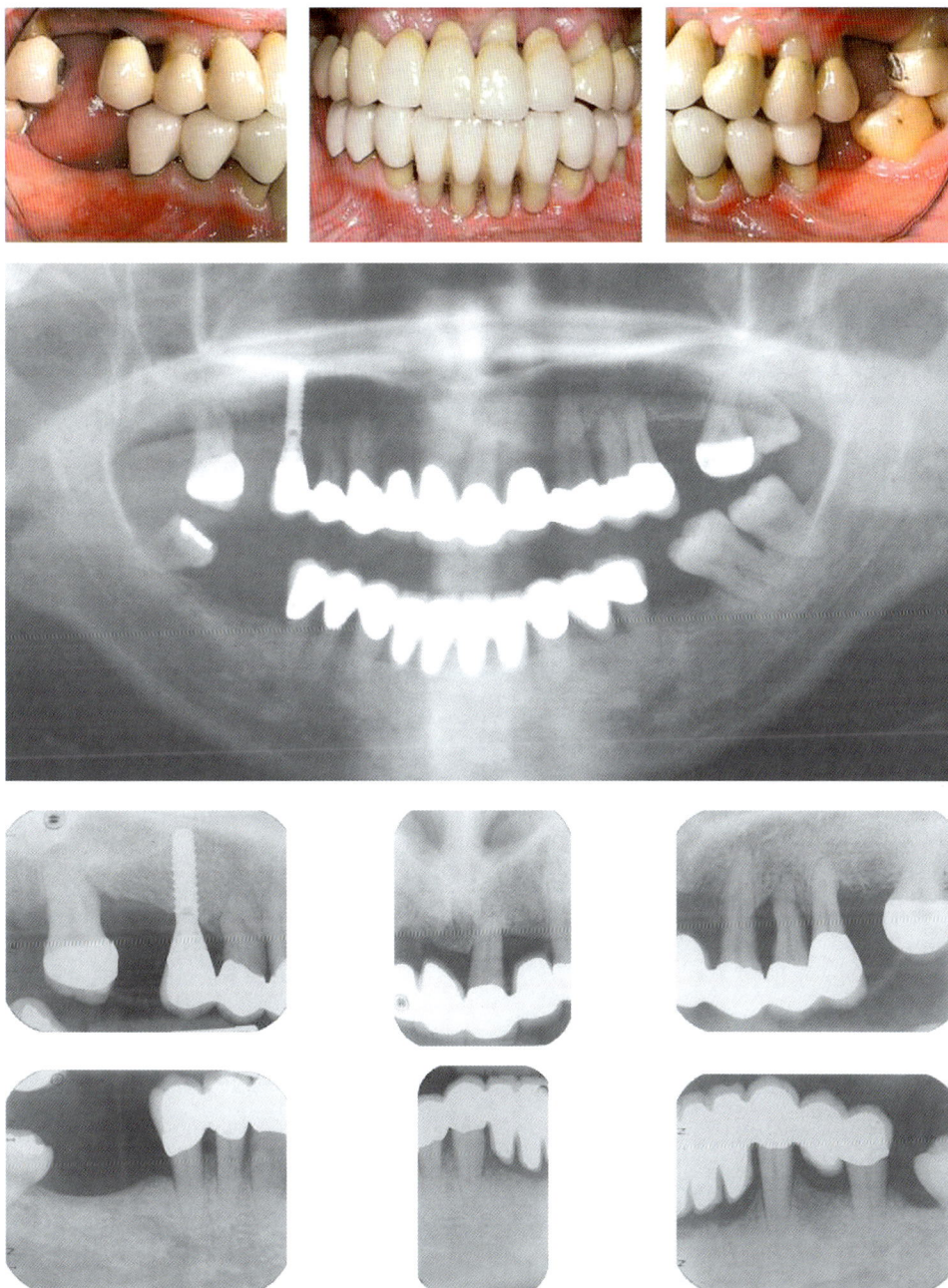

图 6-9 上下颌完成固定修复后的照片和 X 线片

四、牙周病的维护治疗

美国牙周病学会第三届全球研讨会（1989）将此治疗阶段更名为支持性牙周治疗（SPT）。这个名称表达的是治疗的一些基本需求，这些治疗措施能够达到有利于患者通过自身努力控制牙周感染的目的。定期回访医师将在患者和医师间建立积极的反馈机制，从而实现患者能够在最长的时期内保持其牙列的健康状态。SPT 的主要内容是持续地对患者进行监控，以追加适当的治疗，并针对每个患者的不同需求对治疗进行优化。

先前的研究发现，对牙周病易感的患者通常具有复发的高风险，如果没有细致的维护、没有执行 SPT，就可能导致牙周病损的再次发生。SPT 必须以常规清除龈下菌斑为目的，并通过患者的努力达到理想的龈上菌斑控制。为达到这些目标,判断每个患者牙周疾病的风险水平就非常重要,因为要实现患者能够长期保持经过积极治疗期获得的附着水平,判断其所需的复诊频率和治疗方式的基本依据就是对风险水平的评估。对这些风险的判断能够防止维护期内的处理不足和处理过度。第五章讨论过的三种风险水平的评估也可以在 SPT 过程中使用。

对于患者风险度的评估即对牙周病进程敏感性风险的评估。它包含对患者全身系统条件、患者回访的依从性、全口感染情况(全口的菌斑和出血指数)、剩余牙周袋的数量以及与年龄相关的牙周支持组织丧失等多方面的评估。另外环境和行为因素,例如吸烟、精神压力和使用药物也必须考虑在内。患者风险水平的评估对于 SPT 频率的判定非常关键。

对于牙齿风险的评估内容包括剩余牙周支持组织数量的估计、牙齿位置的评价、根分叉感染、医源性因素以及用于功能稳定性评价的牙齿松动度判断。牙齿水平的风险评估用于评估单个牙的功能和预后,并能够判断在 SPT 过程中特定单个牙的特殊治疗需要。

进行牙齿风险评估时需要记录探诊出血、探诊深度、附着丧失和牙周袋溢脓。牙周位点风险评估用于评判牙周病的活动性,以及判断牙周组织稳定性和炎症的发展。位点风险评估是判定 SPT 过程中需要使用器械进行再治疗的位点的基本依据。

遗憾的是,目前的研究发现,所有可用以评判当前疾病活动性的牙周位点龈沟液成分(详见第五章)中宿主反应的标志物,对于未来疾病进展的预期都不可靠,否则这类评估就可以与位点风险评估相结合,用以早期诊断疾病进展,并预测在合适的时间点需要给予适当的治疗。在完全掌握可靠的此类诊断工具之前,都应该连续地记录各项临床评估指标,至少包括患者探诊出血和探诊深度(第一届欧洲牙周病学研讨会会议纪要,1993)。

再次回到先前讨论的患者,她完成矫治治疗后的 3 个月内,每月回访一次进行口腔维护。随后回访间隔逐渐延长到每 3~4 个月一次。每次回访进行口腔维护时需要检查患者的口腔卫生、牙龈和牙周状态。检查桥体是否有折裂的迹象、桥体与基牙的黏固是否松脱。种植体周围的骨水平需要仔细监控,应用根尖片判断是否出现骨丧失。每年至少完成一次牙周检查记录,以判断疾病是否复发,图6-10 显示的是图6-3 所示患者在首次牙周检查记录后第 4 年的牙周检查记录。比较的结果显示 4 年后患者的牙周情况非常稳定。仅有 4 个位点发生探诊出血,仅在 21 牙齿的远中唇侧有探诊深度增加(4 mm)。以上情况表明患者保持着良好的口腔卫生,此时需要注意检查患者是否刷牙过度,

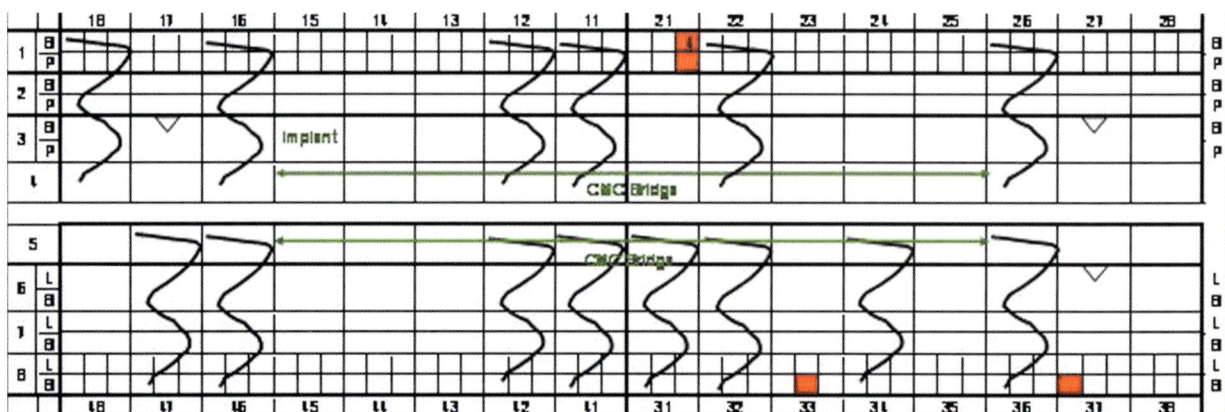

图6-10 在病因治疗阶段后第 4 年进行的牙周检查记录

因为牙刷产生的创伤也可能导致牙龈退缩和牙齿磨损。

五、牙周病治疗的组织愈合

经过成功的牙周治疗,获得典型的组织愈合包括牙根表面形成长结合上皮,探诊出血减少,牙龈组织更加纤维化、更加致密,牙龈出现退缩,牙周袋探诊深度减少。出血的减少和更加纤维化的牙龈组织是龈牙接合部炎症反应消失的结果。

牙齿邻面角形骨缺损在极靠近根面的区域有新骨形成,因此探诊难以穿入。但在成功的治疗后获得的临床附着水平增加(探诊深度减少),有时并不一定意味着真正实现了牙周韧带结缔组织的新附着。更可能的是周边软组织健康水平提高的一种反应,这同样也会增加探诊时的抵抗力。根向移位的上皮减少了冠部附着的获得,此过程明显地阻碍了牙周韧带细胞在根面的再定植。但是这种上皮的根向移位可以防止在愈合过程中,来源于牙龈结缔组织的肉芽组织或骨组织接触刮治过的根面,而导致根面吸收的发生。

牙周治疗是否成功取决于治疗医师和患者双方共同努力的程度。作为治疗医师,引导患者进行高效率而且是行之有效的口腔卫生维护非常重要,同时还需要为患者进行彻底的龈上龈下刮治,以获得组织生物相容性的表面。如果能够达到这些要求,患者将能够获得理想的疗效和愈合反应。

在患者方面,第五章讨论的决定 3 种不同水平评估的因素将影响愈合反应。因此应该确保执行所有可以控制的因素。例如若患者患有糖尿病,应该确定此患者在内科医师的监控下严格控制血糖水平。如果患者大量吸烟,就尽力劝导患者戒烟或减少吸烟的数量。这些不是一个简单的任务,但作为一个健康工作者,医师应该积极主动地帮助患者不仅获得健康的牙周,还要提高全身健康水平。

（徐君逸）

参 考 文 献

1 Caton J, Zander HA. Osseous repair of an infrabony pocket without new attachment of connective tissue. J Clin Periodontol, 1976, 3: 54 - 58

2 Karring T, Nyman S, Lindhe J. Healing following implantation of periodontitis affected roots into bone tissue. J Clin Periodontol, 1980, 7: 96 - 105

3 Kon S, Novaes AB, Ruben MP, et al. Visualization of microvascularization of the healing periodontal wound. II. Curettage. J Periodontol, 1969, 40: 96 - 105

4 Lindhe J, Nyman S. The effect of plaque control and surgical pocket elimination on the establishment and maintenance of periodontal health. A longitudinal study of periodontal therapy in cases of advanced disease. J Clin Periodontol, 1975, 2: 67 - 79

5 Moskow BS. The response of the gingival sulcus to instrumentation: A histological investigation. II. Gingival Curettage. Journal of Periodontology, 1964, 35: 16 - 30

6 Nyman S, Karring T, Lindhe J, et al. Healing following implantation of periodontitis-affected roots into gingival connective tissue. J Clin Periodontol, 1980, 7: 394 - 401

7 Nyman S, Lindhe J, Rosling B. Periodontal surgery in plaque-infected dentitions. J Clin Periodontol, 1977, 4: 240 - 249

8 Proye MP, Polson AM. Effect of root surface alterations on periodontal healing. I. Surgical denudation. J Clin Periodontol, 1982, 9: 428 - 440

9 Rosling B, Nyman S, Lindhe J, et al. The healing potential of the periodontal tissues following different techniques of periodontal surgery in plaque-free dentitions. A 2 - year clinical study. J Clin Periodontol, 1976, 3: 233 - 250

第七章　牙周基础治疗

牙周基础治疗(initial therapy)是整个牙周序列治疗的重要部分,是牙周治疗的基础核心,也适用于每位牙周病患者。牙周基础治疗的目的是消除致病因素,使炎症减轻到最低程度。牙周病的其他治疗均是在此基础上的发展和延伸。牙周基础治疗主要包括菌斑控制、龈上洁治、龈下刮治和根面平整、药物治疗、咬合调整及不良修复体消除等多个步骤。

第一节　菌　斑　控　制

菌斑控制(plaque control)是有规律地清除牙面菌斑,并防止其在牙面及邻近牙龈表面重新聚集的过程。菌斑控制是牙周治疗步骤中最为简单的治疗手段,但也最为重要、最难以实施。菌斑控制不单纯是某一阶段的治疗,它贯穿于牙周病治疗过程的始终,并需要患者终身实施。它是保障和保持牙体、牙周组织长期治疗效果的关键。

几乎所有成人都了解刷牙对口腔健康的必要性,但很多人对刷牙等行为及其实际效果仍觉茫然。日常生活中,多数人只注重刷牙等口腔卫生的具体形式,很少关心菌斑控制的实际效果。因此,牙医应该在治疗初期就注重与患者不断进行交流,强调行为和效果的关系。

一、显示菌斑的方法

菌斑薄而无色,黏附于牙面,肉眼不易看清,患者自己更难以观察到。菌斑染色剂能将菌斑染色,便于观察。常用的菌斑染色剂有中性红和四碘荧光素钠等制成的溶液或片剂。

溶液使用方法有两种。一种是涂布法,将蘸有菌斑显示液的棉球轻轻涂布在全口牙的颊舌面及邻间隙处。漱口后,牙面残留的菌斑即可显色。另一种方法是将菌斑显示液滴在患者舌尖数滴,让其用舌尖舔各个牙面。也可在漱口后显示菌斑。

患者可以在家采用菌斑显示片自行检查口腔卫生状况。使用时将片剂嚼碎,用舌尖将碎片舔牙齿各面,漱口后对镜自我检查,观察菌斑的附着部位。

患者每次就诊,医生都可用菌斑显示剂检查并记录其菌斑控制程度,并及时与患者交流,鼓励并增强其控制菌斑的信心。

采用菌斑记录卡来记录和评价菌斑的控制情况,是国际上广泛采用的方法。

记录方法:每个牙分4个牙面,凡显示有菌斑的牙面,可在卡的相应部位作标记。最后,计算有菌斑牙面的百分率。如果菌斑百分率小于20%,则属于菌斑已基本得到控制。

菌斑百分率计算方法为:被检牙的总数×4=总牙面数

菌斑百分率＝（有菌斑的牙面数/总牙面数）×100

二、菌斑控制的方法

菌斑控制是防治牙体和牙周组织疾病的重要手段。其方法较多，大致可分为机械和化学两类。迄今为止，机械清除菌斑仍是最可靠的菌斑控制途径。

1. 刷牙

刷牙作为健康生活习惯的一部分已被绝大多数人群接纳，它是自我清除菌斑的主要手段。一般主张每天早晚各刷牙一次，也可午饭后增加一次。主要强调刷牙的彻底性，而不过分强调次数。

设计合理的牙刷和正确有效的刷牙方法能有效清除菌斑。

（1）牙刷

目前，牙刷大部分是以细尼龙丝制作。不同的牙刷，其刷头大小、刷毛排列、刷毛的硬度和长度都不同。多束的牙刷拥有更多的刷毛，具有更高的清洁效率。球形末端的刷毛比平头的、具有锐利末端的刷毛对牙龈损伤更少。

刷毛的最佳硬度尚无确切结论，但软毛牙刷清洁龈缘以下部位时易深入邻接牙面，而使用硬质刷毛的牙刷更易造成牙龈退缩。当然牙龈退缩与刷牙方法、牙膏等关系可能更密切。尽管市场上品牌众多的牙刷在刷毛长度、硬度和放置方式上不断推出某些微小的改进，但并未在改善牙龈指数或出血指数上显示出差别。

使用牙刷的类型存在明显的个人偏好。牙刷清除菌斑的有效性及其造成磨损的可能性与刷牙方法有关。刷毛携带牙膏多、刷牙动作剧烈、使用硬质刷毛牙刷等，可能造成更多的软硬组织磨损。

牙刷使用后会出现磨损。所以，为了保持牙刷的清洁效率，应该定期更换牙刷。一般建议最好1个月，至少3个月更换牙刷。

电动牙刷多利用刷毛束的往复摆动及其产生的低频声能实现牙齿清洁工作。电动牙刷刷毛与牙面菌斑接触可对其进行机械清除，而低频声能则形成液体涡流，在刷毛与牙面之间作冲洗清洁，振动水流也会干扰细菌对牙面的黏附。

对于掌握了良好刷牙方法的患者而言，采用机械方法清除菌斑就能获得良好的口腔健康。当然，刷牙结合牙间口腔清洁措施被认为是最理想的菌斑控制措施。

目前，还没有科学研究显示某一种特殊的手用牙刷的设计在维护牙龈健康方面优于其他的设计。在清洁牙邻面菌斑时，电动牙刷优于手动牙刷；但两者对清洁牙表面效果相同。刷牙可能引起口腔内软硬组织的磨损，但如使用电动牙刷可能将这种损害减少到最小。

（2）牙膏

牙膏含有摩擦剂，具有牙面清洁和抛光作用。牙膏由氧化硅和氧化铝研磨剂、聚氯乙稀颗粒、水、保湿剂和氟化物、焦磷酸等治疗药物、色素以及防腐剂制成。

牙膏应具备足够的研磨能力，满足清洁和抛光牙面的要求，但牙膏不应对牙体和修复体产生磨损。牙膏的20%～40%为研磨剂，以无机盐结晶形式存在。刷牙时使用牙膏可让牙刷的研磨作用增加40倍。而牙粉的研磨作用仅为牙膏的5倍。牙膏对釉质有磨损作用，对暴露的牙根作用更明显。其对牙本质、牙骨质的磨损分别为釉质的25倍和35倍，可能引起根面磨损和过敏。口腔卫生实施过程中的硬组织损伤主要由牙膏磨损引起，而牙龈损害则多因牙刷本身造成。

牙膏中加氟化物可产生显著的防龋作用，但所用的氟化物必须是游离的氟离子，不能与研磨剂的组分发生结合。氟化物防龋的正确浓度应在1 000～1 100 ppm。牙膏中添加氯己定、青霉素、磷酸氢铵、疫苗、维生素、叶绿素、甲醛等并无显著的治疗意义。含有活化焦磷酸成分的去渍牙膏,其成分可能干扰牙石中磷灰石晶体形成,使牙石形成减少30%以上。但这仅是针对龈上牙石有效,且只是针对新的牙石的沉积。不能影响龈下牙石的形成,或改变牙龈炎症的程度。

(3) 刷牙方法

刷牙方法很多,按照不同的动作可分为滚动式(改良的 Stillman 法)、颤动式(Stillman、Charters 或 Bass 法)、旋转式(Fones 法)、垂直式(Leonard 法)和水平式(擦洗法)等五类。

对照研究表明,只要使用得当,各种方法间无明显差异。牙周病患者更宜使用颤动方式,以改进抵达牙龈的路径,完成清洁龈沟的目的。主要介绍 Bass 刷牙法(水平颤动法)(图 7-1)。

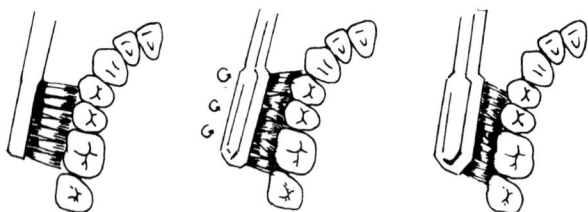

图 7-1 Bass 刷牙法

刷牙从牙弓的最远端开始,以软毛牙刷刷头与咬合面平行,刷头覆盖 3~4 个牙齿,刷毛紧贴唇颊面龈缘,与牙齿长轴形成 45°夹角。

刷牙时刷毛末端不脱离牙面,以短促的往复动作对牙齿施加轻柔的颤动压力,刷毛的末端可进入龈沟,部分刷毛进入邻外展隙。刷毛压力过大可使牙龈色泽变白。同一个位置的刷洗动作可重复4~5 次。此动作主要清洁临床牙冠的根向 1/3、龈沟及刷毛能够到达的邻接面。

动作结束后上提牙刷,移至邻牙,在下一组3~4 个牙齿上重复上述过程。围绕牙弓,一次 3~4 个牙齿,然后刷洗牙齿的舌面。

完成上颌牙弓后将牙刷移至下颌牙弓重复刷洗动作直至完成整个牙列清洗。如果牙刷相对于下颌前牙舌侧面显得太大,则可将牙刷垂直伸入,

对刷毛末端施压使之与牙齿长轴成 45°夹角进入龈沟和邻接面,以多个短促的颤动动作进行刷洗。

最后对刷毛末端施压,使之进入咬合面的点隙窝沟,再用多次往复动作进行刷洗。用此方法一次刷洗多个牙齿直到 4 个象限的后牙刷洗完毕。

Bass 刷牙法需要患者有足够的耐心。为了避免遗漏、达到理想的清除菌斑目的,患者的刷牙动作应该系统化、程序化。

与其他刷牙方法相比,Bass 刷牙法有以下优点:运动动作简单,容易掌握;清洁动作主要针对牙颈部和邻面等菌斑积聚部位,有利于提高菌斑清除效果。

Bass 刷牙技术对所有患者均有一定效果,可以广泛推荐。

此外,改良的 Stillman 法(图 7-2)和 Charters 刷牙法(图 7-3)均由 Bass 法发展而来,两者更强调了水平颤动后进一步对牙龈的按摩。由于目前没有明确的证据证实牙刷的按摩有益于牙周健康,Bass 法仍然是目前最受广泛认可的刷牙方法。

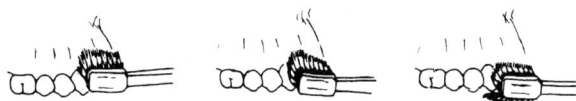

图 7-2 改良的 Stillman 刷牙法

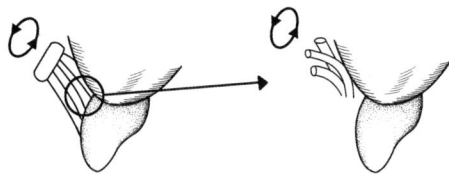

图 7-3 Charter 刷牙法

改良的 Stillman 刷牙法的方法是将刷毛末端放置在牙颈部和邻近的牙龈,形成依靠。刷毛朝向根尖方向,与牙体长轴成斜角。

对牙龈略施压使之色泽变白。然后将牙刷作5~6 次短而往复的刷洗,并沿附着龈、龈缘和牙面作冠向移动。

在整个口腔内所有牙面上系统地重复上述动

作,垂直持握牙刷柄可使牙刷末端到达上下前牙舌面并与之形成配合。

应用改良的 Stillman 法,牙刷刷毛之侧面而非其末端为工作面,而且刷毛并不进入龈沟。刷毛也可以放置成与咬合面平行、进入窝沟和邻外展隙,用于清洁磨牙和前磨牙的咬合面。改良的 Stillman 法适于清洁存在牙龈进行性退缩、牙根暴露的区域。此法可使牙龈组织的磨损、破坏减至最小。此法要求使用软性或中性的多束刷毛,以使牙龈损伤降至最低。

(4) 牙间清洁用具

刷牙往往不能到达牙齿的邻接面和后牙区,在这些区域常会遗留较多菌斑。所以单纯依靠牙刷刷牙并不足以控制菌斑,进而防治牙龈和牙周疾病。

任何牙刷都不可能完全清除牙间隙内的菌斑。牙周病变主要始发于牙齿邻接面,此处的菌斑控制受到解剖特点及组织学缺陷等的制约,需要结合特殊的牙间清洁工具加以解决。根据牙的间隙大小、根分叉暴露的情况、牙齿排列及有无正畸或固定修复装置等,牙间清洁工作需要选择相应的牙间隙清洁用具。常用的间隙清洁用具有牙线、牙签或牙间刷(图 7-4)。

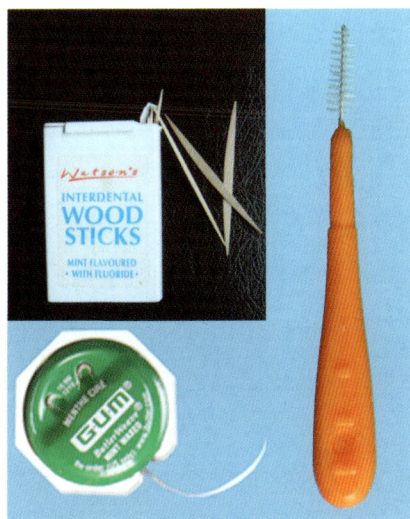

图 7-4　牙间清洁用具

1) 牙线:牙线是清除邻接面菌斑工具中最常用、最受推荐的一种。长期以来,很多研究者都在积极倡导牙线在邻面菌斑清除方面的作用。然而,一些系统回顾分析却认为常规使用牙线并不能成为减轻牙龈炎症的一个手段。

牙线主要适用于龈乳头完整、邻接区关系紧密的牙齿邻面清洁。市场上有各种缠绕或非缠绕的、结合或非结合的、加蜡或非加蜡的、或粗或细的尼龙丝制成的商售牙线。

牙线的选择以使用便利和个人偏好为基础,牙齿接触的紧密程度、邻接面的粗糙程度及患者手肘的灵活程度等个人因素可以影响其选择。

牙线的使用方法大致如下:

取一段可以掌控长度(约 30 cm)的牙线,缠绕于手指或将牙线末端相系形成圆圈(图 7-5)。

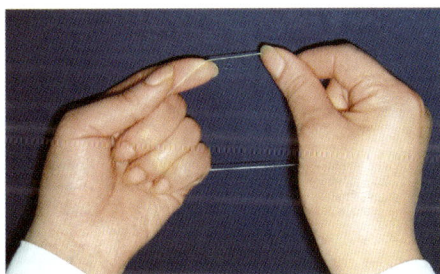

图 7-5　牙线的使用

以拇指和示指或在示指间绷紧牙线,两指间距 1~1.5 cm,将此段牙线轻轻从𬌗面通过两牙之间的接触点。如接触点较紧,可作颊、舌向拉锯式动作通过。

一旦牙线到达接触点根方,将牙线环绕某个牙齿的邻接面并作滑动直至龈缘以下。稳定地将牙线沿牙面向接触区作刮擦移动后再降到龈沟,如此上下反复数次。

完成一个邻间隙清洁后将牙线转至另一邻间牙龈,重复上述动作,直至全口牙列每个象限的最后牙齿的远中面完成。

不要将牙线突然通过接触区,以免损伤牙间乳头。当牙线的工作部分变脏或出现撕裂时,可改用牙线的其他部分。

使用牙线绷架可方便牙线的使用，但它比手用牙线更耗时间。但对手肘灵活度较差的患者，则比较适合。

2）牙间刷：主要用于较宽大牙间隙、裸露的牙根面和凹陷根分叉的清洁。最常见的是小锥形或圆柱形牙间刷。作为刷牙的一种补充，牙间刷比单用刷牙可以清除更多的牙菌斑。研究显示，两者的结合使用对于菌斑指数、出血指数和牙周探诊深度等的改善更为有利。

牙间刷可以完全深入邻间隙作短而往复的运动。为达到最佳的清洁效果，应选择直径稍大于牙龈外展隙的间隙刷，此时刷毛能对各个邻接面施加压力，对根面凹陷也发挥清洁作用。单束牙刷可到达分叉区及严重退缩的孤立区域，对清洁下颌磨牙和前磨牙舌侧面非常有效。

除了牙间刷外，横截面为圆形或三角形的锥形木质牙签、橡皮锥等都可以被选作邻面清洁工具。但目前的研究认为，与单纯刷牙相比，刷牙结合牙签的使用在清除牙间菌斑或改善牙龈指数方面并无特殊优势。但有减少邻面牙龈出血的趋势。

（5）口腔冲洗装置（图 7-6）

是指可以形成高压持续或脉冲水流的装置，患

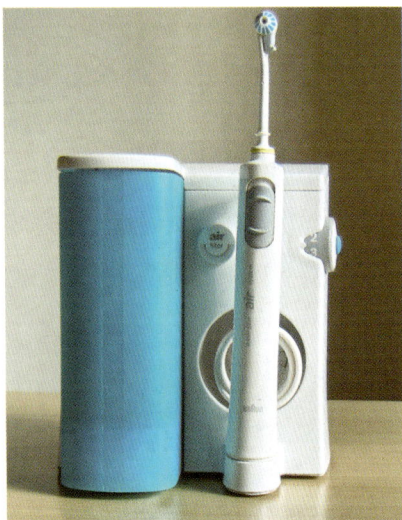

图 7-6　牙缝冲洗装置

者可以在家中利用其自行冲洗牙面。口腔冲洗可从口腔内清除非附着细菌和软垢，其效率大于刷牙和口腔含漱。在清除黏附于正畸装置或固定修复体等难以到达区域的软垢时，口腔冲洗装置显得尤为有效。但也有研究认为，作为刷牙的一种补充方式，口腔冲洗并不能减少可见的菌斑数量。

2. 药物

化学药物作为机械性控制菌斑的辅助措施可在菌斑控制中发挥重要作用。如某些抗菌制剂及一些酶的制剂对控制菌斑有效。但存在控制菌斑的作用不稳定、长期使用会耐药等不良反应。

目前较为成熟有效的菌斑控制剂主要有氯己定（chlorhexidine）溶液，又称为洗必泰溶液。它是一种广谱抗菌剂，为二价阳离子表面活性剂，可以与细菌胞壁表面的阴离子结合，从而改变细菌的表面结构，提高细胞壁的通透性，使氯己定进入细胞质内，杀死细菌。

氯己定的使用方法：采用 $0.12\% \sim 0.2\%$ 的溶液，每天 2 次，每次 10 ml，含漱 1 min。

氯己定的优点主要为化学结构稳定、毒性小、长期使用不易形成耐药菌株或造成对人体的损害。但其缺点是长期使用会使牙面、舌背和树脂类修复体表面着色；有苦味，能使味觉短时改变；对个别患者口腔黏膜有轻度刺激。

在使用氯己定等阳离子拮抗剂的漱口水时，其杀菌消毒的作用可以被牙膏中的一些成分，如单氟磷酸钠或十二烷基硫酸钠所抑制。所以，临床医生应指导患者正确使用此类漱口水。药物控制菌斑有其局限性，目前还只能是机械菌斑控制的辅助手段。

除了这两种主要的手段，在临床上要注意发现并纠正导致菌斑滞留的因素，如充填物的悬突、不良修复体、龋齿、食物嵌塞等。

三、菌斑控制指导

在牙周病的防治过程中,菌斑控制占有非常重要的地位。而菌斑控制主要依靠患者自身的

努力。所以,在诊疗活动中,要注意与患者的沟通,让其认识菌斑(图7-7)和控制菌斑的重要性。教育和激励患者进行有效的菌斑控制,当然也要帮助患者选择合适的、个性化的菌斑控制方法。

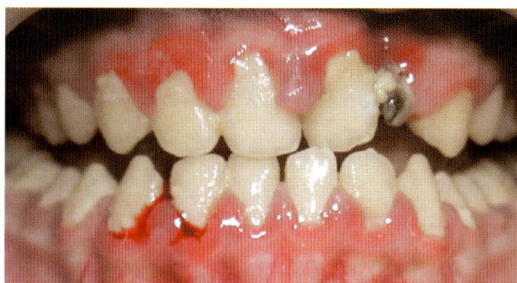
a.染色前

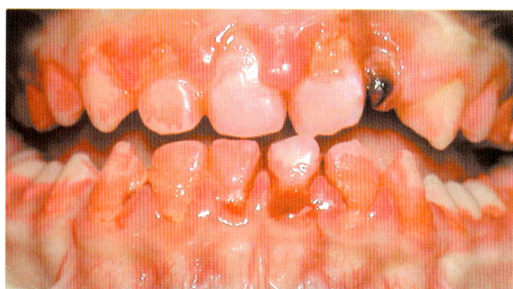
b.染色后

图7-7 牙面菌斑

第二节 龈 上 洁 治

一、定义和基本原理

龈上洁治(supragingival scaling)是指采用器械去除龈上菌斑、牙石和色渍,并抛光牙面的过程。

洁治的基本原理是从牙面彻底去除菌斑和牙石的刺激,使牙龈炎症完全消退或明显减轻。对一些仅与牙菌斑有关的牙龈炎,洁治就能使牙龈恢复健康;而对于牙周炎,在龈上洁治术后,还需进行龈下刮治等治疗。洁治是否彻底,直接影响牙龈炎的治疗效果或者进一步的牙周治疗。同时,龈上洁治还是牙周维护治疗的主要内容之一。

就清除感染生物及其产物的本质而言,龈上洁治和龈下刮治是一致的,且它们均为牙周治疗整体计划中相互关联的两个步骤。区别仅在于两者针

对的部位不同。

二、检 查

龈上洁治前应对菌斑、牙石等沉积物及牙面不规则形态作范围和性质上的精确评价。在光线充足、视野清晰的环境下,很容易对龈上牙石和浅龈沟内的龈下牙石进行视觉检查;采用压缩空气吹干牙面有助于发现浅色牙石;另外,以稳定压缩空气气流直接吹入龈沟或牙周袋,将龈缘从牙面吹开,能检测到浅的龈下牙石。

三、适 应 证

1. 牙龈炎和牙周炎

龈上洁治是各型牙周病最基本的治疗方法。绝大多数的牙龈炎可以通过彻底完善的龈上洁治

而痊愈;而牙周炎是在洁治术的基础上再作进一步治疗。

2. 预防性洁治

除了日常生活中的自我菌斑控制,牙周病患者或普通人群定期(6个月至1年)洁治有助于维持牙周健康,预防牙龈炎、牙周炎的发生或复发。

3. 其他治疗前的准备

如修复缺失牙,在取印模前先行龈上洁治,可以消除牙龈炎症,使印模更准确,将来的义齿修复更合适。头面部一些肿瘤手术的术前洁治,可以保证手术区的清洁、消除术后感染隐患。正畸治疗前、治疗期间的龈上洁治也有助于消除牙龈炎症,防止牙周组织的损害。

四、龈上洁治术

用于清除龈上牙石的工具有手用洁治器械和超声波洁牙机。两者的操作方法不尽相同。

1. 手用器械洁治

手用洁治器械包括镰形器和锄形器,但目前在超声器械普遍应用的情况下,锄形器的使用明显减少。

使用镰形器进行龈上洁治时,通常以改良握笔式持握,以无名指在邻近工作区的牙面上建立一个稳固的手指支点。器械刃口与所要洁治的牙面形成一略小于90°的夹角,切刃与龈上牙石的根缘啮合并以短促有力、互相重叠的洁治动作垂直、水平或斜向的冠方运动,将牙石清除。镰形器尖锐的头部容易撕裂牙龈,因此在使用器械时要小心。洁治完成后要用探针仔细检查是否干净,尤其是邻面和龈缘处。并对牙面进行抛光。

2. 超声洁治

超声波洁牙机(图7-8)是一种高效、省时、省力的洁治工具。近年来,随着细小超声工作尖的设计,超声波洁牙机不仅成为龈上洁治的主要工具,也开始应用于龈下牙石、菌斑的清除。

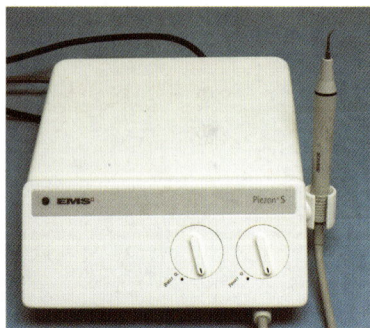

a

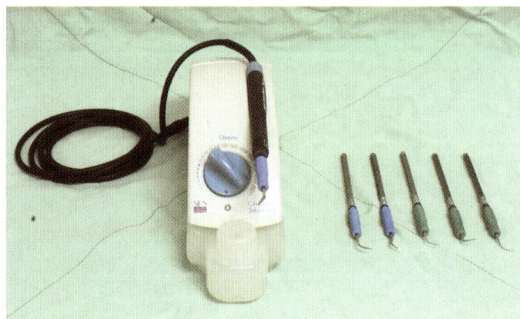

b

图7-8 超声波洁治器械

研究表明,与手用器械相比,超声器械在清洁效果、可能对牙(根)面造成的损伤方面、治疗后牙(根)面的光滑程度等都没有明显差异。使用两种器械都能获得满意的临床效果。临床医师可以根据需要及自身的喜好进行选择,往往两种器械结合使用能获得彻底的清洁效果。

不同品牌的超声波洁牙机,有不同设计的工作尖。同时,有的超声波洁牙机在冲洗或冷却液中加入了抗菌的成分。但研究表明它与常规设计相比,在改善临床效果方面尚无定论。

(1)超声波洁牙机工作原理

超声波洁牙机由超声波发生器(主机)和换能器(手机)两部分组成。发生器发出振荡,并将功率放大,然后将高频电能转换成超声振荡,每秒 2.5 万～3 万次以上。通过换能器上工作头的高频振荡而除去牙石。

根据换能器的不同,超声洁牙机大致分为两类:磁伸缩式(magnetostrictive)和压电陶瓷式(piezoelectric)。

超声器械是保持与牙面平行的情况下,对牙面轻触、轻压,不断运动而完成清洁。

(2) 超声洁治术操作步骤

术前彻底消毒超声手柄和工作尖。尽量采用一次性材料覆盖洁牙机控制按钮和手柄。机器使用前,应对管道系统冲洗 2 min,减少管线中的微生物数量。尽可能使用过滤水或消毒水。

指导患者术前用抗菌含漱液如 0.12％氯己定含漱 1 分钟,以减少污染气雾。

操作者及助手应该佩戴防护眼罩、口罩,采用高速负压吸引系统,尽可能减少治疗过程中产生的污染气雾。

打开设备,选择合适工作尖与手柄连接,调节水量控制钮,使工作尖末端形成轻微水雾。在开始时功率可设置较低,以后的功率也不应过大,以能有效去除牙石为宜。

采用改良握笔法握持器械,建立良好的支点。器械末端与牙面形成轻柔、羽毛式的接触,运用短而轻、垂直、水平或斜向重叠的动作清洁牙面。清洁时,手指不必额外施加较重的力,因为器械的振动能量即可剥落牙石。

工作尖尖端与牙面平行或形成小于 15° 的夹角,以避免对牙面造成刻痕或沟槽。必须保持尖端的持续运动,才能有效清除牙石。

应及时清除口内积水和唾液,并检查牙面清洁情况。术后进行牙面的抛光。

(3) 超声洁治术注意事项

避免将工作尖长时间停留于一处牙面,或将工作尖垂直对准牙面,以免造成牙(根)面的粗糙或损伤。

由声波或超声波仪器产生的气雾,有传播病原菌的潜在危险。因而要尽量做到:术前使用氯己定含漱;术中应用高速负压吸引;术后环境表面的彻底消毒;管道系统的定期清洁与消毒;使用空气通风过滤设备净化空气。

超声波和声波洁治器在使用上存在一定的禁忌。禁用于置有心脏起搏器的患者,以免因电磁辐射的干扰影响起搏器的功能。也不能用于肝炎、肺结核等传染性疾病的活动期,以免血液和病原菌随喷雾而污染诊室空气。

对于种植体表面的清洁,只能采用塑料、黄金或炭精纤维制作的工作尖,以避免损伤钛质种植体。

五、龈上洁治效果的评价

龈上洁治术的效果可在术后即刻进行评价,也可待软组织愈合后进行再次评价。

龈上洁治后,应该在理想的光线下,通过口镜和压缩空气辅助对牙面进行视觉检查;同时用精细探针或牙周探针检查。健康的牙面应该坚硬、光滑,待牙石完全清除后能恢复邻近软组织的健康。

光滑程度是评价洁治效果的标准,但最终的评价建立在牙周组织反应的基础上。一般而言,在牙周洁治后进行临床检查和评价,时间不应早于洁治术后 2 周。因为器械治疗所造成的伤口需要 1～2 周时间完成再上皮化。

慢性龈缘炎患者在经过彻底洁治术后,牙龈炎症逐渐消退,一般可在一周后恢复正常的色、形、质,龈沟变浅。组织的愈合程度取决于牙石、菌斑是否彻底除净,患者自我菌斑控制是否得力。

牙周炎患者经过洁治术后,牙龈炎症可以部分减轻,龈缘退缩使牙周袋略变浅,出血会减少。同时,根面的部分龈下牙石将暴露,有利于进一步治疗。但组织的彻底愈合有待于龈下刮治术甚至牙周手术后。

第三节　龈下刮治术（根面平整术）

一、定义和基本原理

龈下刮治术（subgingival scaling），即根面平整术（root planing），是采用精细的龈下刮治器械刮除根面的龈下牙石及部分病变牙骨质，以获得光滑、坚硬根面的过程。

龈下刮治和根面平整并非完全分离的过程。从工作形式而言，刮治与根面平整仅仅只是程度上的差别。根面牙骨质暴露于菌斑、牙石堆积的环境，沉积在根面的牙石往往不规则地嵌入暴露的牙骨质。甚至，菌斑细菌和毒素也可侵入牙本质小管。所以，在做龈下刮治时，必须同时刮除牙根表面牙石和感染的病变牙骨质，才能获得良好的治疗效果。但目前也有研究认为，细菌及毒素在牙根表面的附着表浅而松散，较容易刮除，所以不必刮除过多牙骨质以达到根面的无感染状态。同时，如果去除过多牙骨质，则容易造成牙本质小管的暴露。不仅引起刮治术后牙根的敏感，而且增加牙周-牙髓相互感染的机会。龈下刮治术时要充分考虑上述两方面的情况。

二、龈下刮治器械

由于部位的特殊性、龈下牙石与根面结合的特点，龈下洁治和根面平整远比龈上洁治复杂并难以操作。这就需要特殊设计的器械用于龈下刮治术。

1. 匙形刮治器

匙形刮治器（curettes）是龈下刮治的主要工具。其弯曲的刃口、圆形的头部及弯曲的背部允许其插入袋底，并能最大程度的避免对组织的损伤。

匙形器工作端薄而窄，前端为圆形。工作端略呈弧形，其两个侧边均为刃口，可紧贴根面，工作端的横断面呈半圆形或新月形。操作时，只有靠近前端的1/3与根面紧贴。

匙形刮治器可以分为通用型（universal curettes）和区域专用型（area-specific curettes），后者又称为Gracey刮治器。

通用型匙刮只有前后牙之分，每支适用于牙齿的各个面。两侧切刃缘平行而直，都是工作缘，刃面与器械颈部呈90°角。

目前国际上普遍使用的是Gracey刮治器。它的使用有牙位特殊性，每支均有特殊形态设计，适用于不同牙齿和不同的牙面。其两侧刃缘不平行，呈弯形，长而凸的外侧切刃缘是工作缘，刃面与器械颈部呈70°角。Gracey刮治器共有7支，编号为1-14，均为双头，成对。临床上常用的是其中4支，即♯5/6，适用于前牙；♯7/8，适用于前磨牙及磨牙的颊舌面；♯11/12，适用于前磨牙和磨牙的近中面；♯13/14，适用于前磨牙和磨牙的远中面。另外，Gracey匙刮还有一些改进型，比如将工作端的喙部改短，而颈部加长，能更方便有效地工作。

2. 龈下锄刮与根面锉

龈下锄形刮治器适用于袋壁较松软的深牙周袋刮除，而根面锉往往用于刮治后根面的锉平、锉光。但随着超声龈下刮治器的改进及普遍使用，龈下刮治理念的变化等，目前临床上已经很少使用龈下锄刮和根面锉。

3. 超声龈下工作尖

随着超声洁牙机在临床的普遍推广使用，各商业公司开发了各种形状的超声龈下工作尖，以满足不同牙位、牙面龈下治疗的需要。

三、龈下刮治操作要点

1. 术前探查龈下牙石的部位和量

由于龈下刮治是在牙周袋内进行，肉眼不能直视，而龈下刮治器械多较锐利，容易损伤软组织，所以应在术前查明情况后再进行操作。

龈下刮治前应对菌斑、牙石等牙面沉积物和牙根的不规则形态进行探查。

龈下探查要使用精细的尖探针或牙周探针，采用轻巧、稳定的改良式握笔法，这可为探查龈下牙石和其他不规则根面提供最大的敏感性。拇指和其他手指，尤其是中指指垫能感受遭遇牙面不规则形态时由器械手柄和颈部所传导的轻微振动。

在确立稳固的支点后，探针头部仔细向龈下插入牙周袋的底部，在牙面上作小幅度垂直滑动。当探查邻接面时，滑动范围应使其中的一半路径经过接触区以确保发现邻接面的沉积物。在探查牙体的线角、凸起和凹陷时，在拇指和其他手指之间的器械手柄应该稍旋转，以保持与牙面形态的持续一致。

对龈下牙石、病变牙骨质、龋、修复体缺陷等的探查辨别需要大量的临床经验积累。许多临床医师认为，提高探诊技术与掌握龈下刮治和根面平整技术同样重要。

2. 器械的握持和支点

同龈上洁治术一样，龈下刮治的器械也应该采用改良握笔式握持，且建立稳妥的支点。

3. 刮治方法

根据不同牙位及牙面，选用适当的器械。采用

Gracey 匙刮时，将匙形器工作端的平面与牙根面平行放置到达袋底，改变刃缘位置，使其与牙根面逐渐成 45°角，探查根面牙石。探到根面牙石后，将刃缘与牙面形成 45°～90°角进行刮治。牙石以一系列受控制的、重叠的、短而有力的、主要使用腕-臂运动的动作去除。刮治过程中，保持器械颈部与牙体长轴大致平行。刮治结束后，刃缘回到与牙根面平行的位置，取出器械。

在从一个牙齿到下一个牙齿的器械治疗过程中，操作者的体位和手指支点必须调整、变化以确保协调的腕-臂运动。

以下是在口腔各区段进行龈下刮治时术者操作要点。

（1）右上颌后牙区段：颊侧面（图 7 - 9，图7 - 10）

1）操作者位置：椅侧旁位置。

照明：直接。

视野：直接（磨牙远中面为间接）。

牵拉：口镜或非操作手的示指。

支点：口外，手掌向上。中指和第四指的指背放置于右面部下颌的侧方。

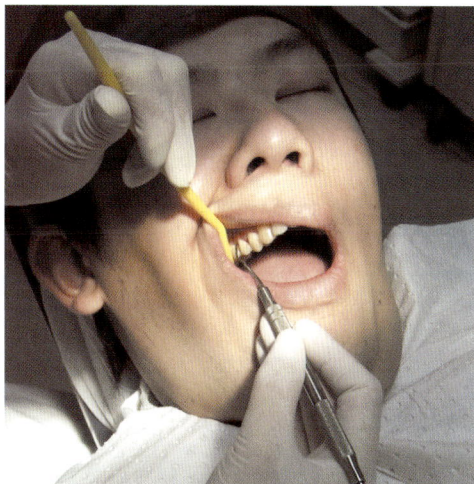

图 7 - 9 洁治体位

2）操作者位置：椅侧旁位置。

照明：直接。

视野：直接。

牵拉：无。

支点：口内，手掌向上，邻牙支点。非操作手的示指放置于右上颌后牙的咬合面；操作手第四指放置于非操作手的示指。

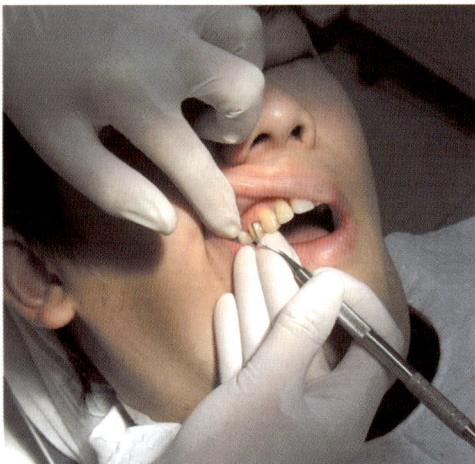

图 7 - 10　洁治体位

（2）右上颌后牙区段：腭侧面（图 7 - 11）

操作者位置：椅侧旁或前方位置。

照明：直接。

视野：直接。

牵拉：无。

支点：指—指，手掌向上。中指和第四指的指背放置于右面部下颌的侧方。

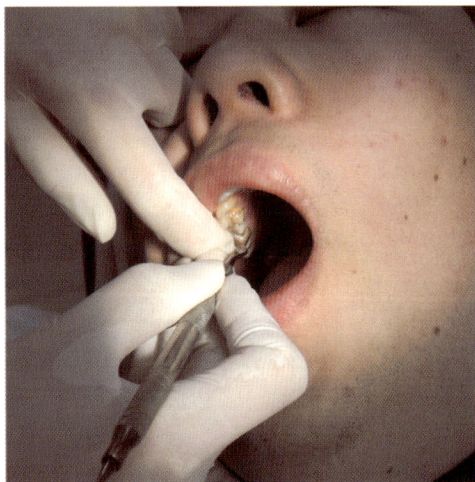

图 7 - 11　洁治体位

（3）上颌前牙区段：唇侧面（图 7 - 12）

操作者位置：椅后位置。

照明：直接。

视野：直接。

牵拉：非操作手的手指。

支点：口内，手掌向上，第四指放置于邻近上颌牙的切缘或咬合面。

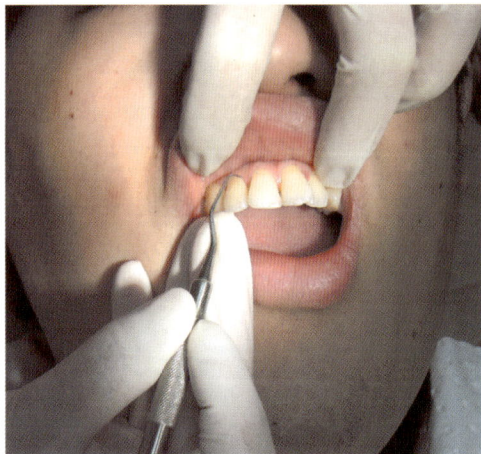

图 7 - 12　洁治体位

（4）上颌前牙区段：腭侧面（图 7 - 13）

操作者位置：椅后位置。

照明：间接。

视野：间接。

牵拉：无。

支点：口内，手掌向上，第四指放置于邻近上颌牙的切缘或咬合面。

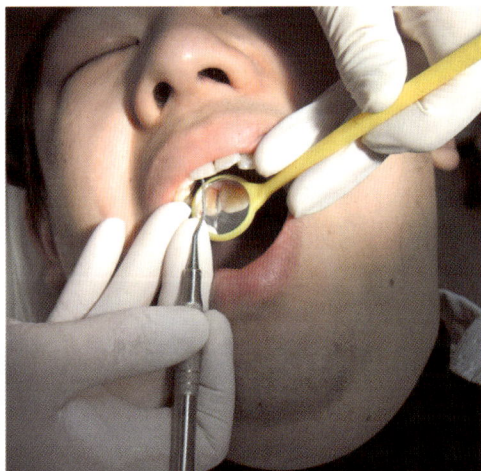

图 7 - 13　洁治体位

(5) 左上颌后牙区段：颊侧面（图 7-14）

操作者位置：椅侧旁或椅后位置。

照明：直接或间接。

视野：直接或间接。

牵拉：口镜。

支点：口内，手掌向上。第四指放置于邻近上颌牙的切缘或咬合面。

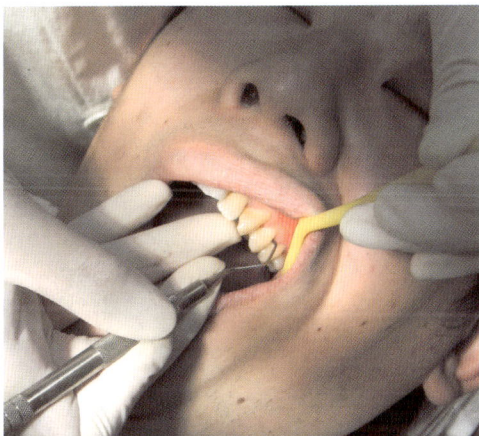

图 7-14 洁治体位

(6) 左上颌后牙区段：腭侧面（图 7-15）

操作者位置：前方位置。

照明：直接。

视野：直接。

牵拉：无。

支点：口内，手掌向下，对颌牙弓，加强。第四指的前面放置于下颌前牙的切缘或下颌前磨牙的唇侧面，并以非操作手的示指加强。

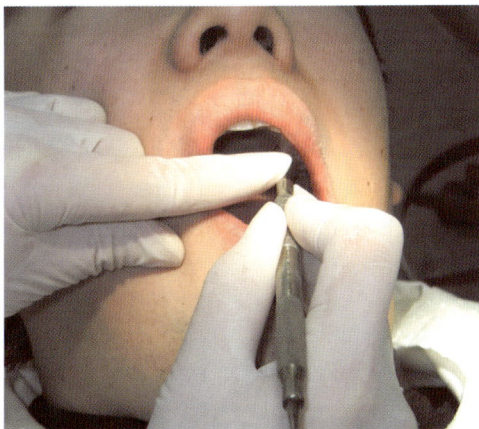

图 7-15 洁治体位

(7) 左下颌后牙区段：颊侧面（图 7-16）

操作者位置：椅侧旁或椅后位置。

照明：直接。

视野：直接或间接。

牵拉：非操作手的示指或口镜。

支点：口内，手掌向下。第四指放置于邻近下颌牙的切缘或咬合面或唇侧面。

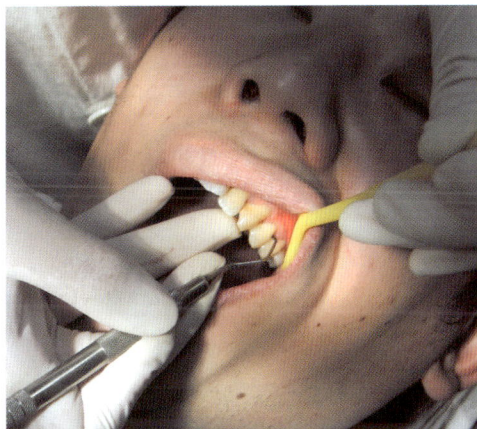

图 7-16 洁治体位

(8) 左下颌后牙区段：舌侧面（图 7-17）

操作者位置：椅前方或侧旁位置。

照明：直接或间接。

视野：直接。

牵拉：口镜牵拉舌体。

支点：口内，手掌向下。第四指放置于邻近下颌牙的切缘或咬合面。

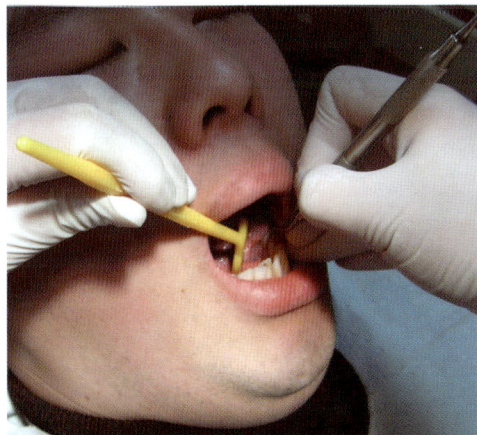

图 7-17 洁治体位

（9）下颌前牙区段：唇侧面（图 7 - 18）

操作者位置：椅后位置。

照明：直接。

视野：直接。

牵拉：非操作手的示指或拇指。

支点：口内，手掌向下。第四指放置于邻近下颌牙的切缘或咬合面。

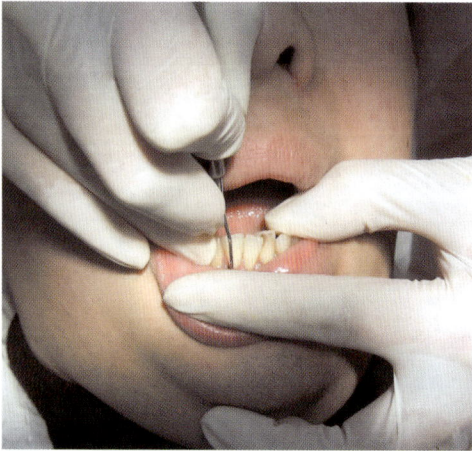

图 7 - 18　洁治体位

（10）下颌前牙区段：舌侧面（图 7 - 19，图7 - 20）

1）操作者位置：椅后位置。

照明：直接或间接。

视野：直接或间接。

牵拉：口镜牵拉舌体。

支点：口内，手掌向下。第四指放置于邻近下颌牙的切缘或咬合面。

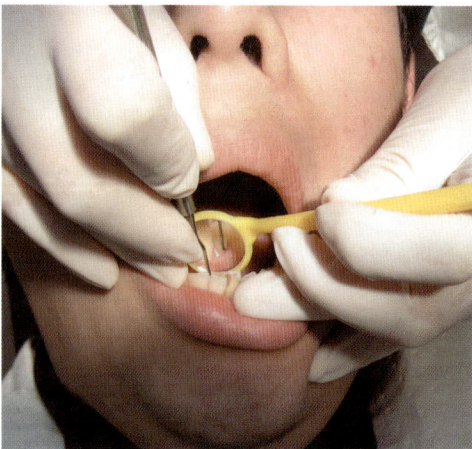

图 7 - 19　洁治体位

2）操作者位置：椅前方位置。

照明：直接或间接。

视野：直接或间接。

牵拉：口镜牵拉舌体。

支点：口内，手掌向下。第四指放置于邻近下颌牙的切缘或咬合面。

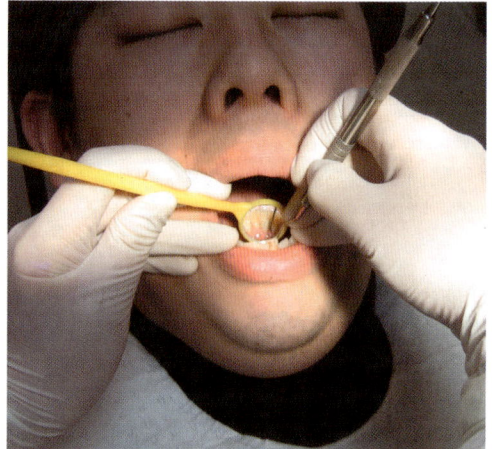

图 7 - 20　洁治体位

（11）右下颌后牙区段：颊侧面（图 7 - 21）

操作者位置：椅侧旁或前方位置。

照明：直接。

视野：直接。

牵拉：口镜或非操作手的示指。

支点：口内，手掌向下。第四指放置于邻近下颌牙的切缘或咬合面。

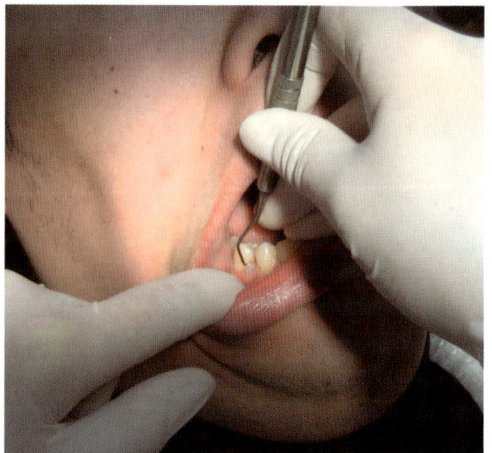

图 7 - 21　洁治体位

（12）右下颌后牙区段：舌侧面（图 7 - 22）

操作者位置：前方位置。

照明：直接或间接。

视野：直接或间接。

牵拉：口镜牵拉舌体。

支点：口内，手掌向下。第四指放置于邻近下颌牙的切缘或咬合面。

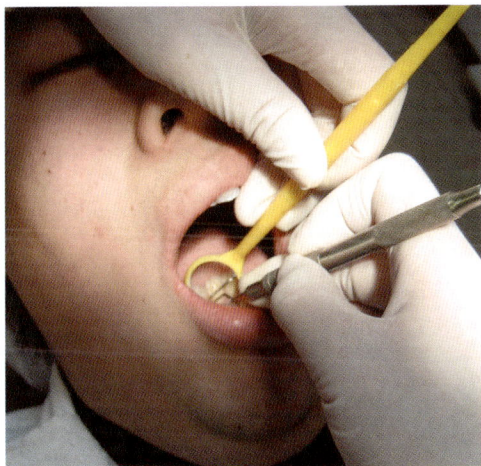

图 7 - 22　洁治体位

4. 避免遗漏

为了避免遗漏需刮治牙位，应分区段按牙位逐个刮治。对于相邻牙位，应该采用叠瓦式的刮治方法，每刮一下应与前一下有所重叠。刮治完成后需仔细检查牙石是否刮净。

但龈下刮治和根面平整应该限于探查到牙石和病变牙骨质的牙根面，此区域称为器械治疗区。如用器械刮治不必要的区域，既浪费了操作时间，又容易引起器械的钝化。

5. 无痛操作

为了减轻患者的疼痛，龈下刮治尽量在局部麻醉下进行。可以提高医生治疗的效率，而且能增加患者的依从性。

6. 冲洗和止血

刮治完毕后，应采用 3% 的 H_2O_2 冲洗牙周袋，冲掉碎片残屑并进行必要的止血。

四、龈下刮治效果的评价

研究显示，完善的龈上洁治和龈下刮治可以改善患者的口腔卫生水平、消除牙龈炎症、显著减少牙周袋深度和附着水平、不同程度地增加牙周附着水平。

龈下刮治术的治疗过程，不仅涉及牙根面，牙周袋内壁上皮、结合上皮和结缔组织也会不同程度的受到波及或被刮除。一般上皮会在术后 1～2 周内完全修复；而结缔组织的修复将持续 2～3 周。所以，在龈下刮治术后 2～4 周内不宜探查牙周袋，以免影响和破坏组织的愈合。

研究表明，牙周基础治疗尤其是龈下刮治后，龈下菌斑数量将显著减少，细菌成分从高比例的革兰阴性（G^-）厌氧菌转向以革兰阳性（G^+）兼性菌为主。经过彻底的洁、刮治，菌斑中的螺旋体、可动杆菌、伴放线菌嗜血菌、牙龈卟啉单胞菌、中间普氏菌等可疑致病原减少，球菌数量增加，临床上牙周组织炎症逐渐减少或消失。

以往对龈下刮治和根面平整的评价过分强调根面的完全光滑坚硬，随着近年来龈下刮治理念的改变，对龈下刮治效果的评价也发生了变化。主要是检查患牙临床指标的改善，如牙龈的炎症状况、牙周袋的深浅、牙周附着水平的变化等。

第四节 咬合调整

咬合调整(occlusal adjustment)是指通过多种手段达到建立平衡的功能性咬合关系,有利于牙周组织的修复和健康。咬合调整的方法有多种,如磨改牙齿的外形(选磨法)、牙体牙列的修复、正畸矫治、正颌外科手术调整等。本节主要介绍选磨法。

选磨法(selective grinding)咬合调整也称牙冠成形术(coronoplasty),是对牙齿外形选择性施行的重塑形过程。通过咬合调整可以完全或部分消除引起牙周病变的病因,改善牙周组织的修复愈合环境,促进牙周组织的恢复重建。

一、咬合调整的目的和意义

咬合调整的主要目的在于通过改善牙体外形和对殆状态,建立平衡稳定的、无创伤的咬合关系。它可以提高咀嚼系统的效能、对口-颌系统形成功能刺激,由此维护牙周组织行使生理功能,促进牙周组织的正常更新与修复。

对牙周组织而言,适当的功能刺激有利于维护其健康、保持其修复能力。正常情况下,多向咬合动作对牙面有自洁作用,可减少菌斑堆积。某些牙尖关系失调可能导致殆道受限,造成部分牙齿咀嚼刺激的不均匀,从而形成咬合面的不均匀磨耗、食物嵌塞和菌斑堆积。咬合调整可以使殆道多元化,改善牙体、牙列的功能关系,提高咀嚼效能,使牙齿及其支持组织接受均匀的功能刺激,确保咬合面得到均匀的生理磨耗。

咬合创伤、食物嵌塞等是牙周病发病的局部促进因素,对牙周炎的破坏进程有加速作用,对牙周组织的修复也有负面影响。所以,牙周炎的治疗应尽可能消除造成创伤性殆和食物嵌塞的原因,促进牙周组织修复。当然,并非所有的殆紊乱者均需咬合调整。只有因殆干扰或早接触而引起了咬合创伤的病理改变者,才需要进行咬合调整,纠正殆关系。

必须强调的是选磨法咬合调整对牙体硬组织具有不可逆的损伤,其治疗和损伤之间差别细微,须审慎对待。尽量做到少量多次调整,边调整边检查。

二、咬合调整的要点和注意事项

1. 时机

由于在经过完善的龈上洁治、龈下刮治后,绝大部分患牙牙周组织的炎症都能得到有效控制,故通常将咬合调整的时间放在牙周组织炎症得到有效控制后、牙周手术以前。

2. 准确定位

磨改前一定要对早接触点准确定位。对于涉及范围较广、对咬合关系和牙体外形影响重大的咬合调整行为,应该事先在精确的诊断性模型上进行试验性调殆,在患者知情同意后方可实施咬合调整。

3. 准备工作

咬合调整前应先教会患者做各种咬合运动(正中合、侧方合和前伸合运动),然后通过视诊、扪诊、咬合纸、蜡片、牙线等检查方法,确定具体进行咬合调整的部位。

4. 注意事项

由于选磨法会造成牙体外形不可逆的改变,所以牙体磨改前要反复做正中𬌗与非正中𬌗的检查,确定造成早接触、𬌗干扰或食物嵌塞等的原因,在兼顾正中𬌗与非正中𬌗关系的前提下进行磨改。

𬌗间早接触是造成咬合创伤最常见的原因,消除早接触点以选磨法为主。由于侧向力对牙周组织的损伤大,磨改中应注意使侧向力转为垂直力,并消除过大的𬌗力。

功能性牙尖是保持垂直距离、维持正常咬合功能的关键,对其进行磨改一定要慎重。对于维持垂直距离的咬合支持点应予保留,这样才能保持正中𬌗时稳定的咬合关系。

调𬌗应选择大小、形状合适的磨改工具如金刚砂轮、尖等进行。磨改过程中要注意冷却散热以免产热刺激牙髓。磨改应间断进行,在磨改过程中随时检查,防止因过度磨改出现新的早接触点或𬌗不平衡。磨改后观察数天并复查,以确定是否需要再次选磨。

对松动牙齿进行磨改时,可以左手手指固定松牙以减少磨改产生的不适与创伤。急性炎症使牙体松动、伸长,最好待急性炎症消退后再行磨改。

长时间、多牙位的选磨可造成患者咀嚼肌的疲劳,影响咬合运动的正确性,妨碍对早接触、𬌗干扰点的准确判断,磨改过程可分次完成。磨改过程出现牙齿敏感症状,则应对敏感部位进行脱敏处理。

选磨过程中应尽可能恢复牙齿的球面外观,减少或避免牙齿形成扁平外形,减少形成牙间接触面的可能,尽量恢复牙齿的球面外形,由此避免食物嵌塞和咬合创伤,提高咀嚼效率。

磨改结束后,可对牙面进行抛光,以免遗留粗糙牙面积聚牙菌斑或使患者产生不适感。

三、创伤性𬌗的咬合调整

上下颌牙齿间的早接触、𬌗干扰常使之不能均匀接触,造成个别牙因承受过度垂直力或侧向力而造成损伤。

牙周组织适应能力很强(这种适应能力因人而异),某些情况下即使有早接触、𬌗干扰等情况也并无不适感,并不出现𬌗创伤的症状,此时不建议作预防性调𬌗。只有因𬌗干扰、早接触等造成咬合创伤,出现病理后果的情况,才需要进行调𬌗治疗。

1. 早接触点的选磨原则

如正中𬌗协调,而非正中𬌗不协调,说明患牙牙尖沿相应斜面滑行时比其他牙齿先与相对牙接触,但当回复到正中𬌗时,尖窝关系以及与其他牙齿的关系是协调的。此时应保持其正中𬌗的正常咬合,只处理非正中𬌗的不协调。磨改只限于与该牙尖相对应的斜面。在前牙,应磨改上颌牙舌侧面中处于正中𬌗接触区以下的斜面;在磨牙,应磨改上颌磨牙颊尖的舌斜面和下颌磨牙舌尖的颊斜面。

若正中𬌗有早接触,而非正中𬌗时协调,说明仅有个别牙尖与舌窝或𬌗窝在正中𬌗时比其他牙齿先接触,但当牙尖沿斜面滑行时,咬合协调无早接触。此时应磨改其相对应的舌窝或𬌗窝的早接触区而不应磨改牙尖。在前牙应磨改上颌牙的舌窝,后牙应磨改与牙尖相对应的𬌗窝。

如正中𬌗和非正中𬌗都存在不协调时,说明功能性牙尖或切缘与对颌牙的窝和斜面均有早接触,此时应磨改出现早接触的牙尖或下颌前牙的切缘。磨改检查后再进一步调整。

2. 𬌗干扰牙的选磨原则

前伸𬌗时,前牙应保持多个牙接触而后牙一般不应有接触。如前伸𬌗时后牙有接触,应对有接触的后牙进行磨改,消除上颌磨牙舌尖的远中斜面和下颌磨牙颊尖的近中斜面上的𬌗干扰点。

侧向𬌗时工作侧有多个牙接触,非工作侧一般不应有接触。如侧向𬌗时非工作侧有接触,则可对非工作侧有接触的牙进行适当磨改,消除上牙舌尖颊斜面和下牙颊尖舌斜面上的𬌗干扰点。

由于𬌗干扰的选磨部位均位于磨牙的功能性牙尖上,故磨改时应十分小心,避免降低牙尖高度和影响正中𬌗。

3. 不均匀或过度磨损牙的选磨(图 7-23)

磨牙不均匀磨损可在其非功能尖如上颌后牙的颊尖和下颌后牙舌尖上形成高尖陡坡,这些高陡的牙尖在咬合运动中易产生过大的侧向力,导致咬合创伤。而磨牙的重度磨损可使𬌗面成为平台状,不但失去了原有的生理性尖窝形态,也使𬌗面的颊舌径增宽,咬合运动时会产生过大咬合力或扭力,造成咬合创伤。

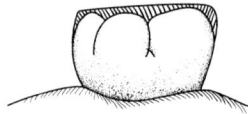

图 7-23 不均匀或过度磨耗的选磨

对不均匀或过度磨损的牙齿进行磨改时,应降低其高陡牙尖的高度,缩减𬌗面的颊舌径,尽量恢复𬌗面的牙尖、颊(舌)窝沟的生理外形,使之保持正常的咬合功能。在所有选磨工作中,均应注意恢复牙齿的球面外形,减少扁平外形出现,同时应注意勿随意降低牙尖的高度。

四、食物嵌塞的𬌗治疗

造成食物嵌塞的原因很多,咬合调整适于垂直型食物嵌塞的治疗,对水平型食物嵌塞则无效。主要适用于有𬌗面过度磨损、边缘嵴或溢出沟磨平、外展隙变窄或有充填式牙尖存在且邻面接触关系基本正常的情况。

𬌗面过度磨损可使边缘嵴变平、消失或斜向邻面,甚至出现相邻两牙边缘嵴高度不均,由此造成食物嵌塞。后牙𬌗面严重磨损时,原有食物溢出沟消失,食物易嵌入邻间隙中。磨牙的不均匀磨损常形成高陡锐利的充填式牙尖,食物咀嚼运动过程中易受挤压而嵌入对颌牙的牙间隙。上颌最后磨牙的远中尖有异常分力(即形成悬吊牙尖)时,磨牙易

向远中移动而造成食物嵌塞。邻面的过度磨损而使接触区变宽,颊舌侧外展隙则随之变窄,食物易被塞入邻面。

对垂直型食物嵌塞,可通过重建或调整边缘嵴高度、重建食物溢出沟、消除悬吊牙尖、恢复牙尖生理形态及加大外展隙等方法解决。

1. 重建或调整边缘嵴

通过磨改使边缘嵴斜向𬌗面形成𬌗面内聚,使相邻两牙的边缘嵴高度尽可能保持一致。

2. 重建食物溢出沟

在边缘嵴和𬌗面磨出发育沟形态,建立食物有溢出通道。

3. 恢复牙尖的生理形态

磨牙的不均匀磨损常使非功能尖形成高陡锐利的牙尖,如上颌磨牙的颊尖和下颌磨牙的舌尖。对此类牙尖应予以磨改降低,使之尽可能恢复正常生理外形,以消除作为充填牙尖的条件。对于磨牙远中的悬吊牙尖,应将远中尖磨低,消除分力,避免咬合运动中游离端牙向远中移动而造成食物嵌塞(图 7-24)。

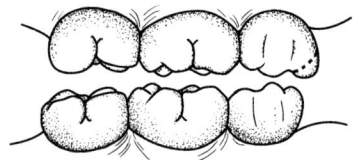

图 7-24 食物嵌塞的选磨

4. 加大外展隙

采用刀状砂轮将邻面和轴面角磨改以加大外展隙、缩小过宽的邻面接触区,利于食物的溢出。

在过度磨损情况下磨改牙齿,容易因牙本质暴露而出现敏感情况。磨改动作应十分轻巧,对高度敏感的患牙可间断或分次进行磨改,必要时须进行

脱敏处理。咬合调整对食物嵌塞矫治是否有效需经进餐验证,应预约患者复查并根据检查结果决定继续磨改或补充其他处理的必要性。

咬合调整对创伤或食物嵌塞的治疗作用均有一定的限制,不应强求以咬合调整解决所有的创伤和食物嵌塞。临床上还可通过修复缺失牙、正畸矫治、松动牙固定、充填体或冠的修复甚至拔牙等其他治疗手段如对牙周病变中的咬合问题加以解决。

第五节 牙周牙髓联合病变的综合治疗

牙周组织和牙髓组织关系密切,在组织发生学方面均来源于中胚叶或外中胚叶,在解剖学方面又互相沟通。牙周炎和牙髓根尖周病的发病因素和病理过程虽然不尽相同,但都是以厌氧菌为主的混合感染,而且两者的感染和病变可以相互影响和扩散,导致联合病变的发生。牙周牙髓联合病变在临床上并不少见,通过根尖孔、侧支根管和牙本质小管,它们可以相互影响。两种疾病并存将使诊断和治疗计划复杂化,并影响治疗计划的实施。

一、牙周牙髓疾病的影响方式

1. 牙髓病变对牙周组织的影响

当牙髓组织有活力时,即使其出现明显的炎症也对牙周组织没有或有极小影响。一旦牙髓坏死,则可能在根尖、分叉或在牙根的任一点上产生骨吸收并形成放射性阴影。

牙髓病变可以导致急性根尖周炎或脓肿,或慢性的根尖周病变(囊肿或肉芽肿);或与侧副根管有关的病变。病变可以局限,也可扩散直至破坏更多的根周组织与牙周病变相连续。

2. 牙周病变对牙髓组织的影响

目前,牙周炎和牙髓病变之间的确切关系尚有待证实。人们推测细菌和牙周炎的炎性产物可能通过侧支根管、根尖孔或牙本质小管进入牙髓。这和坏死牙髓影响牙周膜的过程相反,引起的牙髓感染称为逆行性牙髓炎。

二、牙周牙髓联合病变的临床特点及治疗原则

疾病的来源、性质和累及范围不同,因此要根据病变的存在与否、病变的性质和累及范围确定合适的处理方法。

1. 牙髓根尖周病引起牙周病变

生活状态的牙髓炎症、无菌状态的牙髓坏死不易引起明显的牙周破坏。但感染性的牙髓坏死,其细菌毒素及代谢产物可通过根尖孔或侧支根管等引起根尖周病变或根分叉感染。

最为常见的类型是根尖周感染急性发作时形成牙槽脓肿,脓液沿阻力较小的途径向牙周组织排出。另外,在牙髓治疗过程中或治疗后造成的牙周病变也不少见,如根管壁侧穿、髓室底穿通、髓腔或根管内封入的烈性药物(如砷制剂、塑化液、干髓剂等),均可能通过根分叉或侧支根管影响牙周组织。

此类型的特点有:牙髓无活力或活力异常;牙周袋和根分叉病变局限于个别牙或牙的局限部位;与根尖病变相连的牙周骨质破坏,典型的呈烧瓶形;邻牙的牙周组织基本正常或病变轻微。

此型预后良好,患牙若能得到及时有效的牙髓治疗,除去感染源,则牙周病损能很快愈合;但如果根尖周病未得到及时有效的治疗,或者根管侧壁穿、

髓底穿等不能完善修复的,则牙周排脓处有牙龈上皮向根方增殖形成袋上皮,并有菌斑长入龈下,牙周炎病变长期成立,很难获得满意的治疗效果。

对于此型患牙的治疗原则如下:病程短者,单纯进行牙髓治疗,牙周病损可自行愈合;病程长者,先清除作为感染源的病变牙髓,接着进行牙周感染的治疗,最后再进行完善的根管充填。观察数月至半年,若数月后根周骨质仍无修复,或牙周袋仍深且炎症不能控制,可行进一步的牙周治疗如翻瓣术等。

2. 牙周病变引起牙髓病变

深牙周袋内的细菌、毒素通过根尖孔或根尖1/3处的侧支根管进入牙髓,可以引起根尖区的牙髓充血和发炎,局限的慢性牙髓炎可急性发作而表现为典型的急性牙髓炎。同时,牙周袋内毒素的长期刺激,也可造成牙髓的慢性炎症、变性、钙化甚至坏死。另外,牙周治疗时,如根面刮治和平整时,往往造成牙本质的暴露,造成根面敏感和牙髓的反应性改变。

此类型的患牙常常有深达根尖区的牙周袋或严重的牙龈退缩,牙齿松动。牙髓有明显的激发痛或者牙髓活力表现为迟钝甚至无反应。

此型患牙的治疗原则如下:患牙就诊时有深牙周袋,但牙髓尚有较好活力,可先行牙周基础治疗甚至手术治疗;对于病程长且反复急性发作、袋深、根分叉受累的患牙,除了进行完善的牙周治疗,还应该注意进行牙髓活力检查。对牙周袋较深而牙髓活力迟钝甚至坏死的患牙,宜同时作牙髓治疗,这有利于牙周病变的愈合。

此型患牙的预后主要取决于该牙牙周病变的程度和牙周病治疗的效果。如果牙周袋能消除或变浅,完善的牙髓治疗结合牙周病治疗后,病变能得到控制。但如牙周病变严重,不易彻底控制炎症的,往往预后较差,可考虑拔牙。

3. 牙周病变与牙髓病并存

这是真正的牙周牙髓联合病变,指两者同时发生于同一个牙齿,各自为独立疾病,但当病变发展到一定阶段时,两者可相互融合和影响。

此型患牙具有牙周病和牙髓病两种病变的特征,使得诊断、治疗程序更为复杂。在诊断过程中,要注意牙髓活力、拍片了解有无根尖周病变的存在及骨组织丧失的程度、仔细地探诊证实有无牙周袋的存在及其形态学特征。

此型病变的预后同样取决于牙周附着丧失的程度。如果有严重的附着丧失,即便能彻底完善地进行髓病治疗,预后也较差。

不管是何种类型的牙周牙髓联合病变,都应该首先查清病源,以确定治疗的主次。在不能确定的情况下,死髓牙先作牙髓治疗,配合牙周治疗;活髓牙则应先作系统的牙周治疗和调合,若疗效不佳,再视情况行牙髓治疗。

第六节　牙周病的药物治疗

一、牙周病药物治疗的目的和原则

目前公认,牙周病是一种多因素的慢性感染性疾病。牙周病的病因和病理机制十分复杂。但可以肯定的是,堆积于龈缘周围的细菌菌斑及其代谢产物是牙周病发病的始动因子。研究表明,单纯使用抗菌药物并不能取得理想的治疗效果。但是,在对牙周病病因及发生、发展规律的深入了解基础上,在牙周基础治疗、手术治疗同时配合运用药物,可以帮助清除致病因子或阻断牙周病的病理过程,以达到治疗牙周病的目的。

1. 牙周病药物治疗的种类及目的

(1) 针对病原微生物的药物治疗

菌斑微生物及其产物是牙周病发病的始动因子,清除牙菌斑、防止或迟滞其在牙面的再形成是治疗牙周病、防止其复发的核心手段。机械性清除牙菌斑仍是迄今为止治疗和预防牙周病最行之有效、应用最广泛的方法。但在某些情况下,借助化学药物控制牙周组织感染,作为基础治疗、手术治疗的辅助措施,仍有极为重要的意义。

① 存在一些器械难以达到的部位。中重度牙周炎患者多有深在的牙周袋、深而窄的骨下袋以及根分叉感染等病变,常规的菌斑清除工具在非手术条件下很难到达牙周袋底.分叉穹隆等深在的感染部位,应用药物控制残留的细菌、菌斑进而遏制牙周炎症和牙槽骨吸收可以起到重要的辅助作用。

② 微生物可以侵入牙周组织。由于牙周炎症过程中,牙周袋壁上皮和牙龈结合上皮经常有糜烂和溃疡,细菌可直接侵入牙周组织。洁治、刮治和根面平整等基础治疗方法多难以彻底清除组织内的入侵细菌。药物治疗有助于消除组织内的细菌进而控制牙周炎症。

③ 口腔内其他部位的微生物。口腔内存在大量的共生细菌,是牙周菌斑细菌的来源和贮池。即使在牙周治疗过程中,牙周环境的绝大部分细菌被清除,但存在于舌苔、扁桃体、颊黏膜和龋洞内部,甚至义齿孔隙内的细菌将极易重新定植于牙周袋内,导致疾病的复发。应用化学药物辅助菌斑控制可能防止和延缓炎症的复发。研究表明,在洁治、刮治等治疗后,对某些牙周疾病的易感个体辅以牙周袋内用药,有利于疗效巩固,防止牙周炎症复发。

④ 牙周组织的急性感染。发生多发性龈脓肿、牙周脓肿和急性坏死溃疡性牙周病等急性感染时,应根据病情给予局部或全身的抗菌药物治疗,借以控制炎症范围、防止全身感染,为后续的常规治疗创造条件。

⑤ 某些全身疾病患者的治疗。一些全身疾病如糖尿病、风湿性心脏病等患者并非牙周治疗的绝对禁忌。但在长时间的牙周检查、洁治和刮治过程中,可能因一过性菌血症而发生全身感染或其他并发症。对此类患者,在术前、术中或术后使用抗菌药物,可预防或控制感染,避免全身并发症的发生。

⑥ 术后口腔护理。在口腔手术等造成患者暂时不能、不利口腔卫生措施的情况下,使用含漱类型的化学药物等,可预防或减少菌斑形成,有利于组织愈合。

虽然,牙周治疗过程中使用化学制剂或抗菌药物,能在一定时间内减少或预防菌斑的形成,从而达到控制牙周组织炎症的目的。然而,随着对耐药菌株的产生及危害认识的深入,牙周治疗中抗菌药物使用已逐渐趋于理性。由于牙菌斑的形成是个持续的过程,化学药物控制菌斑只能作为机械性清除菌斑的辅助,或在某些特定条件下使用。而不宜长期依赖药物来控制牙周菌斑。

(2) 调节宿主防御功能的药物治疗

牙周病是在细菌侵袭和宿主防御之间的平衡被打破时发生的疾病,宿主的免疫和防御反应在病变发生、发展过程中有重要作用。随着对牙周病免疫学本质的深入认识,通过药物调节宿主的防御功能、阻断疾病的发展,已成为牙周病药物治疗的又一重要探索方向。研究表明,金属基质蛋白酶的形成、花生四烯酸的代谢等与牙槽骨吸收存在密切联系,在这方面研究药物对宿主防御产生的作用,也可能影响牙周疾病进程。另外,祖国医学在这方面也有一些探索,其目的是通过中医药的使用,调节机体抵抗力,纠正细菌和宿主之间的不平衡状态。

2. 牙周病药物治疗的原则

牙周基础治疗和手术治疗是牙周治疗的基本治疗方法和核心手段,药物治疗只是作为前两种治疗方法的辅助手段。长期以来,牙周病治疗中普遍存在滥用抗生素和药效不佳的情况。一般而言,牙周病的药物治疗应该遵循如下原则。

(1) 循证医学原则

这一原则认为,临床医生对患者的一切治疗都应该基于患者所患疾病的具体表现。一般情况下,菌斑性牙龈炎和轻、中度牙周炎的治疗并不需要使用抗菌药物,彻底的牙周洁治、刮治和切实有效的菌斑控制方法即能治愈牙龈炎或控制牙周炎症。抗生素的全身使用可以考虑用于侵袭性牙周炎的患者和重度牙周炎患者特别是对常规牙周治疗反应不佳者。

(2) 牙周药物治疗前应清除菌斑、牙石

牙周药物治疗前应首先进行龈上洁治、龈下刮治,清除牙龈和牙体组织周围的菌斑和牙石,尽量破坏菌斑生物膜的结构,以便药物能直接作用于残留细菌,达到辅助治疗目的。牙周药物治疗只能作为基础治疗的辅助手段。

(3) 牙周药物治疗前的细菌学检测

牙周药物治疗前,应尽量做细菌学检查及药敏试验,尽量选择抗菌谱较窄的药物,防止或减少其对口腔微生态环境造成的干扰及菌群失调。用药后也应做细菌学复查,观察细菌的变化用以指导临床用药。但是,这种检测既昂贵又存在技术困难。所以,临床医师往往凭借经验和临床指征进行药物选择。

(4) 用药时机

一些间接的证据表明,全身性抗生素使用的最佳时机为洁治、刮治完成后即刻使用。而且,用药的时间不宜超过 7 d。

(5) 尽量采用局部给药途径

从公共卫生安全出发,应尽可能严格限制全身性抗生素的使用。尽量采用局部给药途径。

二、牙周治疗中的全身药物

牙周治疗过程中可作全身应用的药物主要有抗生素、非甾体类消炎药和中药,这些药物的给药途径以口服为主。

1. 全身使用抗生素的利弊

(1) 优点

全身使用抗生素常作为机械性菌斑控制的辅助手段,其作用可直达深在的牙周袋袋底及根分叉区等治疗器械难以到达的区域,最大程度地清除这些部位的细菌;抗生素也可深入牙龈、结合上皮和结缔组织内部,杀灭牙周袋壁内的微生物;抗生素还可清除口腔内舌背、扁桃体和颊黏膜等特殊组织结构中潜藏的病原微生物,防止其在牙周袋内重新定植。

(2) 缺点

全身使用抗生素的途径多为口服,经胃肠吸收和血液循环后,其在牙周组织、牙周袋内的药物浓度相对较低,常难以发挥抗菌和抑菌作用;低浓度抗生素不仅难以达到杀灭细菌的目的,还容易诱发耐药菌株形成;全身大剂量、长时间地使用抗菌药物并不一定能消除牙周组织的炎症,反易引起菌群失调,造成白念珠菌等的叠加感染;另外,口服抗生素经胃肠吸收,还易产生胃肠道反应和全身过敏等不良反应。

2. 全身使用抗生素的疗效及影响因素

全身使用抗生素的疗效取决于药物本身的药代动力学和局部环境因素,体外药敏试验的结果并不能完全反映体内的药物效能。影响抗菌药物疗效的因素有药物的药代动力学、药物的配伍、药物对组织的吸附、感染的类型、耐药性、菌斑生物膜等多个环节。

药代动力学对药物的疗效有决定性影响。抗生素在药代动力学上可分为三类，即浓度依赖型、时间依赖型和抗菌后效应型。

浓度依赖型药物具有首次接触效应，药效取决于药物浓度，与药物作用时间无关，常采用大剂量、间断给药的方式，以提高药效。甲硝唑类属于此类药物。时间依赖型药物的疗效与药物作用时间的长短相关，药物在保证血药浓度高于最小抑菌浓度的条件下即可有效杀菌，进一步提高血药浓度并不能增加杀菌能力。这类药物使用时应在维持有效血药浓度的前提下确保足够的作用时间，此类药物以青霉素类最为典型。抗菌后效应是指药物血药浓度降至最小抑菌浓度后的一段时间内，仍具有抑菌作用。此类药物叫抗菌后效应型抑菌剂，在使用时应延长给药的间隔时间，典型药物为四环素族药物。

药物对组织的吸附能力对药物疗效有重要作用。不同的药物对组织的吸附能力不同，四环素等药物对钙化组织有较强的吸附力，可吸附于牙齿、骨等组织，然后再向牙周袋缓慢释放，可延长药物的作用时间。

组织的感染类型对药物作用的强弱也有明显影响。牙周袋内有革兰阳性和阴性细菌、兼性和专性厌氧菌及致病菌和非致病菌等多种细菌存在，是典型的混合感染。各种细菌间存在着复杂的共生关系，非致病菌群利用结合、降解等机制可消耗、消除抗菌药物的活性，降低药物在龈沟液中的有效浓度，使牙周致病菌逃避被彻底消除的结局。如粪链球菌通过使甲硝唑失活，可保护脆弱杆菌等的生存。

耐药性是细菌对抗菌药物产生的抵抗和适应。多种牙周致病菌对常用抗生素可产生耐药性。耐药菌株的产生，可使抗菌药物的效能下降甚至完全失效。牙龈卟啉单胞菌、中间普氏菌、具核梭形杆菌等多种细菌都可产生 β-内酰胺酶而使青霉素类药物失去活性。

菌斑生物膜是细菌利用细胞外多糖-蛋白质复合物及其他一些物质将多种微生物黏附在一起形成的微生态环境。细菌凭借这一独特的生物膜结构可抵御抗菌药物的渗入，使抗菌药物在菌斑内部不能形成有效浓度，从而降低抗菌药物杀灭致病微生物的能力。

牙周病是多种细菌的混合感染，临床上经常采取两种或两种以上抗生素配伍，进行联合治疗。但联合用药时，应考虑药物之间的配伍问题，避免产生药物间的拮抗。药物使用时配伍得当，可使发挥药物间的协同作用，提高疗效。杀菌剂只能杀灭处于分裂期的细菌，同期使用抑菌剂会抑制细菌分裂，减低杀菌剂的作用效果。因此杀菌和抑菌药物只能采用序列治疗方法，如先用四环素、强力霉素抑菌，再用青霉素、甲硝唑杀菌，避免药物间产生拮抗作用。

在牙周炎患者的治疗中，如能合理地全身使用抗生素，并与机械性清除菌斑相结合，可产生良好的近期疗效。临床表现为探诊出血部位明显减少，牙周探诊深度变浅。牙周袋内细菌的组成也可发生变化，牙龈卟啉单胞菌、伴放线菌嗜血菌、螺旋体、能动菌等牙周可疑病原菌的比例明显下降或消失，革兰阳性球菌比例增加，牙周袋内的微生态平衡转向健康方向。但药物治疗只是机械性菌斑清除不足部分的辅助和补充，常规牙周治疗中全身应用抗菌药物并不值得提倡。

抗菌药物的作用基本上都是短期的。合理应用药物可使病变区的牙槽骨密度和高度有所增加，降低牙周炎症的程度，牙周治疗的远期疗效主要依赖于定期复查和必要的支持治疗。

3. 牙周病治疗中常用的抗生素

（1）硝基咪唑类药物

① 甲硝唑（Metronidazole）

第一代硝基咪唑类衍生药物，最初用于滴虫性阴道炎的治疗，后发现对厌氧菌感染造成的坏死性溃疡性牙龈炎有效,遂逐渐应用于牙周治疗。甲硝唑能有效杀灭病变组织中存在的牙龈卟啉单胞菌、中间普氏菌、具核梭形杆菌、螺旋体及消化链球菌等,改善牙龈出血、牙周袋溢脓等牙周症状。

甲硝唑具有廉价高效、无明显毒副作用的特点,能杀灭专性厌氧菌,使用中不易产生耐药菌株或引起菌群失调。甲硝唑对兼性厌氧菌、微需氧菌无效,但可以结合使用其他抗生素如阿莫西林(青霉素羟氨苄)或螺旋霉素等,以提高疗效。如对优势菌为伴放线菌嗜血菌等微需氧菌引起的侵袭性牙周炎和常规治疗无效的病例,联合用药可改善治疗效果。

部分患者服用甲硝唑后可出现恶心、胃痛、厌食、呕吐等多种消化道反应。偶有腹泻、皮疹、口内金属味等不良反应。长期服用可能出现一过性白细胞减少、周围神经病变等。有报道大剂量使用可能有致癌、致畸倾向,故妊娠或哺乳期妇女禁用;甲硝唑在体内经肝脏代谢后大部分由肾脏排出,血液病、肾功能不全者慎用;因其可抑制乙醇代谢,服药期间应忌酒。

用法:每次口服片剂 200 mg,3~4 次/d,一个疗程为 5~7 d。

② 替硝唑(tinidazole)

第二代硝基咪唑类衍生物。比甲硝唑半衰期更长、疗程更短,因而疗效也更高,但同时不良反应也更多。替硝唑的不良反应与甲硝唑相似,主要表现仍然是胃肠道不适等。另外,与抗高血压药合用时可能引起血压升高。

用法:替硝唑有片剂和胶囊剂型。片剂,每片 250 mg,首日口服 2 g,1~2 次服完,以后 2 次/日,每次 0.5g,3 d 为一疗程。

③ 奥硝唑(ornidazole)

第三代硝基咪唑类衍生物。具有良好抗厌氧菌作用且不良反应小,疗效优于替硝唑和甲硝唑。它主要以具有细胞毒作用的原药和具有细胞毒作用的中间产物作用于细菌 DNA,使其螺旋结构断裂或阻断其转录复制而导致死亡,达到抗菌目的。

用法:剂型有片剂、胶囊剂和注射剂等。片剂,每片 250 mg,每次 500 mg,2 次/日,4 天为一疗程。

(2) 四环素族药物

四环素为广谱抗生素,对 G^+ 菌、G^- 菌及螺旋体均有抑制作用,可抑制多种牙周可疑致病菌的生长,对伴放线菌嗜血菌的抑制作用最为突出。药物口服后经血液循环在体内广泛分布,但对钙化组织的亲和力比较突出。而且,药物在牙周组织内可形成较高浓度,龈沟液的药物浓度可达血药浓度的 2~10 倍。

可用于牙周治疗的四环素族药物有四环素、二甲胺基四环素、强力霉素等。

① 四环素(tetracycline)

本药在治疗侵袭性牙周炎中的作用较为突出。侵袭性牙周炎的牙周袋壁内多含有侵入的伴放线菌嗜血菌,机械治疗难以完全消除。在刮治后结合应用四环素,能有效杀灭组织内的细菌。同时,研究表明四环素族药物还能抑制胶原酶及其他基质金属蛋白酶的活性,抑制结缔组织的破坏,阻断骨的吸收,从而有利于牙槽骨修复。

用法:片剂,每片 250 mg,每次 250 mg,4 次/d,2 周为一疗程。

② 米诺环素(minocycline)

又名二甲胺四环素。为半合成四环素族药物。它抑菌谱广而强,其体内抑制螺旋体和能动菌的药效可长达 3 个月。

用法:2 次/d,每次 100 mg,1 周为一疗程。

③ 多西环素(doxycycline)

又称为强力霉素。其疗效优于四环素,在胃肠道中的吸收不受钙离子或抗酸剂的影响,此优点在四环素族药物中比较突出。

用法:多西环素的用法是首日 100 mg,分 2 次服用,以后 2 次/日,每次 50 mg,1 周为一疗程。若以小剂量作抗胶原酶使用则可 1~2 次/d,每次口服 20 mg,3 个月为一个疗程。

四环素类药物可造成胃肠道反应,肝、肾损害等毒副作用,最为突出的不良反应是造成齿和骨骼等硬组织的着色。由于四环素类药物对钙化组织有较强亲和力,药物可随钙离子沉积于发育中的硬组织,故孕妇及 6～7 岁前的儿童禁用。

(3) 阿莫西林

又名称羟氨苄青霉素或阿莫仙(amoxicillin)。它是 β-内酰胺类半合成广谱抗生素,对 G⁺菌及部分 G⁻菌有强力杀灭作用。可与甲硝唑等联合使用以增强疗效,用于治疗侵袭性牙周炎。但阿莫西林对能产生 β-内酰胺酶的中间普氏菌、具核梭杆菌等无抗菌作用,需与能降解 β-内酰胺酶的克拉维酸联合使用,才能发挥杀菌作用。

用法:每次口服 500 mg,3 次/d,7 天为一疗程。

羟氨苄青霉素毒副作用较少,偶有胃肠道反应、皮疹和过敏反应。对青霉素过敏者禁用。

(4) 螺旋霉素

螺旋霉素(spiromycin)为大环内酯类抗生素,对 G⁺菌有强力抑菌作用,对 G⁻菌也有一定抑制效果。能有效地抑制黏放线菌、产黑色素类杆菌群及螺旋体等牙周优势菌。螺旋霉素进入体内后可广泛分布,但以龈沟液、唾液、牙龈和颌骨中的浓度较高,龈沟液中的药物浓度为血药浓度的 10 倍。螺旋霉素在唾液腺和骨组织中滞留的时间可达 3～4 周,释放缓慢,对牙周病治疗有利。

螺旋霉素毒副作用较小,仅偶有胃肠道不适。

用法:每次口服 200 mg,4 次/d,5～7 天为一疗程。与抗厌氧菌药物有协同作用。

红霉素、罗红霉素(roxithromycin)也属大环内酯类抗生素,其作用与螺旋霉素相似,对衣原体和支原体也有一定效果。

4. 调节宿主防御反应的药物

大量临床和实验研究显示牙周组织的破坏与机体防御机制间存在密切联系。尽管现有的提高机体防御能力、阻断牙周组织破坏的治疗方法在理论上并不成熟,但在针对机体免疫和炎症反应、基质金属蛋白酶形成、花生四烯酸的代谢及牙槽骨吸收几个环节的尝试上已经取得了某些进展,为从调节宿主防御反应着手,对牙周炎患者进行全身治疗积累了一定的资料。

(1) 机体免疫和炎症反应的调节药物

研究表明,炎症反应过程有多种细胞因子的参与,阻断其中的某些或全部环节可有效减轻组织炎症,也抑制了牙槽骨的吸收和牙周附着丧失,对减缓疾病进展有一定作用。细胞因子 IL-1、IL-11、TNF-α、和 NO 的受体拮抗剂可能在调节机体免疫和炎症反应方面有一定的应用前景。

(2) 胶原酶和基质金属蛋白酶的抑制药物

胶原酶和基质金属蛋白酶在牙周组织的破坏过程中有重要作用。四环素族药物可抑制胶原酶及基质金属蛋白酶活性,从而抑制牙周组织的酶解和骨组织的吸收。四环素族药物抑制胶原酶的作用与其抗菌作用并无关联,失去有效抗菌基团的四环素,仍具有抑制胶原酶活性的能力。四环素类药物中以多西环素的抗胶原酶活性最强,对牙周炎患者进行小剂量、长疗程的多西环素治疗有良好临床疗效。糖尿病患者的胶原酶活性增高,治疗中联合应用多西环素也有明显治疗作用。但其安全性及长效性还有待进一步的研究证实。

(3) 花生四烯酸代谢的抑制药物

前列腺素可刺激牙槽骨发生吸收,是牙周炎症过程中最重要的炎症因子,在病变的进展中有重要作用。前列腺素由花生四烯酸经生物代谢形成,其中环氧化酶的催化作用是其关键环节。非甾体类抗炎药物(即消炎镇痛类药物)可阻断花生四烯酸代谢过程中的重要媒介——环氧化酶的活性,因此非甾体类抗炎药物有可能阻断花生四烯酸代谢而抑制前列腺素合成,由此阻止牙周病变时牙槽骨的吸收。

非甾体类抗炎药可能抑制环氧化酶和脂氧化酶的活性,降低花生四烯酸的代谢,通过减少前列腺素和白三烯的产生,最终抑制炎症过程,减轻牙槽骨的吸收。另外,非甾体类抗炎药还可能减弱 IL-1、TNF-α 等细胞因子对前列腺素合成的诱导作用。

临床实验表明非甾体类抗炎药物对治疗牙周炎症确有一定作用。有的研究探讨了风平(flurbiprofen)、吲哚美辛(indomethacin)、布洛芬(ibuprofen)、芬必得(fenbid)等多种非甾体类抗炎药物用于牙周病治疗的意义。但在实际应用时,要注意权衡这些药物的不良反应和其实际疗效。

(4)骨质疏松的预防药物

牙周炎的牙槽骨破坏可能与骨质疏松有关,预防和控制骨质疏松可能对牙周骨组织丧失起到抑制作用。研究显示,双磷酸盐(alendronate)等骨质疏松预防药物可抑制骨丧失、减缓与牙周炎相关的牙槽骨吸收,但其治疗牙周炎的临床疗效尚待证实。

(5)中药的全身应用

中医认为"肾主齿,肾虚齿豁,肾固齿坚"。自古以来,历代医家都有用于牙周病治疗的中药复方,这些复方则主要是补肾、滋阴、凉血、清火。众多研究显示,这些中药作为一种辅助治疗手段,有一定改善牙周炎症的作用。同时,能调节宿主免疫力、减缓牙槽骨的吸收。但是,中药辅助治疗牙周炎的有效性,其发挥作用的有效成分等都有待进一步的研究和探索。

三、牙周病的局部药物治疗

局部用药是牙周病药物治疗的重要方面。局部用药在辅助牙周器械治疗,预防或减少菌斑的重新聚集方面有突出效果。局部药物治疗直接作用于病变部位,药物在组织内可形成较高的局部浓度,同时也可避免全身用药的诸多不良反应。但是

这种治疗方式的最大劣处在于其对临床效果的改善基本都是临时性的。这种治疗不能完全消除牙周致病菌,治疗部位往往会发生细菌的再定植。

牙周局部用药的疗效取决于:药物到达病变区域的难易程度;病变部位的药物总量和浓度是否达到治疗要求;药物在病变部位的作用时间是否足够。

牙周的局部药物治疗可有多种给药途径,如含漱、冲洗、局部涂布及牙周袋内缓释、控释给药等。局部应用的药物按用药途径和剂型可分为:含漱药物、涂布药物、冲洗药物和控缓释药物。

1. 含漱药物

应用含漱剂(mouth rinse)的主要目的是清除和显著减少口腔内的细菌。通过含漱剂的使用应明显减少牙面、舌背、扁桃体、颊黏膜等处的细菌总量,限制龈上菌斑的堆积和成熟,阻止致病菌在龈沟、牙周袋的重新定植,预防牙龈炎、牙周炎的复发。

由于含漱液自身的剂型和使用特点,它在口腔内停留时间短暂,进入龈沟或牙周袋的深度也不超过 1 mm,理论上这些含漱液只是针对口腔表面和龈上菌群产生作用,对牙周袋内的菌群并无直接影响。常用的含漱药物有:

(1)氯己定

氯己定(chlorhexidine),为双胍类广谱抗菌剂,也称为洗必泰。对 G^+ 菌、G^- 菌和真菌有较强的抗菌作用,是已知效果最确切的菌斑对抗药物。其作用机制为吸附于细菌胞浆膜的渗透屏障,使细胞内容物漏出而发挥抗菌作用。低浓度有抑菌作用,高浓度则有杀菌作用。对因某些原因暂时不能行使口腔卫生措施者,采用氯己定含漱液能有效地控制菌斑。牙周手术后含漱可减少菌斑形成,有利组织愈合。

临床上,一般使用浓度为 0.12%～0.2% 的葡萄糖酸氯己定溶液。含漱后部分药物可吸附于口

腔黏膜和牙面,在 8～12 h 内以活化方式逐步释放,持续发挥药物作用。

氯己定长期使用安全,不易产生耐药菌株。全身不良反应小,主要不良反应为味觉异常、牙面及舌背黏膜的着色,偶有口腔黏膜烧灼感。氯己定宜在饭后或睡前使用,牙面的着色可以洁治术清除。由于牙膏发泡剂可增加液体表面张力,不利于氯己定阳离子表面活性剂的作用,建议使用氯己定类含漱剂的时间尽量与刷牙时间错开,至少间隔 1 小时。

用法:0.2％氯己定每日含漱 2 次,每次 10 ml,含漱 1 分钟。用 0.12％浓度的氯己定 15 ml 可保持同样疗效而减少不良反应的发生。

(2) 西吡氯铵

西吡氯铵(cetylpyridinium chloride,CPC),也称西吡氯烷、氯化十六烷基吡啶,是一种阳离子季铵化合物。它是一种阳离子表面活性剂,可与细菌细胞壁上带负电荷的基团作用而杀灭细菌。使用 0.05％的西吡氯烷溶液含漱,可使菌斑的量减少 25％～35％。其抗菌作用不如氯己定强,但不良反应也小于后者。作为辅助治疗措施,可以比氯己定使用更长的时间。

2. 涂布药物

牙周组织处于唾液、龈沟液等体液环境中,涂布药物的实际作用效果经常受到质疑。龈上洁治、龈下刮治和根面平整术等基础治疗过程能使牙龈炎症消退、牙周袋变浅。通常情况下,牙周治疗后并不需要涂布药物。涂布药物只有在牙龈炎症较重,牙周袋有肉芽增生或牙周急性脓肿时,出现能够暂时容留涂布药物的龈袋、牙周袋或类似组织结构的情况下,才能发挥作用。

(1) 碘伏

碘伏(Iodophor)为碘与聚醇醚复合而成的广谱消毒剂,能杀死病毒、细菌、芽孢、真菌、原虫。可用于皮肤消毒、黏膜的冲洗或手术前皮肤消毒,也可用于皮肤、黏膜细菌感染以及器械、环境消毒。

是一种安全、低毒、刺激性小的消毒剂,脓肿引流后可将碘伏置于患牙牙周袋内,有较好的消炎作用。

(2) 四环素

四环素在溶液条件下呈酸性,具有螯合金属离子的能力,可用于病变根面的处理。手术条件下用四环素溶液对裸露的根面进行药物处理可使根面轻度脱矿、牙本质小管开放、胶原纤维裸露,并刺激牙周膜细胞在根面迁移,从而直接促进细胞附着与生长。但这种作用取决于应用时的局部药物浓度和持续作用时间,浓度过高、使用时间过长反而抑制成纤维细胞生长。

(3) 乙二胺四乙酸

乙二胺四乙酸(eathylene diamine tetraacetic acid,EDTA)是中性金属离子螯合剂。手术条件下处理病变根面,可使根面轻度脱矿、牙本质小管开放、胶原纤维裸露。由于药物本身呈中性,对周围组织的影响少,有利于潜能细胞的增殖和分化。24％乙二胺四乙酸膏体的药物作用比较典型。

3. 冲洗药物

牙周病的局部冲洗治疗是以水或抗菌药液对牙龈缘或牙周袋进行冲洗,以达到清洁牙周组织、改善牙周袋局部微生态环境的目的。加压冲洗对菌斑有一定机械清洁作用,但冲洗(药)液在牙周袋等组织内的停留时间短暂,也不能形成较高药物浓度。无论是机械清除还是药物作用,由冲洗达到的牙周治疗效果是短暂的。

抗菌药液的龈上冲洗并不能去除已形成的菌斑,但可抑制或减缓菌斑的形成。洁治后进行的龈上冲洗,可清除牙间隙和较浅牙周袋中残留的牙石碎片,稀释和减少细菌及其毒素残留数量,减少菌斑重新附着和成熟的机会。

常用的牙周冲洗药物有过氧化氢、氯己定和聚维酮碘。

过氧化氢在治疗急性坏死性溃疡性龈炎、急性牙周感染时有较好的疗效。洁治、刮治和根面平整后,以3%过氧化氢液作牙周局部冲洗,有助于清除袋内残余的牙石碎片及肉芽组织。氯己定可吸附于细菌表面,改变细胞膜的结构,破坏其渗透平衡而杀菌,0.12%~0.2%氯己定对G⁺菌、G⁻菌及真菌有很强的杀灭作用。但应注意处于病变活动期的牙周袋内经常存在脓血,可能影响氯己定作用的发挥。

聚维酮碘是碘与表面活性剂的结合物,对G⁺菌、G⁻菌、病毒、真菌、螺旋体等有杀灭作用。以0.5%聚维酮碘用于牙周冲洗,可改善局部的牙龈炎症,使龈下微生物的组成向有益的方向转化。

4. 牙周缓释及控释药物

缓(控)释药物是指能将药物的活性成分缓慢地或控制性地释放,在特定时间和作用部位内形成并维持有效药物浓度的药物制剂。

抗菌缓(控)释药物的应用正符合牙周病变中牙周袋和菌斑的结构特点,可在牙周袋内形成较高的药物浓度,作用时间延长。相对全身用药而言,它可显著减少用药剂量和给药频率,避免或减少了药物的毒副作用。

牙周缓释药物的应用也可能带来某些问题。如现有的此类药物多通过牙周袋途径给药,对已侵入袋壁组织内的伴放线菌嗜血菌、螺旋体等并无疗效,对位于舌背、扁桃体或其他口腔黏膜等部位的细菌也无作用。并且由于给药缓慢,可能导致牙周袋内形成耐药菌株。

牙周缓释抗菌药物的应用对象多为龈下刮治后仍有明显炎症特征的牙周袋、急性牙周脓肿、脓肿窦道和某些不宜全身用药的牙周炎患者。

现有牙周用途的缓释抗菌药物中比较典型的有盐酸二甲胺基四环素、甲硝唑和四环素等。

盐酸二甲胺基四环素的缓释剂型包括可吸收的2%盐酸二甲胺基四环素软膏和不可吸收的5%米诺环素薄片两种。盐酸二甲胺基四环素软膏为目前最常见的牙周缓释抗菌剂,药物呈膏状,贮于特制注射器内。使用时膏体通过纤细针头注入牙周袋深部,软膏遇水固化成黏性凝胶。通过在牙周袋内缓慢释放其成分,药物软膏可在较长时间内保持较高的局部药物浓度,通常注射1次软膏可维持有效抗菌浓度约1周。由于盐酸二甲胺基四环素还有抑制胶原酶活性的作用,故可用其缓释软膏在洁治和根面平整后进行牙周袋注射作为基础治疗的辅助。

25%的甲硝唑凝胶和甲硝唑药棒也是常用的牙周局部缓释药物,其载体是淀粉和羧甲基纤维素钠。对牙周脓肿和深牙周袋的治疗效果良好,但在牙周袋内有效药物浓度维持时间较短。

此外四环素药线、四环素纤维及氯己定薄片、强力霉素凝胶等也有一定应用。

目前牙周袋内控释药物的开发尚处于研制阶段,牙周局部缓释、控释制剂的广泛应用尚需时日。

第七节　临时牙周夹板

牙齿松动的主要原因是牙槽骨等支持组织的丧失,而炎症是造成组织破坏的主要机制,但咬合创伤在病变过程中也有重要影响。对于破坏比较明显的牙周组织,即便正常的咬合力量也会因支持组织不足而导致咬合创伤。

处理松动患牙应该首先消除炎症和创伤,多数松动牙经基础治疗后其动度可明显降低。但某些动度较大的患牙虽经牙周清创和咬合调整也很难恢复,由此可能因继发性咬合创伤而影响咀嚼功能。对符合保留和固定条件的松动患牙加以临时或永久固定,有助于这些患牙在病变后继续行使咀嚼功能,是牙周治疗的重要组成部分。牙周夹板视功能及保留时间长短不同,可分为临时性和永久性牙周夹板。临时性牙周夹板由牙周科医师完成,而永久性夹板则多为口腔修复科医师制作。

一、牙周夹板的应用基础和原理

1. 牙周组织对不同方向𬌗力的反应

牙周组织对不同方向𬌗力的反应不尽相同。牙周膜自身的纤维结构和排列方式使之更适于垂直方向的𬌗力,此时的咬合承受力也最强。垂直𬌗力有利于牙周组织健康,水平方向的𬌗力可损害牙周组织。旋转力或扭力则对牙周组织损害最大,可导致使牙周膜撕裂和牙槽骨吸收,引起牙齿松动。

2. 夹板的生物学原理

牙周组织本身存在一定的储备,此潜力可使之在必要时承受超出其常态一倍的咬合压力。通过牙周夹板将多个松动患牙相互连接或固定于健康而稳固的邻牙之上,可使之相连形成一体即咀嚼组合体,由此松动牙可得到固定。

牙周夹板范围内,一颗牙受力时,咬合力可同时传导至组合体其他牙的牙周组织,共同负担咬合力量,从而达到分散𬌗力、为松动患牙减负的目的。

牙周临时夹板通过对松牙的固定,可以在特定时期缓解或消除牙周病患牙的松动,为牙周组织修复和松牙行使正常功能创造条件。

二、松牙固定的应用原则

牙周病变经基础治疗后,患牙松动程度多有不同程度的降低。对其中具备适应和代偿功能的松牙不必固定。某些患牙虽经牙周清创和咬合调整,但剩余支持组织仍不能承受正常𬌗力,可因继发性𬌗创伤而继续松动或移位,妨碍咀嚼或咀嚼不适。

根据松动牙的功能状况、松动程度和病变进展状态可考虑进行松动牙夹板固定。通过固定,增强或改善松动患牙的功能,阻止病情加重。

松牙固定须在牙周软组织炎症受到控制、𬌗干扰得到消除的情况下进行。要避免对无保留价值的松牙无原则地滥用夹板。

三、临时牙周夹板

牙周炎患牙经基础治疗后仍有明显松动和咀嚼不适等,可借助固定材料连接,形成临床夹板,以利牙周组织的修复再生。临时夹板可在牙周手术之前完成,减少术后牙齿松动造成的损伤。

临时性夹板制作简便,价格便宜,修理和拆除均比较方便。但固定材料为钢丝、玻璃纤维和树脂等,在牙体外侧增加了明显的附加物,可增加患者菌斑控制难度,同时也要求患者对牙体外形变化有必要的心理和生理适应能力。

临时牙周夹板多利用不锈钢细丝或玻璃纤维将松牙结扎、固定于健康的邻牙,再通过外覆复合树脂使松牙得以临时固定。一般可维持数周、数月或更长。当牙周组织反应良好,有骨组织修复,松动程度明显降低时,可拆除夹板或换成永久性夹板。

根据制作材料不同,可将临时夹板分为不锈钢丝复合树脂联合夹板、光敏树脂黏合夹板和玻璃纤维夹板。

1. 不锈钢丝联合复合树脂夹板

通常选用直径 0.25 mm 的不锈钢钢丝从相邻健康牙(固定基牙)的远中牙间隙穿过,然后环绕基牙和需要固定的松牙进行"8"字交叉结扎,直至另一侧固定基牙,最后拧紧钢丝末端,将所有结扎牙形成一个咀嚼组合整体。牙间隙较大时可以钢丝在间隙处多绕几圈,使钢丝占据牙间隙,从而防止松牙在结扎后发生近远中向的松动和移位。

钢丝的固定位置应位于牙体邻接区与舌隆突之间。为防止结扎钢丝滑向牙颈部,可在基牙远中轴面角作牙体预备,即在结扎丝通过的部位磨出沟槽以利结扎固定,结扎后以复合树脂覆盖钢丝,完成后打磨抛光。

该夹板通过不锈钢钢丝和复合树脂进行双重固定,比较牢固。夹板维持时间较长,一般可达1年左右,适用于牙周治疗后牙松动仍较明显者,尤其适用于下前牙。但使用时须防止钢丝结扎对松动牙体的侧向加力造成新的创伤。

2. 光敏树脂黏合夹板

直接以复合树脂覆盖或充填固定邻牙和松动牙的邻接面,经修整外形后固化并抛光以使外形接近自然。这种夹板适合于外伤松动牙或牙周治疗前的临时固定,无需牙体预备,固定数周后即可拆除,固定作用较弱。

3. 玻璃纤维夹板

玻璃纤维具有很高的抗挠曲强度,化学结合牢固,可使松动牙稳固。由于牙面没有明显的附加物,外形美观易为患者接受,适合于前牙区的固定。此类临时夹板的维持时间可达半年至1年左右。

四、应用临时牙周夹板的注意事项

松牙固定时应保持牙齿原有位置,避免出现牵拉、移位力量造成新的创伤。固定后应作即刻检查和随访,防止早接触和新的咬合创伤的出现。注意临时牙周夹板的邻面形态,避免形成悬突压迫牙龈乳头或妨碍菌斑控制。应强调和加强口腔卫生保健,积极控制菌斑,教会患者如何保护好牙周夹板,不用其咬过硬的食物等。

第八节　牙周状况的再评价

牙周病治疗在程序上可分为基础治疗、手术治疗、修复治疗和维护治疗4个主要阶段,并非所有牙周病患者都必须进行全部上述阶段的处理。根据患者病因、病程、病变程度的不同以及对前期治疗结果的反应,牙周治疗各阶段可灵活应用。

牙周炎患者经过牙周基础治疗后,需要对其牙周组织状况作客观评价,以确定是否需要进行牙周手术治疗,亦或转入修复治疗、维护治疗。牙周状况的再评价不仅是对基础治疗结果的判断和总结,也是对初诊治疗计划和预后判定的验证和评估,是对手术治疗必要性的再次核实。牙周状况的再评价应在基础治疗后1～3个月时进行,由此保证牙周组织有充分的消炎和修复时间。

牙周状况的再评价应包括系统的牙周临床检查和必要的放射影像学复查,以此与初诊情况比对后制定后续的治疗方案。

在对患者牙周状况进行再评价之前,应该对基础治疗的完成情况进行确认。基础治疗应包括口腔卫生指导、拔除保留无望的患牙、龈上洁治、龈下刮治(根面平整)、炎症控制后必要的咬合调整,还应消除所有的菌斑滞留因素和必要的牙体、牙髓治疗。复查时要对患者的基础治疗反应、当前的病情、患者的年龄及全身健康状况等作全面系统考察。患者对治疗的合作情况、能否实施有效的菌斑控制、吸烟者是否愿意戒除吸烟等不良嗜好都是需要关注的内容。只有在完成基础治疗并作全面复查之后，才能对符合条件者进行手术或转入修复、维护期治疗。

（尹元正）

参 考 文 献

1　Ainamo J，Xie Q，Ainamo A，et al. Assessment on the effect of an oscillating/rotating electric toothbrush on oral health: A 12 - month longitudinal study. J Clin Periodontol，1997，24：28 - 33

2　Barnes CM，Russell CM，Weatherford Ⅲ TW. A comparison of the efficacy of 2 powered toothbrushes in affecting plaque accumlation，gingivitis，and gingival bleeding. J Periodontol，1999，70：840 - 847

3　Baumgartner JC，Falkler WA Jr. Bacteria in the apical 5 mm of infected root canals. J Endodon，1991，17：380 - 383

4　Berchier CE，Slot DE，Haps S，et al. The efficacy of dental floss in addition to a toothbrush on plaque and parameters of gingival inflammation: a systematic review. Int J Dent Hyg，2008，4：265 - 279

5　Carter-Hanson C，Gabdury-Amyot C，Killoy W. Comparison of the plaque remomal efficacy of a new folssing aid (Quik-Floss) to finger flossing. J Clin Periodontol，1996，23：873 - 878

6　Chava VK. An evaluation of the efficacy of a curved bristle and conventional toothbush. A comparative clinical study. J Peridontol，2000，71：785 - 789

7　Christou v，Timmerman MF，Van der Velden U，et al. Comparison of different approaches of interdental oral hygiene: Interdental brushes versus dental floss. J Periodontol，1998，69：759 - 764

8　Claydon N，Addy M. Comparative single-use plaque removal by toothbrushes of different designs. J Clin Periodontol，1996，23：1112 - 1116

9　Claydon NC. Current concepts in toothbrushing and interdental cleaning. Periodontol，2000，2008，48：10 - 22

10　Daly CG，Chapple CC，Cameron AC. Effect of toothbrush wear on plaque control. J Clin Peridontol，1996，23：45 - 49

11　Danser MM，Timmerman MF，Ijzerman Y，et al. Evaluation of the incidence of gingival abrasion as a result of toothbrushing. J Clin Periodontol，1998，25：701 - 706

12　Darby ML，Walsh MM. Dental Hygiene Theory and Practice. ED 2. Saunders，Elsevier St. Louis，Missouri，USA，1995

13　Dyer D，Addy M，Newcombe RG. Studies in vitro of abrasion by different manual toothbrush heads and a standard toothpaste. J Clin Periodontol，2000，27：99 - 103

14　Eberhard J，Jervøe-Storm PM，Needleman I，et al. Full-mouth treatment concepts for chronic periodontitis: a systematic review. J Clin Periodontol，2008，7：591 - 604

15　Ericsson I，Ciargia M，Linde J，et al. Progression of periodontal tissue destruction at splinted/non-splinted teeth: An experimental study in the dog. J Clin Periodontol，1993，10：693 - 698

16　Forgas-Brockmamm LB，Carter-Hanson C，Killoy WJ. The effects of an ultrasonic toothbrush on plaque accumulation and gingval inflammation. J Clin Periodontol，1998，25：375 - 379

17　Gharbia SE，Haapasalo M，Shah HN，et al. Characterization of Prevotella intermedia and Prevotella nigrescens isolates from periodontic and endodontic infections. J Periodontol，1994，65：56 - 61

18　Greenstein G. The role of metronidazole in the treatment of periodontal diseases. J Periodontol，1993，64：1 - 15

19　Haps S，Slot DE，Berchier CE，et al. The effect of cetylpyridinium chloride-containing mouth rinses as adjuncts to toothbrushing on plaque and parameters of gingival inflammation: a systematic review. Int J Dent Hyg，2008，4：290 - 303

20　Harrison JW，Roda RS. Intermediate cementum. Development，structure，composition，and potential functions. Oral Surg Oral Med Oral Pathol Oral Radiol Endod，1995，79(5)：624 - 633

21　Herrera D，Alonso B，León R，et al. Antimicrobial therapy in periodontitis: the use of systemic antimicrobials against the subgingival biofilm. J Clin Periodontol，2008，8：45 - 66

22　Hoenderdos NL，Slot DE，Paraskevas S，et al. The efficacy of woodsticks on plaque and gingival inflammation: a systematic review. Int J Dent Hyg，2008，4：280 - 289

23　Husseini A，Slot DE，Van der Weijden GA. The efficacy of oral irrigation in addition to a toothbrush on plaque and the clinical parameters of periodontal inflammation: a systematic review. Int J Dent Hyg，2008，4：304 - 314

24　Jeffcoat MK，Bray KS，Ciancio SG，et al. Adjunctive use of a subgingival controlled-release chlorhexidine chip reduces probing depth and improves attachment level compared with scaling and root planing alone. J Periodontol，1998，69：989 - 997

25　Kieser J，Groeneveld H. A clinical evaluation of a novel toothbrush design. J Clin Periodontol，1997，24：419 - 423

26　Korioth TW. Number and location of occlusal contacts in intercuspal position. J Prosthet Dent，1990，64：206 - 210

27　Lang NP，Tan WC，Krähenmann MA，et al. A systematic review of the effects of full-mouth debridement with and without antiseptics in patients with chronic periodontitis. J Clin Periodontol, 2008, 8: 8 - 21

28 MacNeill S, Walter DM, Dey A, et al. Sonic and mechanical toothbrushes. An in vitro study showing altered microbial surface structures but lack of effect on viability. J Clin Periodontol, 1998, 25: 988 - 993

29 Miyata T, Kobayashi Y, Araki H, et al. The influence of controlled occlusal overload on peri-implant tissue: a histologic study in monkeys. Int J Oral Maxillofac Implants, 1998, 13: 677 - 683

30 Renton-Harper P, Addy M, Warren P, et al. Comparison of video and written instructions for plaque removal by an oscillating/rotating/reciprocating electric toothbrush. J Clin Periodontol, 1999, 26: 752 - 756

31 Ross RS, Nicholls JI, Harrington GW. A comparison of strains generated during placement of five endodontic posts. J Endodont, 1991, 17: 450 - 456

32 Sheen S, Eisenburger M, Addy M. Effect of toothpaste on the plaque inhibitory properties of a cetylpyridinum chloride mouth rinse. J Clin Periodontol, 2003, 30: 255 - 260

33 Sjogren U, Hagglund B, Sundqvist G, et al. Factors affecting the long-term results of endodontic treatment. J Endodont, 1990, 16: 498 - 504

34 Slot DE, Dörfer CE, Van der Weijden GA. The efficacy of interdental brushes on plaque and parameters of periodontal inflammation: a systematic review. Int J Dent Hyg, 2008, 4: 253 - 264

35 Stelzel M, Flores-De -Jacoby L. Topical metronidazole application compared with subgingval scaling. A clinical and microbological study on recall patients. J Clin Perodontol, 1996, 23: 24 - 29

36 Takano Y. Mineralization of dental hard tissues. Clin Calcium, 2004, 14 (6): 29 - 33

37 Walker CB. The acquisition of antibiotic resistance in the periodontal microflora. Periodontol 2000, 1996, 10: 79 - 88

38 Walmsley AD, Lea SC, Landini G, et al. Advances in power driven pocket/root instrumentation. J Clin Periodontol, 2008, 8: 22 - 28

第八章 牙周病的清创和再生手术治疗

第一节 牙周手术治疗

一、牙周手术治疗的目的

牙周手术的目的在于控制牙周炎症,最大程度地获得牙周组织新附着或牙周组织再生。清除牙周袋壁的病变组织、暴露病变的根面和牙槽骨,便于在直视下彻底地清除根面的菌斑、牙石和病变组织。使牙周袋变浅或恢复正常,使患者和医师易于保持牙面清洁,减少炎症的复发。矫正因牙周病变所造成的软、硬组织缺陷和不良外形,建立生理性的牙龈外形,便于患者自身控制菌斑,维护口腔卫生。促进牙周组织修复和再生,建立新的牙周附着关系。恢复美观和功能需要以及利于牙齿或牙列的恢复,如覆盖裸露的根面、增宽附着龈、改变系带附着的位置、延长临床牙冠、种植牙等。

二、牙周手术治疗的适应证

经完善的基础治疗后,口腔卫生良好,但仍具有下列情况者,应考虑手术治疗。

牙槽骨外形不规则,有深的凹坑状吸收、骨下袋及其他一些骨缺损,需手术进入修整骨外形,或进行植骨术,或进行引导性组织再生术。

基础治疗不能彻底清除根面刺激物者,常见于磨牙区和前磨牙区。

后牙的根分叉病变达Ⅱ度或Ⅲ度者,手术有利于彻底刮净牙石、菌斑,暴露根分叉,或进行引导性组织再生术使病损处骨质修复,或需要进行截根、分根、半牙切除等。

最后一个磨牙的远中骨袋,常伴有膜龈问题,需手术治疗。

基础治疗后仍存在≥5 mm 的中、重度牙周袋,探诊后有出血或溢脓,炎症不易控制。

在浅牙周袋或正常龈沟处,存在膜龈问题,如附着龈过窄、个别牙龈退缩等,需采用膜龈手术治疗者。

龋坏或牙折断达龈下而影响牙体修复,或修复体破坏了生物学宽度,或前牙临床牙冠短,笑时露龈过多,需手术延长临床牙冠,以利治疗、修复或改善美观者。

三、牙周手术的一般原则及选择标准

牙周袋的特征:深度、范围、与周围牙槽骨的关系即骨上袋还是骨下袋以及牙周袋的形态、厚度。

器械是否能进入病变区,如根分叉感染。

牙槽骨的形态、高度,有无凹坑状吸收、水平或

垂直吸收及有无其他畸形。

是否存在膜龈问题,如有无适当宽度的附着龈、牙龈的厚度和形态等。

对第一阶段基础治疗的反应。

患者的依从性,包括能够进行有效的口腔卫生维护;对于吸烟者,最好能在短期(如几周)内停止吸烟。

患者的年龄及全身健康状况。

美学上的考虑。

四、牙周手术的局部麻醉

通过麻醉消除痛觉是手术过程的一个重要组成部分,良好的麻醉是保证手术治疗能够顺利进行的关键性措施。麻醉的方法有很多,应根据患者的体质、疾病的性质、手术的部位、麻药的特性等选择合适的麻醉措施,牙周手术一般采用局部浸润麻醉或神经传导阻滞麻醉。

(一)局部麻醉常用药物

口腔局部麻醉药物主要包括麻醉药和血管收缩药两大类。根据化学结构不同,可以将局部麻醉药分为酰胺类和酯类;血管收缩药则可分为儿茶酚胺类和合成多肽类。

酰胺类局部麻醉药是口腔麻醉主要的注射用药,除了其麻醉效果较酯类更好外,一个重要的特点是发生过敏反应的可能性低,而酯类容易引起过敏反应。

1. 国内常用的酰胺类局部麻醉药物

(1)利多卡因(lidocaine)

利多卡因又名赛洛卡因(xylocaine),是最常用的局部麻醉药,它在口腔麻醉中的应用已超过50年。其注射剂为氢氧化盐溶液,在临床上主要以 $1\%\sim2\%$ 与 $1:100\ 000$ 肾上腺素共同用于口腔阻滞麻醉;如作为局部浸润麻醉浓度宜降低至 $0.25\%\sim0.5\%$。利多卡因有较强的组织穿透性和扩散性,也可用于表面麻醉,用作表面麻醉药时,可有多种配方和浓度,如 5% 膏剂、10% 喷雾剂和 20% 胶贴。利多卡因单独使用时,麻醉持续时间不长,当与肾上腺素配合使用时,能获得可靠的麻醉效果并维持2小时左右。利多卡因还有迅速而安全的抗室性心律失常作用,常为心律失常患者首选的局部麻醉药。

(2)阿替卡因(articaine)

阿替卡因为 4%($40\ mg/ml$)的溶液,与肾上腺素以 $1:100\ 000$ 或 $1:200\ 000$ 的比例联合使用。加入了肾上腺素的阿替卡因与利多卡因和肾上腺素联合制剂的作用相似,对组织的渗透性强。该药物代谢较快,组织毒性相对更低。目前常用的市售成品盐酸阿替卡因肾上腺素针剂商品名为"必兰"。

(3)甲哌卡因(mepivacaine)

甲肽卡因 2% 溶液中可加入 $1:100\ 000$ 肾上腺素。加入了肾上腺素后,甲肽卡因与利多卡因和肾上腺素联合制剂的作用相似。甲哌卡因的血管扩张作用不及利多卡因明显。国内市场上,甲哌卡因的商品名为"斯康杜尼"。

2. 牙科可能用到的酯类局部麻醉药

(1)普鲁卡因(procaine)

普鲁卡因又名奴佛卡因(novocaine),在利多卡因出现以前是牙科局部麻醉首选药物,也是唯一可用于注射的酯类局部麻醉药物,其他都只作为表面麻醉。2% 的普鲁卡因用于阻滞麻醉,浸润麻醉的使用浓度为 0.5%,由于其通透性和弥散性差,不适用于表面麻醉。普鲁卡因麻醉作用时间较短,常与肾上腺素配合使用。单纯的普鲁卡因是很强的血管舒张剂,因此它常用作发生静脉内镇静罕见并发症——动脉痉挛时的急救动脉内用药。因为是酯类药物,普鲁卡因偶能产生过敏反应,如皮炎、荨麻疹或声门水肿等。有不少患者因使用普鲁卡因青霉素而致敏,故对有青霉素过敏史的患者应警惕使用普鲁卡因可能存在的危险性。普鲁卡因能抑制磺胺类药的抗菌作用,故普鲁卡因不适用于正使用磺胺制剂的患者。

（2）苯佐卡因（benzocaine）和丁卡因（amethocaine）

苯佐卡因在水中不溶解,而丁卡因毒性很强,因此两者都只能用于表面麻醉。

3. 用于口腔局部麻醉的血管收缩药

（1）肾上腺素（epinephrine）

肾上腺素是一种自然产生的激素,加入口腔局部麻醉药中能够加深麻醉、延长牙髓麻醉时间、控制出血。研究显示,微量的肾上腺素并不引起血压明显变化,对高血压、糖尿病患者的反应,与正常人基本相同。在局麻药中加入 1∶200 000～1∶400 000的肾上腺素,反而可取得良好的镇痛效果,消除患者紧张情绪,从而避免血压的波动。

（2）苯赖加压素（felypressin）

苯赖加压素是一种合成的肽,血管收缩效果不如肾上腺素,所以控制出血的能力不强,但安全范围大。对伴有严重心脏病的患者,使用麻醉药物应非常谨慎,选用苯赖加压素更安全。

（二）浸润麻醉（infiltration anaesthesia）

浸润麻醉是将局部麻醉药注入组织内,以作用于神经末梢,使之失去传导痛觉能力而产生麻醉效果,这是牙周手术中最常用的麻醉方法,此种局部浸润麻醉因麻醉药注射在骨膜上黏膜下,又称为骨膜上浸润麻醉。

1. 上颌颊侧浸润麻醉

上颌颊侧骨板皮质很薄,用这种方法,麻药会渗透入牙髓,可以麻醉患牙及邻近牙齿的牙髓,还有包括牙周韧带在内的颊侧软组织,以及此区域的颊侧牙槽骨。

方法:注射麻药之前要消毒术区。通常使用配有长度为 20～25 mm 针头的注射器,进针点在颊侧黏膜反折处,进针点最好在患牙根尖区,针尖如抵到骨面则微后退针头 1～2 mm,注意针头不要抵到骨面进行注射,以防药液注射到骨膜下产生剧烈疼痛。注射前先回抽,回抽无血后缓慢注射药液 1～1.5 ml,约每分钟 1.8 ml。通常 2 分钟内即显麻醉效果。

2. 腭部浸润麻醉

尖牙以后的腭侧软组织可以用浸润麻醉。浸润麻醉的进针点为距龈缘 10～15 mm 的位置（图 8-1）,在患牙远中注射浸润 0.2 ml 麻醉药可以麻醉从进针点到患牙区域的腭黏膜及腭侧牙周膜。

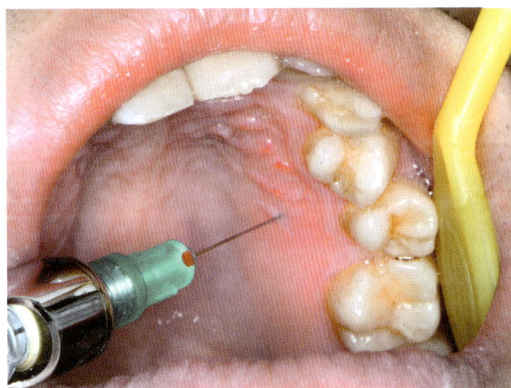

图 8-1　腭部浸润麻醉

但上颌第三磨牙进针点应在它的前方,这是因为腭大神经孔位于上颌第三磨牙近中,支配此区域的神经走向是从前向后。

在腭前部,鼻腭神经阻滞麻醉较常用。

3. 下颌浸润麻醉

下颌区域根据具体情况选择浸润麻醉。浸润麻醉适用于儿童下颌乳牙的各个区域,方法与上颌颊侧浸润麻醉相似。对于成人,浸润麻醉是下切牙牙髓麻醉的首选方法,在牙的颊舌侧根尖部均进行浸润麻醉（图 8-2）,唇颊侧方法与上颌相似,舌侧浸润位于根尖部黏膜转折处。麻醉显效所需时间长于上颌，一般需 8～10 分钟。部分品种的麻药（如盐酸阿替卡因肾上腺素针剂）渗透性较强，可以替代阻滞麻醉应用于全部下颌区域。

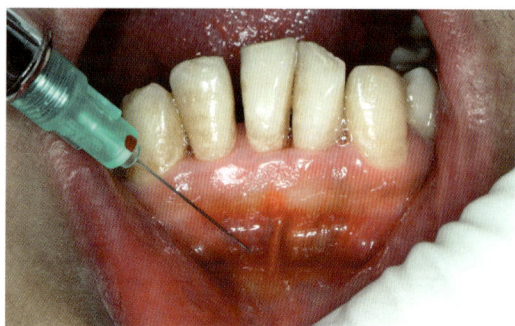

图 8 - 2　下前牙唇侧的浸润麻醉

（三）阻滞麻醉（regional block anaesthesia）

阻滞麻醉是将局麻药注射到神经干或其主要分支附近，以阻断神经末梢传入的刺激，使神经分布的区域产生麻醉效果。局部阻滞麻醉的优点在于：一次注射麻醉区域广泛；减少麻醉药的用量和注射次数；麻醉可远离感染区。但阻滞麻醉技术上较浸润麻醉难度大；可能造成有出血倾向患者的深部出血，注射前一定要检查有无回血，回抽无血后方可注射。

1. 上牙槽后神经阻滞麻醉（posterior superior alveolar nerve block）

注射局麻药于上颌结节，以麻醉上牙槽后神经，又称上颌结节注射法（tuberosity injection）。适用于上颌磨牙的拔除及相应的颊侧龈、黏膜和上颌结节部的手术（图 8 - 3）。方法如下：患者头微后仰，半张口，术者牵拉其颊侧软组织向上后，以上颌第二磨牙远中颊侧根部口腔前庭沟作为进针点，紧贴上颌结节弧形表面以 45°角向上后内方刺入 2 cm，这时针尖已靠近上颌结节后壁，回抽无血后

推注麻药 1～1.5 ml。注意针尖刺入不要过深，否则容易引起血肿，如果发现血肿应立即在翼丛区域加压至少 5 min。

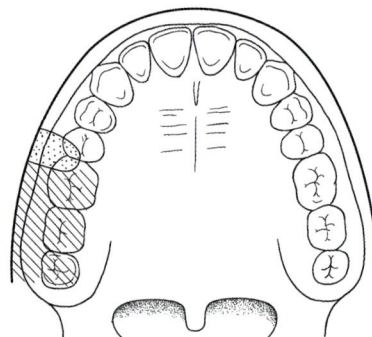

图 8 - 3　上牙槽后神经麻醉成功后的麻醉区域
斜纹区：完全麻醉　点状区：部分麻醉

2. 眶下神经阻滞麻醉（infraorbital nerve block）

眶下神经出眶下孔，又称眶下孔（管）注射法［infraorbital foramen（canal）injection］，麻醉眶下神经及其分支，也可麻醉同侧上牙槽前神经，麻醉范围包括同侧上唇、鼻、上颌前牙、双尖牙，及这些牙的唇侧或颊侧的牙槽骨、骨膜、牙龈和黏膜等组织（图 8 - 4）。方法如下：患者微张口，术者牵拉其口角向外向上，在前磨牙的颊侧前庭沟区域进针，然后平行前磨牙根尖向上行，直到接触眶下孔区的骨面，再稍退针至骨膜上，回抽后推注 1 ml 药液。

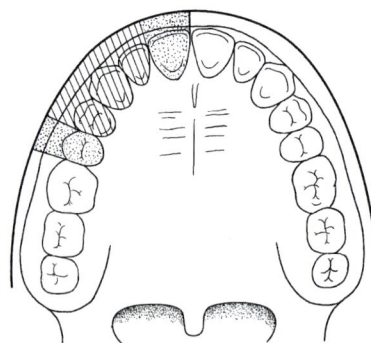

图 8 - 4　眶下神经阻滞麻醉成功后麻醉区域
斜纹区：完全麻醉　点状区：部分麻醉

3. 腭前神经阻滞麻醉(anterior palatine nerve block)

将麻药注入腭大孔或其附近以麻醉腭前神经，又称腭大孔注射法（greater palatine foramen injection）。麻醉范围：同侧磨牙、双尖牙腭侧的黏骨膜、牙龈及牙槽骨等组织（图 8 - 5）。尖牙腭侧区域受腭前神经与鼻腭神经交叉支配。方法：患者头后仰，张大口，上颌牙颌面与地平面成 60°角，腭大孔位于上颌第二磨牙远中腭侧，它也是腭前神经麻醉的进针点，往上后方推进至腭大孔，回抽无血，注入麻药 0.3～0.5 ml。

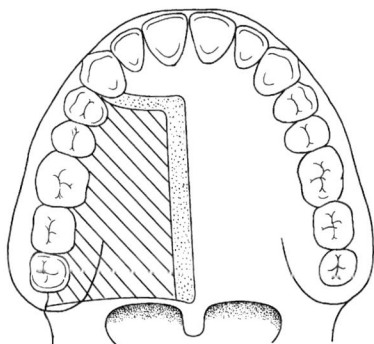

图 8 - 5　腭前神经阻滞麻醉成功后麻醉区域
斜纹区：完全麻醉　点状区：部分麻醉

4. 鼻腭神经阻滞麻醉(nasopalation nerve block)

将麻药注入腭前孔（切牙孔），以麻醉鼻腭神经，又称腭前孔注射法（anterior palatine foramen injection）。麻醉范围：双侧上颌前牙及硬腭前份软组织颌骨组织，其中尖牙区域也受腭前神经的共同支配（图 8 - 6）。方法：切牙孔位于左右尖牙连线与腭中线的交点上，表面有梭形的切牙乳头覆盖。患者张大口，进针点为切牙乳头侧缘，然后将针摆向中线，使之与中切牙的长轴平行，向后上方推进，浸润切牙孔，回抽无血后推注 0.3～0.5 ml 麻醉药，药效见效很快。

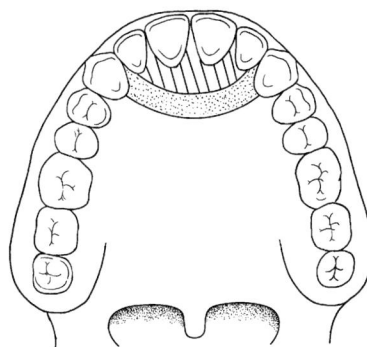

图 8 - 6　鼻腭神经阻滞麻醉成功后麻醉区域
斜纹区：完全麻醉　点状：部分麻醉

5. 下牙槽神经及舌神经阻滞麻醉(the inferior alveolar and lingual nerve block)

最常用的成人下颌麻醉方法。将麻醉药注射于下颌支内侧的下颌神经孔处，以阻滞由此进入下颌骨的下牙槽神经。麻醉范围：同侧下颌骨、下颌牙、牙周膜、双尖牙至中切牙唇（颊）牙龈、黏骨膜及下唇部，以下唇麻木为注射成功的主要标志（图 8 - 7）。注射标志点：患者张大口，磨牙后方，咽前柱之前，有一条索样黏膜皱襞，即翼下颌韧带；颊部有一脂肪组织突起形成的三角形颊脂垫，其尖端正对翼下颌皱襞中点而稍偏外处，此两者即为注射的重要标志点。如颊脂垫尖不明显，则以大张口时上下颌牙槽嵴相距的中点线上与翼下颌皱襞外侧 3～4 mm 的交点作为注射标志。方法：患者张大口，

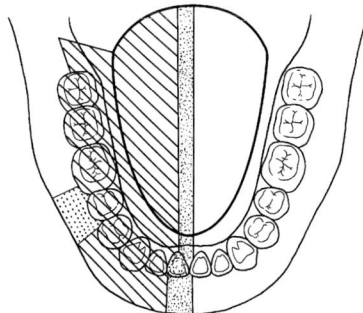

图 8 - 7　下牙槽神经和舌神经阻滞麻醉成功后麻醉区域
斜纹区：完全麻醉　点状区：部分麻醉

下颌𬌗面与地面平行，注射器由对侧前磨牙处伸入，注射针应高于下颌𬌗面 1 cm 并与之平行，从上述标志点进针，一直向前，直至骨面（成人通常进针 15～25 mm），回抽无血，缓慢注射 1.5 ml 麻药。如需麻醉舌神经，则在最初位置注射完后，针头退出约一半的距离，回抽无血，再注入麻药，边注射边退针，直至针尖退出黏膜。这法可同时麻醉下牙槽神经及舌神经。

6. 颏神经阻滞麻醉(mental nerve block)

颏神经阻滞麻醉需在颏孔注入局麻药，颏孔位于下颌双尖牙牙根尖之间的下方，下颌骨下缘上方约 1 cm 处，麻醉范围见图 8-8。方法：由黏膜转折处进针，针尖朝向前磨牙牙尖之间的骨组织，抵达骨面后微微退针，回抽无血缓慢注入约 1.5 ml 麻醉药。

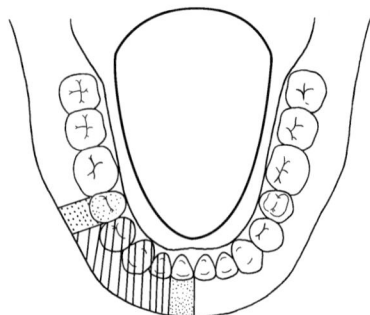

图 8-8　颏神经阻滞麻醉成功后麻醉区域
斜纹区：完全麻醉　点状区：部分麻醉

7. 颊(颊长)神经阻滞麻醉[buccal (long buccal) nerve anaesthesia]

在颊神经经过的不同位置都可进行麻醉。可在下牙槽神经阻滞麻醉过程中，针尖退至肌层、黏膜下时注射麻醉药 0.5～1 ml，即能麻醉颊神经；也可以下颌磨牙𬌗面的水平线与下颌支前缘交界点的颊黏膜(在腮腺导管口下、后约 1 cm 处)作为注射标志，进针后在黏膜下注射麻醉药 0.5～1 ml；还可在要拔除磨牙的远中根颊侧黏膜转折处，作局部浸润麻醉。麻醉范围：同侧下颌磨牙颊侧牙龈、黏骨膜、颊部黏膜、肌肉和皮肤(图 8-9)。

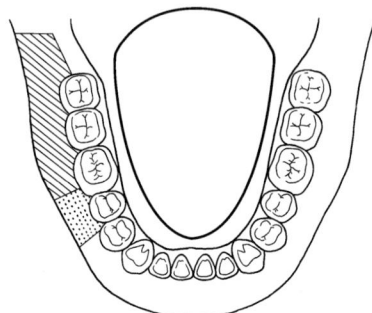

图 8-9　颊长神经阻滞麻醉成功后麻醉区域
斜纹区：完全麻醉　点状区：部分麻醉

8. 龈乳头内麻醉(intrapapillary anaesthesia)

龈乳头内麻醉适用于在牙周手术时取得局部麻醉效果，控制血肿形成。还可在颊侧浸润后，作为一种麻醉腭侧的方法。方法：针头刺入颊侧的龈乳头，位置以龈乳头顶端根方 2 mm 处为宜。平行𬌗平面进针，缓慢注射，所需注射量少(约 0.1 ml)。

(四) 局部麻醉的并发症

局部麻醉在口腔中的运用有良好的安全性，但这并不意味可以随意使用局部麻醉药物，对一些特殊人群，如儿童、老年人、体弱者等可能产生不良效果。在局部麻醉前必须了解患者的全身情况和用药情况。当出现下列局部麻醉并发症时需要及时对症处理。

1. 晕厥

晕厥是由于一时性中枢缺血所致。一般可因恐惧、饥饿、疲劳及全身健康情况较差，或疼痛、体位不良等引起，因此在术前应该消除患者的紧张情绪、避免空腹。一旦发生晕厥，立即停止注射，放平坐椅，头置低位，松开衣领，保持呼吸通畅；芳香胺酒精或氨水刺激呼吸;针刺人中穴;氧气吸入;静脉输入高渗葡萄糖溶液。

2. 过敏反应

酰胺类麻醉药产生过敏反应的现象极其罕见,酯类麻醉药则较容易造成过敏反应。一些对硫磺过敏的患者可能对含肾上腺素的药物过敏。所以,术前要详细询问有无酯类局麻药过敏史,如有或为过敏体质者,均应改用酰胺类药物,并预先做皮肤过敏试验。除了麻醉药物成分可产生过敏反应,乳胶也是一种潜在的致敏原,某些麻醉药的针筒含有乳胶,也存在导致过敏性休克的可能。

3. 中毒

当单位时间内进入血循环的局麻药速度超过分解速度时,血药浓度升高,若达到一定浓度,患者就会出现中毒症状。引起局部麻醉药物中毒的可能因素有血管内注射、药物过量、患者代谢异常等,因此在注射前计算出最大安全剂量,注射前和注射中回抽无血、缓慢注射都是预防中毒的重要措施。

局部麻醉药和血管收缩药都可能导致药物中毒。局部麻醉药引起中毒反应时,应立即使患者平卧,以对抗循环系统的衰竭;血管收缩药引起中毒反应时,应该将患者端坐,以降低大脑血压。

4. 注射区疼痛和水肿

常见原因有麻醉药液变质或混入杂质,注射针头钝而弯曲或有倒钩而引起组织或神经损伤;麻醉药物注入骨膜下;未严格执行无菌操作,引起感染性炎症等。所以在操作前要认真检查麻醉剂和器械,注意消毒隔离,严格按照麻醉注射的要点进行操作。若已经发生注射区疼痛和水肿,可局部热敷、理疗、封闭或给予消炎止痛药物。

5. 血肿

注射针刺破血管,特别是刺伤静脉丛,即发生组织内出血,在黏膜下或皮下可出现紫红色淤斑或肿块。注射前要检查针尖,不能粗钝或有倒钩;注射时进针不要过深,不要反复穿刺。若局部已形成血肿,可立即压迫止血,并冷敷;出血停止后,改为热敷,促使血肿吸收消散;同时给予抗感染及止血药物。

6. 暂时性面瘫

面神经穿过腮腺组织,当进行下牙槽阻滞麻醉时,针头偏向内后或偏上,可能刺入腮腺深部,将麻醉药物刺入腮腺,而造成面神经麻痹,局部面瘫将随着麻醉药物的代谢清除而痊愈。因此行下牙槽神经阻滞麻醉时,应确保针头接触骨面,以减少误入腮腺的可能。

7. 神经损伤

注射针穿刺或撕拉,或注入混有酒精的溶液,都能损伤神经,从而出现长时间的感觉异常、神经痛或麻木。多数神经损伤是暂时、可逆的,但也有不可复的,因此出现神经损伤症状要早期给予营养神经的药物和相应的理疗处理,促进功能恢复。

8. 暂时性牙关紧闭

麻醉药注入翼内肌或嚼肌内,或刺破血管导致血液流入肌肉,都可导致肌肉痉挛,牙关紧闭。这种症状一般都为暂时性,2～3小时后即可自行复原。

（束蓉　葛琳华）

第二节　牙周手术的种类

一、袋内壁刮治术

袋内壁刮治术(gingival curettage)的目的是将牙周袋壁的污垢、肉芽组织等一并清除,以促进结缔组织再生,从而使牙周袋变浅,避免牙周炎症的进一步发展。

(一)适应证

1) 范围比较局限的骨下袋,尤以袋的周围均存在牙槽骨壁者。

2) 较浅的骨上袋,不需骨成形者。

3) 由于年龄、系统性疾病等原因,进一步的手术治疗被列为禁忌证者。

4) 已接受过牙周手术,在复查中发现某一位点反复出现炎症者。

(二)术前准备

1) 手术器械主要采用匙形刮治器。

2) 在进行袋内壁刮治术之前,应先行龈上洁治术,控制炎症。

3) 术前仔细检查牙周袋深度,部位和范围。

4) 如有创伤性殆,术前应调殆。

(三)手术步骤

1) 术区常规消毒,必要时进行局部麻醉。

2) 再次检查牙周袋,若有残留的龈下牙石,可再进行刮治和挫光牙根面。然后用纱条隔离术区,

以1‰碘酊消毒。

3) 刮除袋内壁的上皮组织和感染的肉芽组织(图8－10)。

4) 刮除牙根面上的坏死牙骨质并光洁根面。刮治时如出血过多,可用纱布进行压迫止血。

5) 刮治完毕后,彻底清除牙周袋中残存的组织碎屑(如小片坏死牙骨质,牙石,上皮和感染肉芽组织等),可用双氧水或生理盐水冲洗。

6) 牙周袋清洗后,在隔湿条件下用小棉球吸除牙周袋中过多水分,轻微刺激牙周袋壁,使之出血并在牙周袋中凝成新鲜而不掺杂唾液或细菌的血块。敷以牙周塞治剂。

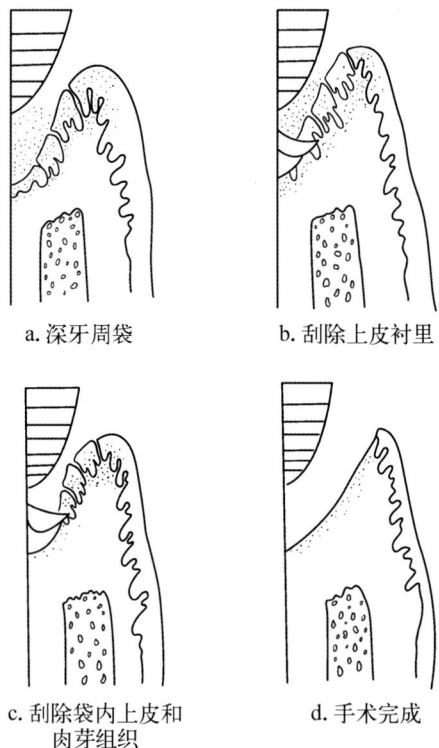

a.深牙周袋　　　　　b.刮除上皮衬里

c.刮除袋内上皮和　　　d.手术完成
　　肉芽组织

图8－10　袋内壁刮治术

（四）术后处理

注意口腔卫生,术后 1～2 个月才能探查牙周袋。嘱患者门诊随访。

（五）术后的组织愈合

袋内壁刮治术后有血块充满牙周袋内,由于毛细血管扩张,组织有出血,大量多形核白细胞迅速移出覆盖创面,随后肉芽组织快速增生,小血管数目减少。龈沟内上皮的生长和修复需要 2～7 天。21 天内未成熟的胶原纤维出现,在愈合过程中,原先从牙齿上被撕裂的牙龈纤维也逐渐修复。在临床上,袋内壁刮治术后牙龈呈鲜红色,并有少量出血;1 周后,牙龈高度降低,颜色较正常略红;2 周后,在适当的口腔卫生维护配合下,牙龈的颜色、质地、形态都能恢复正常。

二、牙龈切除术和牙龈成形术

牙周病通常会引起牙龈外形的改变,如龈裂、牙龈增生、急性坏死性龈乳头炎造成的龈乳头呈火山口样等等。这些牙龈形态的改变使菌斑和食物残渣更易于堆积,牙龈切除术(gingivectomy)是指切除增生肥大的牙龈组织,通过去除某些部位的牙周袋壁,能更容易地清除牙石等局部刺激物,为牙龈的愈合提供更合适的生理环境,重建牙龈的生理外形及正常的龈沟。牙龈成形术(gingivoplasty)与牙龈切除术相似,但其目的相对单一,是为了修整牙龈形态,重建牙龈正常的生理外形(图 8-11)。两种手术常合并使用。

19 世纪 80 年代初,Robicsek 提出,牙槽脓肿是一种慢性的破坏性骨炎,可以通过切除牙龈,去除炎性肉芽组织,暴露牙颈部,使牙周袋内不再有

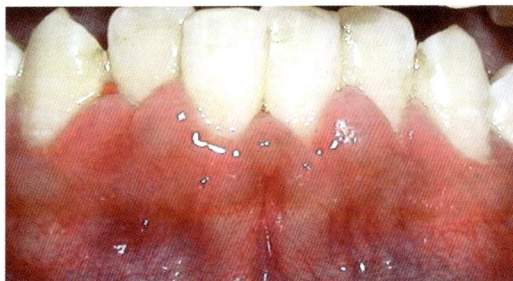

a. 术前

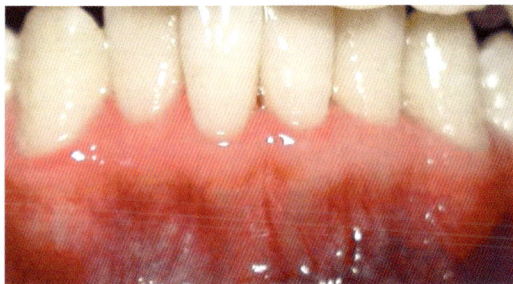

b. 术后

图 8-11　牙龈切除术

脓液的积聚。这是最早的龈切术。1950 年,Goldman 提出了牙龈生理外形的重要性,认为这是牙周手术的基础。现在所应用的龈切术是参照 1951 年依据 Goldman 的理论确定并延续至今的技术。

牙龈切除(成形)术有常规外科手术、电刀手术、激光龈切及化学龈切等多种方法。目前临床上还是以常规外科手术的方法为主。

（一）适应证

1) 经基础治疗后牙龈仍肥大、增生,形态不佳或形成假性牙周袋,如牙龈纤维性增生,药物性增生、妨碍进食的妊娠瘤等。

2) 后牙区浅或中等深度的骨上袋,袋底不超过膜龈联合,附着龈宽度足够者。

3) 骨上袋的慢性牙周脓肿。

4) 龈片覆盖冠周但位置基本正常的阻生牙,可切除冠周的牙龈以利萌出。

5) 全身健康无手术禁忌证者。

（二）非适应证

1）未经基础治疗，牙周炎症未消除者。

2）牙槽骨病损及形态不良，需行骨手术者。

3）牙周袋过深，袋底超过膜龈联合。

4）前牙的牙周袋，牙龈切除术会导致牙根暴露，影响美观。

（三）手术步骤（图 8-12）

1. 麻醉

局部浸润麻醉。一般多用 2%普鲁卡因或利多卡因，或 4%阿替卡因，唇腭侧在手术区龈颊移行部做浸润麻醉，腭侧行门齿孔或腭大孔阻滞麻醉。

2. 消毒

患者在术前用 0.12%氯己定含漱，清洁口腔。口腔周围皮肤用 75%酒精消毒，铺消毒巾。术者戴无菌手套。

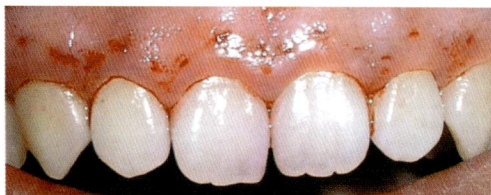

a

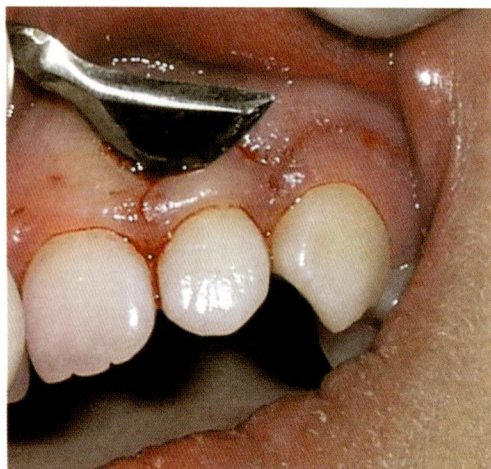

b

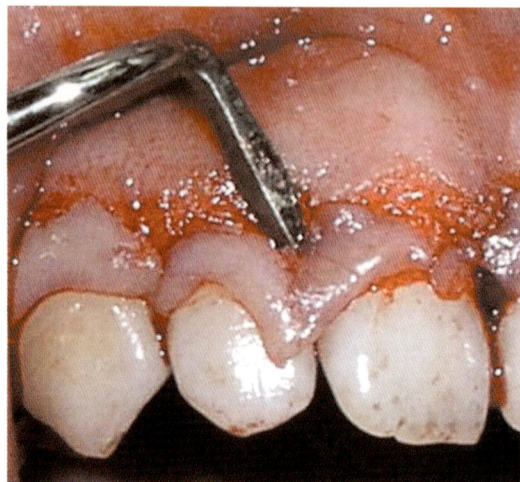

c

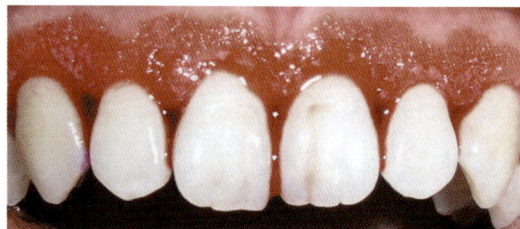

d

图 8-12　牙龈切除术

3. 标定手术切口的位置

首先用牙周探针检查牙周袋情况，然后标出袋底位置，确定手术切口。袋底位置的标定可用印记镊法，也可用探针法。印记镊法：将印记镊（图 8-13）的直喙（无钩的一端）插入袋内并达袋底，弯喙（有钩的一端）对准牙龈表面，夹紧镊子，使两喙并拢，弯喙刺破牙龈形成一个出血点为标记点，该出血点与袋底位置一致（图 8-14a）。探针法：用

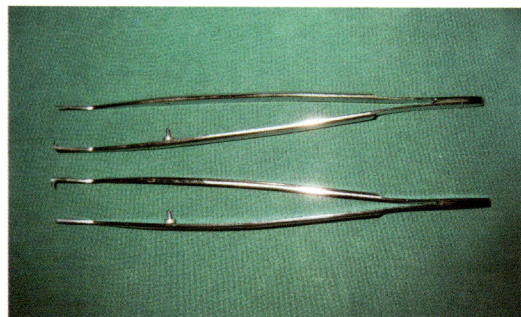

图 8-13　印记镊

探针探查袋的深度,在牙龈表面相当于袋底处用尖探针刺入牙龈,形成出血点,作为印记。在术区每个牙唇(舌)侧牙龈的近中、中央、远中处分别做标记点,各点连线即为袋底位置。切口位置应位于此连线的根方1～2 mm。如果牙龈组织较厚,切入点可位于更偏向根方一些。

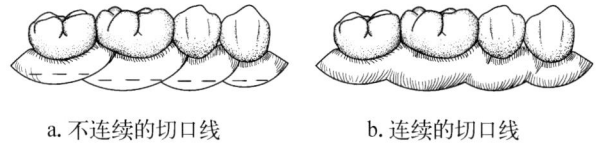

a. 印记镊法定点　　b. 从定点的根方1～2 mm处作切口,
　　　　　　　　　与牙面成45°角外斜切至袋底根方

图 8-14　牙龈切除术

4. 切口

使用斧形龈刀(或15号刀片),将刀刃斜向冠方,与牙长轴呈45°角,在已定好的切口位置上切入牙龈,直达袋底下方的根面,应避免暴露牙槽骨。做连续切口切除牙龈,使龈缘成扇贝状外形(图8-14b)。然后使用柳叶刀(或11号尖刀),在邻面牙间处沿切口处与牙长轴呈45°角切入,将牙龈乳头切断。切入的角度可以根据牙龈的厚薄适当调整,如牙龈较厚,可减小切入的角度。总之,应使术后的牙龈外形薄而接近生理外形,避免形成宽厚的外形,使菌斑易于滞留。切龈时必须一次切到牙面,切忌反复切割损伤组织而使龈缘呈锯齿状,并避免残留牙龈组织,否则不利于组织愈合。切口可以是连续的,也可逐个牙分别间断地切除牙龈,但此时要注意相邻牙龈切口的连接及龈外形的连续。选择连续切口还是间断切口,可根据术区各牙周袋底位置深浅是否一致来确定(图8-15)。

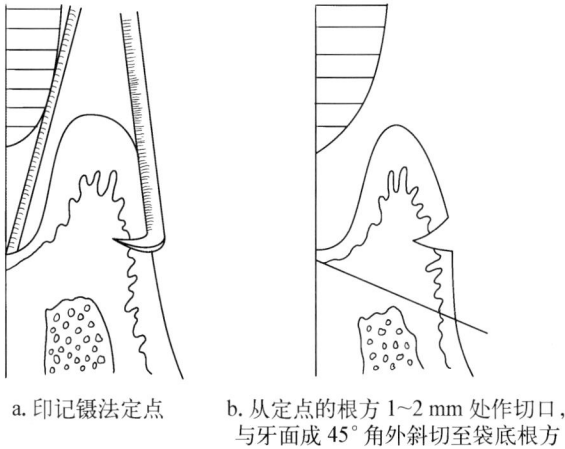

a. 不连续的切口线　　　　b. 连续的切口线

图 8-15　牙龈切除术定点及切口线

5. 清创

采用龈上洁治器(常用背宽镰形洁治器或Ball刮治器)刮除切下的边缘龈组织和邻面牙龈间组织,然后彻底刮净牙面残留的牙石、肉芽组织及病变的牙骨质,以获得一个光滑、干净的表面。

6. 修整

用小弯剪刀或龈刀修剪创面边缘及不平整的牙龈表面,使牙龈形态与牙面呈45°角,并形成逐渐向边缘变薄、扇贝状的正常生理外形。

7. 生理盐水冲洗创面,纱布压迫止血,检查创面,外敷牙周塞治剂。

8. 术后处理

可用0.12%氯己定含漱剂,2次/d,每次15 ml含漱1分钟。24小时内手术区不刷牙,可进软食。一般不用内服抗生素。5～7天复诊,除去牙周塞治剂。若创面较大,尚未愈合,必要时可再敷牙周塞治剂1周。

(四) 术后的组织愈合

牙龈切除术后有血块覆盖创面,下层组织出现急性炎症症状,伴有一些坏死。血块逐渐被肉芽组织所替代,血块下方的新结缔组织在术后24小时即开始生成,新结缔组织细胞中主要是成血管细胞。第3天,大量的成纤维细胞产生,肉芽组织增殖达高峰并向冠方生长,5～7天形成新的游离龈和龈沟。牙周韧带血管衍生的毛细血管向肉芽组织移行,2 周后与牙龈血管连接。在术后 4～5 周时形成新的结合上皮,以半桥粒体和基底板的方式与牙面牢固地结合。约在牙龈切除术后 2 周,临床上牙龈外观恢复正常形态,龈沟建立,但完全的上皮修复需要 1 个月,结缔组织的完全修复则需要 7 周。龈沟液量在术后 1 周内增加,约 5 周时恢复正常。如果手术时将原有的结合上皮完全切除,则愈合后附着水平略有丧失,牙槽嵴顶也有轻微的吸收。不同患者的牙龈切除术后的愈合过程虽然一样,但具体愈合时间的长短受手术创面大小、全身状况、局部刺激因素及感染等因素的影响而有所不同。

1. 电刀切龈

高频电刀进行牙龈切除时术中出血少,术区清晰,便于操作。但电刀不适用于装有心脏起搏器的患者;严禁接触损伤牙槽骨;电刀产生的热量会损伤牙周组织,刺激牙髓,要避免接触牙面及根面;电刀操作时会产生刺激的气味。因此电刀只适用于个别牙牙龈及龈瘤的切除,病变较为表浅,手术范围如涉及骨面,以及翻瓣术或膜龈手术等,则不适用。电刀切龈的组织愈合报道各异,一些研究表明电刀与手术刀切龈对牙龈愈合的影响没有明显差异;另有报道则显示电刀切龈会造成更多的牙龈退缩及牙槽骨的损伤,延迟愈合。

2. 激光切龈

在牙科领域常用的激光为 CO_2 激光和 Nd:YAG 激光,其波长分别为 10 600 nm 和 1 064 nm。CO_2 激光常用于切除增生的牙龈,与通常的手术方法相比,术区牙龈愈合延迟。在使用激光时要注意预防措施,以免光线通过器械反射,损伤邻近组织及操作者的眼睛。目前激光在牙周手术方面的应用还没有足够数量和权威的研究支持,尚未推广使用。

3. 化学切龈

用化学的方法来去除牙龈,如 5% 多聚甲醛或氢氧化钾曾被使用过,但化学切龈深度不易掌握,易损伤健康的牙周组织;不能有效地重建牙龈形态;对牙周组织的再生也不如常规手术方法好。

三、翻 瓣 术

翻瓣术(open flap debridement,OFD)是用手术的方法切除部分牙周袋及袋内壁,并翻起牙龈的黏骨膜瓣,暴露病变区组织,在直视的情况下处理牙槽骨和牙根面,刮净根面牙石及感染肉芽组织,修整骨外形,术中可根据需要施行促进牙周再生的处理,经清创后将软组织瓣复位或根据手术要求将瓣移位,以达到消除牙周袋或使牙周袋变浅、改善膜龈关系及促进骨修复的目的。

翻瓣术是由 Widman 在 1918 年首次提出,切口包括两个垂直切口,翻起黏骨膜瓣至牙槽骨暴露 2～3 mm,修整骨外形,龈瓣复位至牙槽嵴顶。1965 年 Morris 在此基础上提出了非复位黏骨膜瓣(unrepositioned mucoperiosteal flap);1974 年 Ramfjord 和 Nissle 也描述了本质上相同的手术过程,称之为改良 Widman 翻瓣术(modified Widman flap)。改良 Widman 翻瓣术一般不需要垂直切口,第一切口在距龈缘 1 mm 处切入,方向与牙体长轴平行,将袋内壁上皮与龈瓣分离,龈瓣翻开范围较小,仅暴露牙槽骨边缘,一般不作骨修整。翻瓣术是目前应用最广泛的牙周手术方法,也是很多其他手术如骨成形术、植骨术、引导性组织再生术等的基础。

(一) 适应证

1) 深牙周袋或复杂性牙周袋,经基础治疗后牙周袋仍在 5 mm 以上,且探诊后出血者。

2) 牙周袋底超过膜龈联合界,不宜做牙周袋切除者。

3）有骨下袋形成,需做骨修整或需进行植骨者。

4）根分叉病变伴深牙周袋或牙周-牙髓联合病变患者,需直视下平整根面,并暴露根分叉,或需截除某一患根者。

（二）手术步骤（图8-16）

下面以改良Widman翻瓣术为例,介绍翻瓣术

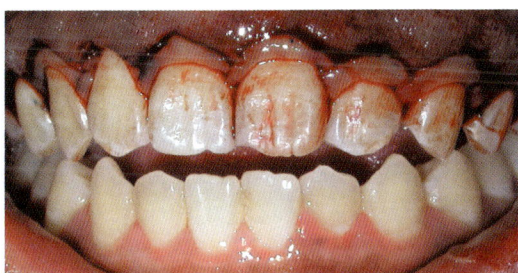

a

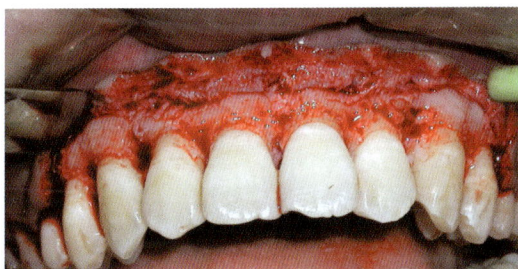

c

的基本步骤和方法。

1. 常规消毒,铺巾

传导阻滞麻醉或局部浸润麻醉。

2. 切口设计

翻瓣术的切口应根据手术目的、需要暴露牙面及骨面的程度、术后最终将瓣复位的位置等因素来设计,同时还需考虑保障瓣的良好血液供应。

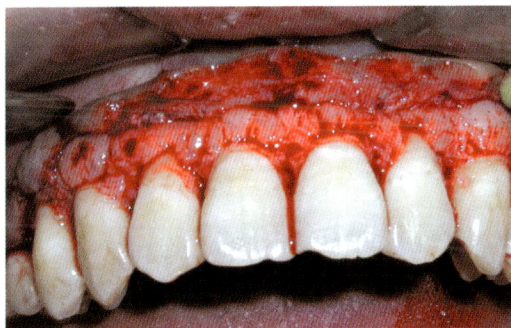

b

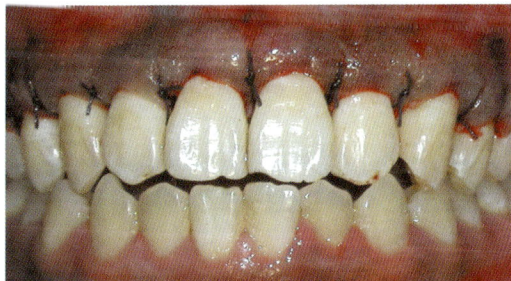

d

图8-16　牙周翻瓣术

（1）水平切口（horizontal incision）

水平切口（图8-17）是指沿龈缘附近所作的近远中方向的切口,应包括手术患牙,并向近中和远中延伸1~2个健康牙齿（图8-17）。

1）第一切口:内斜切口（internal bevel incision）。内斜切口在距龈缘1~2 mm处进刀,向根方切入,直达牙槽嵴顶。这是大部分牙周翻瓣术的基础,翻瓣后能暴露骨和根面。采用内斜切口可达到3个目的:① 去除牙周袋内壁的上皮衬里;

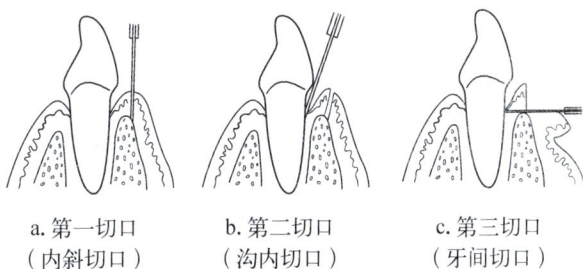

a.第一切口　　b.第二切口　　c.第三切口
（内斜切口）　（沟内切口）　（牙间切口）

图8-17　水平切口的步骤

② 保留牙周袋表面未被炎症累及的牙龈,牙龈复位后,可形成附着龈;③ 使龈缘边缘变薄,易贴附

于牙面和根面。内斜切口通常使用 11 号或 15 号刀片,刀片与牙面成 10°角,从术区唇面(或舌面)的一端开始,刀片以提插方式移动,每次插入均达骨嵴顶。应沿着每个牙的牙龈扇贝状外形改变刀片的方向,移至邻面时要更加注意刀片方向的转变,保留龈乳头的外形,避免将龈乳头切除,最终形成扇贝形的牙龈外形。内斜切口完成后,欲切除的组织仍包绕着牙齿,包括袋内壁的上皮和炎性肉芽组织、结合上皮、袋底与骨嵴顶之间的结缔组织纤维。在完成第二切口、第三切口后,以上组织将被彻底清除。内斜切口是翻瓣术中最关键的切口,临床上有时只切此一刀,用刮除方式替代其余两刀。

第一切口与龈缘的距离及切入的角度,应根据手术目的而定,并根据牙龈厚度、龈瓣复位的位置等情况作适当调整。如做改良 Widman 术,或根向复位瓣术,需尽量保留牙龈外侧的附着龈,内斜切口应距龈缘较近,甚至从龈嵴处切入;而在附着龈较厚的后牙,为了消除牙周袋,则可从距龈缘较远处切入。在牙龈较薄的部位,切口应距龈缘较近;而在牙龈肥厚增生的部位,则切口可距龈缘远些、切入角度大些,以切除增厚的袋壁组织,也可将内斜切口与牙龈切除术联合应用,以保存部分附着龈。

2)第二切口:沟内切口(crevicular incision)。沟内切口是将刀片从袋底切入,直达牙槽嵴顶。围绕整个牙齿一周做此切口,将欲切除的袋壁组织与牙面分离。可用 12D 号刀片。

3)第三切口:牙间切口(interdental incision)。用骨膜分离器沿第一切口,将龈瓣略从骨面分离,暴露第一切口的最根方,然后做第三切口。将刀片与牙面垂直,在骨嵴顶的冠方,水平地切断袋壁组织与骨嵴顶及牙面的连接。此切口除沿颊、舌面进行外,重点是在两牙间的邻面进行,刀片伸入邻间隙,从颊舌方向将欲切除的组织与骨嵴顶和牙面彻底断离。常用 Orban 刀。

(2)垂直切口(vertical incision)

为了减小组织张力,更好地暴露术区,在水平切口的近中端或近、远中端所作的纵形松弛切口。切口从龈缘开始,经过附着龈,直至牙槽黏膜或颊侧移行沟。在近、远中侧均做垂直切口时,应注意使龈瓣的基底部略大于龈缘处,略呈梯形,并且避免龈瓣近、远中向的距离很短,而水平切口根向距离很长,以保证龈瓣的血供。应尽可能避免在舌腭侧做垂直切口,因为此处可能会伤及腭部的血管、神经。垂直切口的位置应在术区近、远中侧比较健康的牙龈组织上,位于牙的颊面轴角处,将龈乳头包括在龈瓣内,以利于术后缝合。切忌在龈乳头中央,或颊面中央做垂直切口,以防影响愈合。

是否做垂直切口,取决于手术目的和瓣的设计。如:做根向复位瓣术,必须在近、远中两侧做垂直切口,且切口应达膜龈联合的根方、接近移行沟处,使龈瓣能整体向根方移位。若进行牙槽骨手术,需暴露较多的骨面时,也可做单侧或双侧的垂直切口。单纯的改良 Widman 翻瓣术,不需暴露较多骨面,故不需做垂直切口,必要时可将水平切口延长 1～2 个牙位,即可充分暴露术区。

(3)保留龈乳头切口

在做植骨术或引导性组织再生术以及前牙美观需要时,如龈乳头的近远中径较宽,可将整个牙龈乳头保持在某一侧的龈瓣上,即形成龈乳头保护瓣(the papilla preservation flap),一般将完整保留的龈乳头连在唇(颊)侧瓣上。其优点是对邻面植骨处覆盖较严密,避免植入物脱落或感染,并且可减少术后龈乳头的退缩,有利于美观。

操作时,术区的每个患牙作环形的沟内切口,不在邻面将颊舌侧龈乳头切断,而是在舌腭侧作一半月形切口(图 8-18),凸向根尖,距龈乳头顶端至少 5 mm,贯通其两侧邻牙的轴角,再用 Orban 刀从半月形切口伸入并指向唇面,切透该龈乳头基底部的 1/2～2/3，然后可将该乳头从腭侧分离开，随唇颊侧龈瓣一起被翻起(图 8-18)。

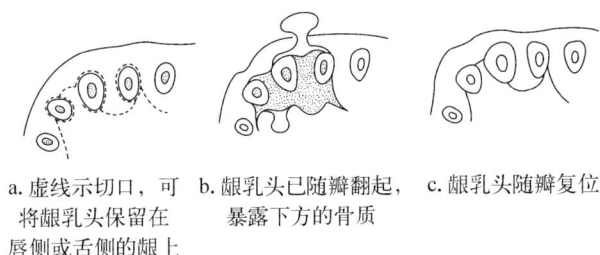

a. 虚线示切口，可将龈乳头保留在唇侧或舌侧的龈上 b. 龈乳头已随瓣翻起，暴露下方的骨质 c. 龈乳头随瓣复位

图 8-18 保留龈乳头切口

(4) 楔形切口

常用于磨牙远中楔形瓣切除术(distal wedge procedure)，用于治疗最后一个磨牙远中的牙周袋，也适用于缺牙区间隙的近、远中牙周袋，伴有骨下袋及不规则的牙龈组织纤维性增生突起。如果有足够的附着龈且没有骨损害，也可用龈切术。

此切口是在内斜切口的基础上，在磨牙远中做楔形切口，形成三角瓣，底边在最后磨牙的远中面，尖朝向磨牙后垫或上颌结节的远中端，切口直达骨面。切口之间的宽度和长度取决于袋的深度、角化龈宽度以及该牙远中面至磨牙后垫的距离等。袋越深则两切口间的距离越大。根据附着龈的情况，切口可偏颊侧或舌腭侧，尽量偏向附着龈多的一侧(图 8-19)，可减少出血，有利于组织愈合。用 12B 号手术刀将楔形组织与下方骨组织分离，用组织镊或止血钳夹持并稍提起已切开并剥离的楔形块，将之整块切除，直达骨面。

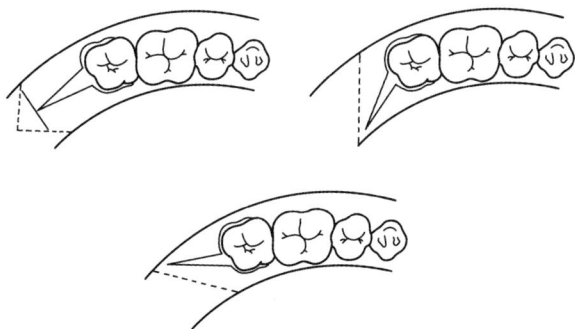

图 8-19 远中楔形瓣术

3. 翻开组织瓣

龈瓣的种类包括全厚瓣和半厚瓣。可根据手术目的和牙槽骨的具体情况而选择。

全厚瓣(full thickness flap)，也称为黏骨膜瓣(mucoperiosteal flap)，应使用骨膜分离器进行钝分离，沿骨面将黏骨膜一同翻起，暴露病变区。

在一些膜龈手术、或牙槽骨板很薄、或有"骨开窗"等情况下，为了保护牙槽骨避免因暴露而被过多吸收，可做半厚瓣(partial thickness flap)，即龈瓣只包括上皮及下方的一部分结缔组织，所以半厚瓣只适用于牙龈较厚处。半厚瓣需用 11 号或 15 号刀片进行锐分离。

也可将全厚瓣和半厚瓣联合应用，以结合两者的优点。龈瓣的冠向部分可以是全厚瓣，以暴露骨面，做骨修整，而根向部分为半厚瓣，使这部分骨得到骨膜的保护。

4. 刮治和根面平整

用刮治器彻底刮除炎性肉芽组织、根面残留牙石及病变牙骨质，平整根面。

5. 龈瓣的复位

在龈瓣复位前，用弯头组织剪修剪去除龈瓣内壁残留的肉芽组织和上皮，并适当修剪龈瓣外形，使颊、舌侧乳头处的龈瓣能对接，龈瓣的外形与骨的外形相适应并能覆盖骨面。然后用生理盐水冲洗创口，清除刮下的组织碎屑，将龈瓣复位，用湿纱布在表面轻压 2～3 分钟，由根方向冠方压推，挤压出多余的血液和空气，使瓣于骨面、根面紧贴，避免术后形成死腔和感染，有利于术后愈合。

根据手术目的的不同，可将龈瓣复位于不同的水平。龈瓣冠向复位、侧向复位应用较少，目前经常应用的有(图 8-20)：

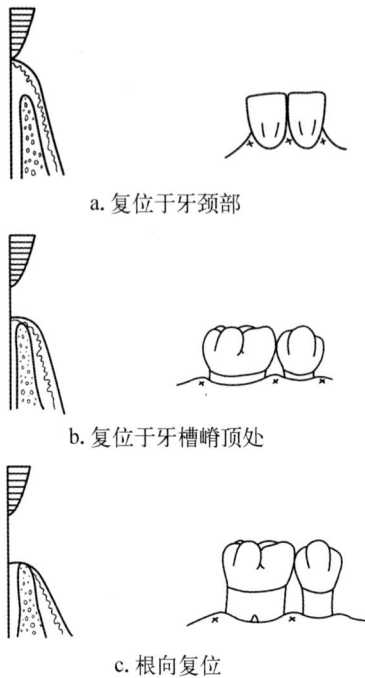

a. 复位于牙颈部

b. 复位于牙槽嵴顶处

c. 根向复位

图 8 - 20　龈瓣复位水平

（1）复位于牙颈部

为了避免术后牙根暴露，应尽量保留牙龈，内斜切口从距离龈缘 0.5～1 mm 处切入，切除袋内壁上皮，复位时将龈瓣复位于牙颈部，此即改良 Widman 翻瓣术（modified Widman flap）。适用于前牙和后牙的中等或深牙周袋，不需做骨成形者。改良 Widman 翻瓣术能彻底除去袋内壁上皮及炎症组织，不做骨修整。复位时应尽量使颊、舌侧乳头处的龈瓣对接，不使邻间牙槽骨暴露。术后健康的牙龈结缔组织能与牙面紧密贴合，既有利愈合，牙龈退缩又相对较少。Ramfjord 对患者术后 7 年的跟踪调查显示，在几种复位方法中，改良 Widman 翻瓣术能使牙周袋保持相对较浅，临床附着水平相对较高的状态。

（2）复位于牙槽嵴顶处

在后牙区，为了尽量消除牙周袋，可从接近袋底和牙槽嵴顶处做内斜切口，切除一部分袋壁牙龈，降低龈瓣高度并削薄龈瓣，因此也可认为是内斜切口的龈切术。龈瓣复位后位于牙槽嵴顶处的根面上，刚能将骨嵴顶覆盖，愈合后牙周袋消失或变浅，但牙根暴露较多。此类手术称为嵴顶原位复

位瓣术（undisplaced flap），适用于后牙中等深度及深牙周袋，以消除牙周袋为主要目的，以及需修整骨缺损者，因根分叉病变而需暴露根分叉者，但都必须保证有足够宽度的附着龈，才能避免手术切除袋壁后产生膜龈问题。

（3）根向复位

当深牙周袋超过膜龈联合，而附着龈又较窄时，可从距龈缘不超过 1 mm 处做内斜切口和双侧垂直切口，垂直切口应超过膜龈联合达移行沟处，以便将瓣向根向复位。翻起龈瓣，刮治、清创后，将龈瓣向根向推移，复位于刚覆盖牙槽嵴顶的水平，加以缝合固定。其优点是既消除了牙周袋，使病变区（如根分叉区）充分暴露，易于自洁，同时又保留了附着龈，称为根向复位瓣术（apically repositioned）。它适用于牙周袋底超过膜龈联合者，以及因根分叉病变需暴露根分叉而附着龈过窄者。在大多数情况下，龈瓣采用全厚瓣，复位后选用悬吊缝合，将龈瓣悬吊至期望的位置，并用塞治剂协助固位，防止龈瓣向冠方移位。如为了增宽附着龈，牙龈较厚，可进行半厚瓣的根向复位，将骨膜和部分结缔组织留在骨面，半厚瓣复位在牙槽嵴的根方，用骨膜缝合法进行固定。创口愈合过程中，上皮爬向冠方，覆盖暴露的结缔组织，可增宽附着龈，并能避免牙槽嵴的吸收。

6. 缝合

用间断缝合法或连续悬吊缝合法缝合水平切口，间断缝合垂直切口。

7. 牙周塞治

8. 拆线

1 周后去除塞治剂，拆除缝线。

其目的是为了使牙槽骨按现有的水平，或更偏根方的水平的基础上，修整牙槽骨的边缘部分，使其恢复至原有的形态。骨成形术强调修整骨外形而不降低支持骨高度，而骨切除术则是切除一部分

起支持作用的牙槽骨。在临床上,这两种方法往往需要同时使用,很难严格区分。

四、牙周骨手术

牙周骨手术是指用手术的方法修整由于牙周病变引起的牙槽骨的变形,如外生骨疣等,使牙槽骨恢复正常的形态和生理功能。

牙周炎引起牙槽骨的病理改变,导致牙槽骨水平或垂直吸收,同时也有部分区域骨质代偿性的异常增生,从而导致牙槽骨外形改变,如水平吸收常常导致牙槽骨高低不平、边缘变厚变钝;垂直吸收形成骨下袋、牙间的凹坑状吸收等,牙槽骨因此失去正常的生理形态。而骨的形态与牙龈的形态直接相关,由于骨的畸形,牙龈也失去正常的生理外形,菌斑堆积增加。因此要恢复牙周软、硬组织的正常生理外形,必须在翻瓣术中同时纠正骨畸形,为良好的牙龈外形创造条件。

牙周骨手术分为骨成形术(osteoplasty)、骨切除术(osteoectomy)和植骨术(bone grafting)。骨成形术和骨切除术属于"减骨术",可合称为切除性骨手术(resective osseous surgery),植骨术属于"加骨术",又称再生性骨手术(regenerative osseous surgery),其目的是尽可能使牙槽骨恢复至原有的高度和水平,这使牙周治疗有可能获得最理想的治疗效果,它意味着骨的再生及牙周韧带的再附着,结合上皮能附着于更冠方的水平。本节重点介绍切除性骨手术,再生性骨手术在牙周再生手术中详细介绍。

骨缺损的形态在很大程度上决定了所采用的手术方法。一壁骨袋,植入的骨或骨替代材料难以固位、成活,通常需用骨成形术来修整牙槽骨外形,消除骨袋。三壁骨袋尤其是窄而深的骨袋,可以用再生性的方法成功地获得新附着和骨再生。而二壁骨袋可选择性地采用这两种方法,主要由袋的深度、宽度和总的形态决定,如果是宽而浅的二壁袋,则可选择采用切除性的骨手术。

对牙槽骨正常外形的了解,在骨手术中非常重要。正常的骨外形应在嵴顶处较薄呈移行状态,牙根间的骨面有纵向凹陷,若牙槽骨嵴圆钝肥厚或突出呈平台状则需修整成形。正常的外形应是邻间骨嵴较高,而颊舌面的骨嵴较低,且相邻牙齿的骨嵴顶高度较一致,若骨边缘线高低不齐或邻面骨低于颊舌面而使骨缘线呈反波浪形者,则需要修整,必要时可切除少量支持骨。

邻面骨凹坑状吸收,骨再生的可能性较小,可切除较薄而低的一侧骨壁,形成斜坡状,或将颊舌两侧壁均除去,消除凹坑状外形(图8-21)。

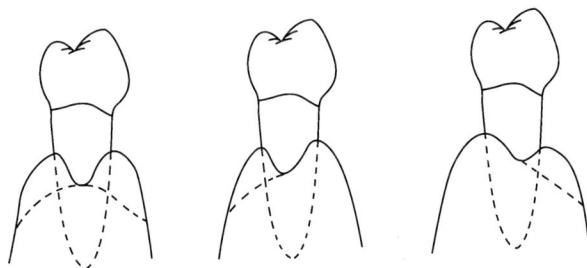

图8-21 切除一侧骨壁,形成斜坡状,或将颊舌两侧壁除去,消除凹坑状外形

向邻近缺牙区倾斜的牙齿,常在缺牙侧形成窄而深的骨下袋,需将骨修整成逐渐移行的长斜面,才能消除牙周袋(图8-22)。

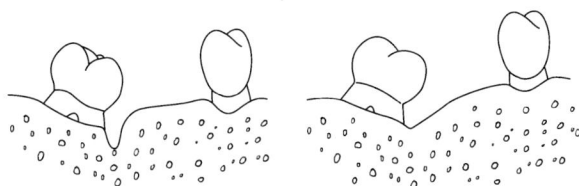

图8-22 将骨修整成逐渐移行的长斜面

根分叉病变须作根向复位瓣以暴露根分叉时,应修整分叉区的根尖骨缘,形成薄而有根间纵沟的外形,以利牙龈附着。

(一)术前检查

1)经过口腔卫生宣教,通过洁治、刮治、根面平整等牙周基础治疗后,对患者的牙周状况进行再评估,再一次确认病变范围及病变程度。

2) 牙周袋探诊和探查:这是很关键的一项检查,包括牙周袋深度;牙周袋底的位置及其与膜龈联合、附着水平的关系;骨壁数目;是否存在根分叉区域骨缺损。在局部麻醉下可进一步探查牙周袋壁的组成、范围及构造。

3) 常规 X 线检查:X 线检查不能确认是否存在牙周炎,也不能很精确反映骨缺损的范围及骨壁的数量。但能提供近远中骨缺损的范围、有无角形吸收、龋、根干长度及牙根形态等信息。而且 X 线检查也是评价治疗是否成功的重要方法之一。

4) 制订治疗计划:治疗计划应该提供活动性牙周病的解决方法,修改牙周炎引起的组织变形,并且有利于牙科综合治疗方案的实施。由于牙周病累及的范围在同一个患者的不同牙位上有很大的变异,对治疗的反应每个患者也不同,所以治疗计划必须考虑周详,并有个性化的治疗方案。

5) 切除性骨手术要有利于义齿的修复,如去除骨尖、骨嵴、外生骨疣,在保证生物学宽度的基础上增加牙冠长度,有利于美观。

(二) 手术方法

① 常规消毒铺巾,局部麻醉同翻瓣术。

② 翻全厚瓣,刮除根面的牙石及肉芽组织,充分暴露骨的外形。

③ 用涡轮手机,选取不同型号和尺寸的骨修整车针,并配合使用骨锉等器械,修整病变区颊舌侧骨缘,形成正常的波浪形。窄而深的 V 形骨缺损或切迹状吸收则修整缺损两侧过突而锐的骨嵴,形成薄而圆滑的嵴缘。对肥厚及不齐的骨缘或一壁骨袋,修整形成移行的斜坡状,在接近骨缘处应由根方向嵴顶移动,以免降低骨的高度,还应避免损伤牙齿。在牙间和根间的骨面应形成生理性的纵凹沟。去骨过程中必须有冷却水,以免引起骨坏死。

④ 生理盐水冲洗手术区,龈瓣复位,可以是原位复位,或根向复位,但龈瓣应完全覆盖根面,以减少牙槽骨的吸收,减少术后并发症。

⑤ 缝合,塞治。

五、根分叉病变的治疗

根分叉病变(furcation involvement)是指牙周炎的病变波及多根牙的根分叉区,可发生于任何类型的牙周炎,发生率随年龄增大而上升。

根分叉病变发生、发展过程中,菌斑仍是其主要病因,而且由于该处的解剖特点使菌斑控制和牙石清除十分困难。𬌗创伤是本病的一个加重因素,因为根分叉区是对𬌗力敏感的部位,一旦炎症进入该区,组织破坏会加速进行。根分叉破坏的程度和范围也与其局部解剖因素有关,如根柱长度、牙根形态、根分叉开口处的宽度和分叉角度,及局部发育畸形(如牙颈部的釉质突起)等。局部因素会影响菌斑沉积及口腔卫生维护的效果,从而影响牙周炎和附着丧失的进展。另外,龋齿和牙髓病也会影响到牙齿的根分叉区。在诊断和治疗中均要考虑到这些因素。

根分叉病变的范围和形态可以从临床探诊和 X 线片来判断,Glickman 分类法将其分为四度。

1. Ⅰ度

属于病变早期。分叉区内骨质吸收很轻微,从牙周袋内能探到根分叉的外形,但不能水平探入分叉内,牙周袋属于骨上袋,在 X 线片上看不到改变。

2. Ⅱ度

在同一个多根牙的一个或一个以上的分叉区内已有骨吸收,但根分叉区内尚有部分牙槽骨和牙周膜存留,彼此尚未相通。用牙周探针或弯探针可从水平方向不同深度地进入分叉区内,有时还可伴有垂直吸收或凹坑状吸收,增加了治疗的难度。X

线片一般仅显示分叉区的牙周膜增宽,或骨密质有小范围的降低。这是由于投照角度、组织影像重叠,以及骨质破坏形态复杂所造成的,尤其在上颌磨牙。

3. Ⅲ度

根分叉区的牙槽骨全部吸收,形成"贯通性"病变,探针能水平通过分叉区,但它仍被软组织覆盖而未直接暴露于口腔,下颌磨牙的Ⅲ度病变在 X 线片上可见完全的透影区,但有时会因牙根靠近或外斜线的重叠而使病变不明显。Ⅲ度病变也可存在垂直型的骨吸收。

4. Ⅳ度

根间骨隔完全破坏,且牙龈退缩而使病变的根分叉区完全开放而能直视。X 线片所见与Ⅲ度病变相似。

另外还有 Hamp、Nyman 和 Lindle 等提出的一些分类法,这些分类法对根分叉的治疗和判断预后很有帮助。

由于根分叉区复杂的解剖形态,常规的牙周治疗器械很难进入,使得刮治难度大大提高,而家庭口腔卫生护理也难以控制分叉区的菌斑,从而使分叉区的治疗和维护效果受到极大影响。根分叉病变治疗的目的包括以下三点:① 清除根分叉病变区内牙根面上的菌斑、牙石;② 通过手术等方法,形成一个有利于患者自我控制菌斑并长期保持疗效的局部解剖外形;③ 阻止进一步的牙周附着丧失。

对不同程度的根分叉病变,治疗方法有各自的特点。

1. Ⅰ度病变

对早期的根分叉病变可采用保守疗法。牙周袋为骨上袋,根分叉区不能探入,常规的口腔卫生维护、龈下刮治就能取得较好的效果。如果有需修整的牙槽骨隆突、倒凹或牙颈部釉质突起等不符合生理外形,易造成局部菌斑堆积者,应在基础治疗后,行骨修整术。

2. Ⅱ度病变

根分叉病变发展至Ⅱ度,治疗就比较复杂了。需根据骨破坏程度、牙周袋深度、有无牙龈退缩等条件,确定治疗方案。对于骨质破坏不多,根柱较长,牙龈能充分覆盖根分叉开口处的下颌磨牙或上颌磨牙颊侧的Ⅱ度病变,可在翻瓣术清除根面牙石及病变区肉芽组织后,行植骨术或 GTR 手术,龈瓣复位至原高度,完全覆盖根分叉开口处,并严密缝合。其手术目的是获得根分叉处的牙周新附着。Cury 等通过 2 年的临床观察,结果表明下颌磨牙Ⅱ度根分叉病变采用 GTR 手术可获得新的牙周附着。对上颌磨牙而言,GTR 手术能促进颊侧Ⅱ度根分叉病变的治疗效果,但对近远中侧的病变则没有作用。对于骨破坏较多,牙龈有退缩,术后难以覆盖分叉区者,可以做根向复位瓣术和骨成形术,使根分叉区充分暴露。也可采用隧道成形术(tunnel preparation)和根分叉成形术(furcation plasty),磨除牙颈部牙冠过突处,或在根柱较短的下颌磨牙根分叉处磨除部分牙体组织,以扩大根分叉开口。这些方法都为患者控制菌斑提供了有利的外形,但易造成牙齿敏感和根面龋,应慎用。

3. Ⅲ度和Ⅳ度病变

治疗目的是使根分叉区充分暴露,以利菌斑控制。颊侧牙龈若有足够宽的附着龈,可直接行龈瓣切除术;若附着龈较窄,则行翻瓣术,根向复位。下颌牙的舌侧可切除袋壁。由于是多根牙,根据病变累及范围及程度的不同,可行截根术(root resection)、分根术(root bisection)、半牙切除术(hemisection)等牙周手术,并配合髓病治疗及冠、桥等修复治疗。对病变程度极为严重,炎症难以控制的患牙,则考虑拔除。

(一)根分叉成形术(furcation plasty)

根分叉成形术指在根分叉入口处行牙成形术

和骨成形术,以获得良好的形态控制菌斑。主要适用于颊舌侧分叉区。

① 切除或翻开软组织瓣,暴露根分叉区和周围骨质。

② 对暴露的根面进行刮治和根面平整,去除根分叉区的炎性肉芽组织。

③ 牙成形术,去除部分牙冠和牙根,增宽根分叉入口。

④ 修整牙槽骨嵴顶的形态,减小分叉区骨缺损的颊舌径。

⑤ 在牙槽嵴顶水平缝合龈瓣,覆盖根分叉入口,愈合后,以乳头样组织关闭根分叉入口。

在活髓牙上行牙成形术,不能过度去除牙体组织,以免引起牙根敏感。

(二) 隧道成形术(tunnel preparation)

隧道成形术可用来治疗下颌磨牙的Ⅱ度和Ⅲ度根分叉病变,适用于根干较短,分叉角度较大,近远中根之间距离较长的下颌磨牙。

① 翻开颊舌侧的软组织瓣,对暴露的根面进行刮治和根面平整,去除根分叉区的炎性肉芽组织。

② 去除部分根间骨质,使根分叉区增宽。

③ 修整牙槽骨嵴外形,包括牙间骨质、牙的近远中向的牙槽骨,以获得较为平缓的牙槽骨轮廓。

④ 去除牙槽骨组织,直至分叉区有足够的空间容纳菌斑控制的器械。

⑤ 软组织瓣根向复位。

术中操作要谨慎,以免使根分叉区暴露的根部敏感,及产生根面龋。

(三) 截根术(root resection)

截根术是指将根分叉病变的多根牙中破坏最严重的一个或两个牙根截除,去除分叉区病变,同时保留牙冠和其余的牙根,继续行使功能。常用于磨牙的Ⅲ度或Ⅳ度根分叉病变(图8-23)。

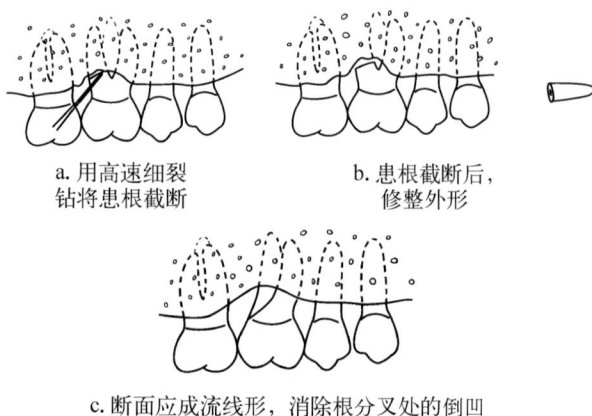

a. 用高速细裂钻将患根截断　　b. 患根截断后,修整外形

c. 断面应成流线形, 消除根分叉处的倒凹

图 8-23　截根术

1. 适应证

① 此患牙的保留对制定整个牙列的治疗计划非常关键。如此患牙可作为活动或固定义齿的基牙,如拔除将影响义齿修复计划。

② 患牙的根分叉处有足够的附着存在。

③ 多根牙的一个或两个根(上颌磨牙)的牙周组织破坏严重,且有Ⅲ度或Ⅳ度根分叉病变,而其余牙根病变较轻,牙齿松动不明显者。

④ 磨牙的一个根发生纵折或横折,而其他根完好。

⑤ 磨牙的一个根有严重的龋病或根尖病变,根管不通或器械折断不能取出,影响根尖病变的治疗者。

⑥ 患者能保持良好的口腔卫生。

⑦ 术前应对患牙作牙髓治疗,并调𬌗及缩减牙冠的颊舌径,以减轻该牙的𬌗负担。

2. 术前应考虑的因素

根柱(从釉牙骨质界到分叉处)的长度:根柱短的牙齿,牙周病变较早累及根分叉区,适合截根术,操作容易,术后有较多的牙周组织支持余留的根,保持稳定;根柱长的根,根分叉区较晚受到牙周病变的累及,但分叉部位接近根尖区,术后没有足够的牙周组织支持,不适合截根术。

根分叉的角度:根分叉的角度大,易于治疗和手术;根分叉角度小,根分叉空间小,操作难度增大。

牙根的长度和形态:牙根过短过窄,或牙根弯曲,术后牙根不足以支持牙齿行使功能者,不适合截根术。

牙根融合:在进行手术前要判断牙根是否融合,对下颌磨牙或上颌磨牙颊根,通过探诊或 X 线片可诊断,但对上颌磨牙的近中颊根(或远中颊根)与腭根或上颌第一前磨牙的颊腭根的判断较难,需将软组织瓣翻起,使术者直视这一区域,探诊深度达到 3～5 mm 才能明确是否牙根融合。

余留根周围支持组织的量:这需要探查整个患牙周围的状况,支持组织量少,不足以支持牙齿,则不适合截根术。

牙齿动度:一般而言,松动度越大的牙齿,余留的牙周支持组织越少,如牙齿动度已超过Ⅱ度,则不适合截根术。

术后口腔清洁工具能否进入根分叉区:术后要形成有利于器械进入的解剖环境,进行术后口腔卫生的维护,否则不适合截根术。

保留的患根应进行彻底的根管治疗。

3. 手术方法(图 8-24)

常规翻瓣,充分暴露根分叉区,彻底清创、根面平整。

可去除根分叉区颊腭侧少量的骨,有利于去除牙根。

截根。用灭菌的涡轮手机,安装细裂钻(最好为金刚砂钻),在分叉水平将患根截断并取出,注意要将分叉处完全切去,切忌残存树桩状的根面倒凹。修整截根面的外形,使从分叉区到牙冠接触区形成流线形斜面,以利于日后保持口腔卫生。

断面根管口倒充填。在断面暴露的根管处备洞,用银汞合金或玻璃离子倒充填,注意不要将银汞碎屑掉入伤口内。也可在做牙髓治疗时,将需截除根的根管口稍扩大加深,从髓腔内充填。

将根分叉深部及拔牙窝内的病变组织刮净,修整不规则的骨嵴外形,使其符合生理外形。

清创,将龈瓣复位缝合,尽量覆盖截根区的创面,放置塞治剂。

如果在进行牙周手术过程中,临时发现有重度病变的牙根必须做截根术,而未能于术前预先进行根管治疗者,可先行截根术,摘除断根,将余留断面作固位型,用氢氧化钙糊剂直接盖髓后充填,术后定期复查牙髓状态,若牙髓活力逐渐退变或坏死,再作根管治疗。

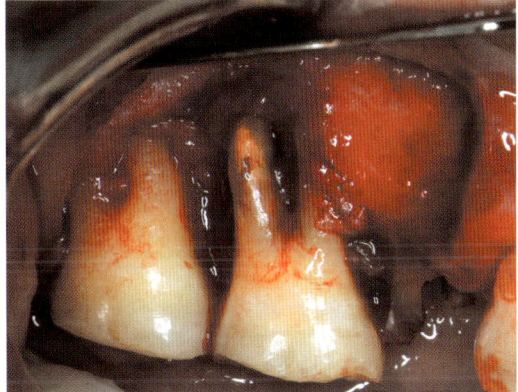

a.常规翻瓣,充分暴露根分叉区

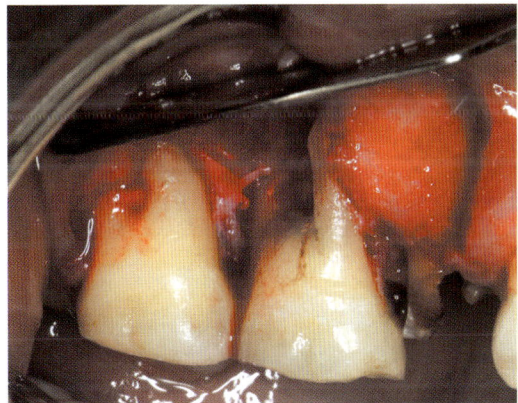

b.截根

图 8-24 截根术手术图

4. 截根术后的护理及愈合

截根术后即刻,患牙会有较明显的松动,嘱患者尽量不用患牙咀嚼,3～4 周后患牙将逐渐恢复到术前的稳固度。

截根术后最可能发生的并发症是余留牙根的牙周破坏继续加重或根折。根折的主要原因是患牙支持作用减少,𬌗力分布改变,对患牙造成创伤;

或术前未作调𬌗；或根管治疗造成根管壁过薄，或根管有内吸收后导致牙根脆弱而根折。

截根术获得长期疗效的关键在于正确的诊断、适应证的选择、正确的手术操作和修复，及患者良好的口腔卫生维护。

（四）分根术（root separation）

分根术适用于下颌磨牙。将下颌磨牙从牙冠的正中沿颊舌方向截开，使其分离为近中、远中两半，形成两个独立的类似单根牙的牙体（图8-25）。这样能较彻底地清除根分叉区的病变组织，消除了原有的根分叉病变，有利于菌斑控制和自洁。

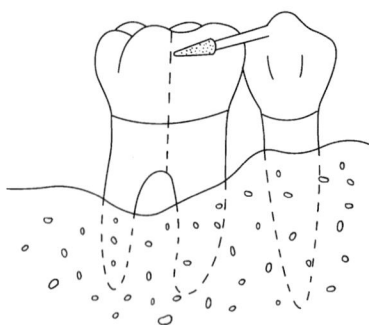

图8-25　分根术

1. 适应证

① 下颌磨牙Ⅲ度或Ⅳ度根分叉病变，局部的深牙周袋不能消除者。

② 患牙两根周围有充分的牙周支持组织，牙齿松动度不大。

术前考虑因素同截根术。

2. 手术方法

术前先行根管治疗，髓室内用银汞合金或树脂类材料充填。

作内斜切口及垂直切口，尽量保留根分叉处龈缘组织，以利于形成术后两个"单根牙"间的龈乳头。

常规翻瓣，充分暴露根分叉区，刮除病变组织。

使用金刚砂钻或涡轮裂钻，从正对根分叉部位沿患牙牙冠的颊舌向发育沟切开，分为近中、远中两半，形成两个独立的单根牙。修整近中、远中两半牙体的外形，远中根的远中面与近中根的近中面平行，远中根的近中面与近中根的远中面呈发散形，增加两者间的空间，为修复治疗作准备。

清创，龈瓣复位、缝合。放置牙周塞治剂。

伤口愈合期间最好制作临时冠，有利于牙间乳头的形成。6～8周后进行牙冠修复。修复体的边缘要有利于口腔卫生维护。调𬌗，尽量减少侧向𬌗力。

（五）牙半切除术（tooth hemisection）

牙半切除术是将下颌磨牙从牙冠及牙冠的正中沿颊舌方向截开，使其分离为近中、远中两半，形成两个独立的类似单根牙的牙体。牙周组织破坏较严重的一个根连同该半侧牙冠一起切除，而保留病变较轻或正常的半侧，成为一个"单根牙"，从而消除根分叉病变（图8-26）。

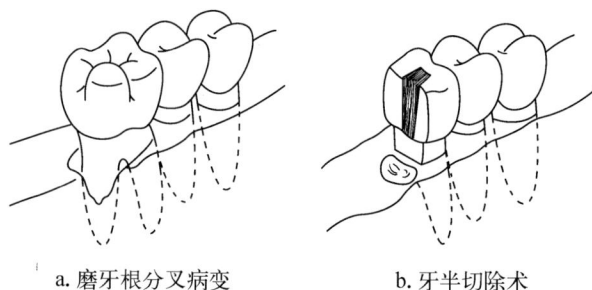

a. 磨牙根分叉病变　　　b. 牙半切除术

图8-26　牙半切除术

1. 适应证

① 下颌磨牙根分叉病变，其中一根受累，另一根较健康，有支持骨，松动度不大，并能进行根管治疗者。

② 需留作为基牙的患牙。

2. 手术方法

术前进行根管治疗，髓室内以银汞合金或树脂类材料充填。

切口、翻瓣同截根术。如根分叉已完全暴露，也可不做翻瓣。

用金刚砂钻或涡轮裂钻，将患牙从牙冠向根分叉部分分为近远中两部分，切割位置可稍偏向患处，以保留较多的健侧冠根。

拔除患侧冠根，刮净拔牙窝及原根分叉区的病变组织，必要时做骨修整。

修整保留侧的断面边缘，形成类似单根牙的良好牙体外形。

龈瓣复位缝合。放置塞治剂，注意不要将塞治剂放入拔牙窝。

2～3个月伤口完全愈合后，进行牙体或牙列的修复。

（六）拔牙

如果根分叉病变的患牙附着丧失广泛，没有牙根可以保留，或保留该患牙使牙体及牙龈的形态结构不利于菌斑控制，则考虑拔除。若保留该患牙对整体治疗没有帮助，或该牙伴有牙髓病变和龋病，有可能成为整体治疗长期预后的一个危险因素，也考虑拔除。

六、牙周再生手术

（一）引导牙周组织再生

1. 概述

伴随着机体修复机制的逐步解密和新型生物材料的快速发展，牙周炎治疗的模式在过去20年间发生了明显的变化。运用诱导和细胞功能反馈机制，我们已经可以实现对创伤愈合的过程进行一定的干涉。由此牙周治疗的目的不但包括阻止牙周病的进展，还包含遭破坏的牙周组织获得一定程度的再生，因此开拓牙周再生技术已经成为牙周病治疗的发展趋势。

引导组织再生（guided tissue regeneration，GTR）技术最早由 Nyman 等于1984年提出，其理论基础是：率先占据牙齿根面的细胞类型决定了牙周修复的类型，理想的牙周修复需要唯一具有再生正常牙周组织潜能的牙周膜细胞能够在牙齿根面早期定植，而牙龈上皮的快速增殖和迁徙能力将导致其率先占领根面形成长结合上皮愈合；GTR的目的是使屏障膜覆盖骨面、牙周膜和根面，隔绝牙龈上皮和牙龈结缔组织，防止牙周手术愈合期内牙龈上皮向根面的快速迁移（图8-27），为牙周膜细胞、成牙骨质细胞、成骨细胞向根面的移动创造空间，为它们在牙周缺损区域的增殖分化提供环境，以实现牙槽骨、牙周膜和牙骨质的再生（图8-28）。

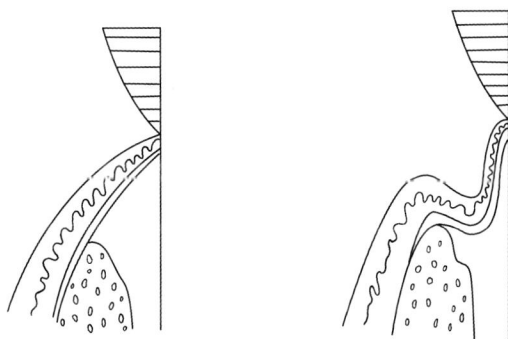

图 8-27　GTR 屏障膜放置

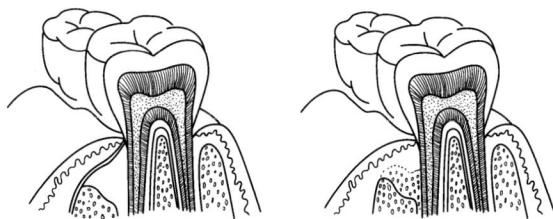

图 8-28　GTR 术后牙周组织再生

2. 屏障膜

最早应用于牙周 GTR 的屏障膜是微孔滤膜，牙科用橡皮障也曾被尝试作为屏障膜使用，随后膨化聚四氟乙烯成为大量应用的材料，近年来人工合成的多种可吸收聚合物也逐渐成为 GTR 膜的可选材料。

根据 GTR 手术的要求,理想的屏障膜应该具备以下性质。

1) 材料安全,不会因为屏障膜而传播疾病。

2) 生物相容性,无毒副作用,无免疫原性。

3) 操作简便,易与根面骨面亲和。

4) 形态坚固,不易塌陷。

5) 分子可以渗透,细胞无法穿入。

6) 易与组织结合,易固定。

7) 在一定时间内维持牙周膜细胞的生长空间。

8) 其降解性可以控制。

9) 含有抗生素或其他抑菌剂,易于控制感染。

按照是否需要二次取出将屏障膜材料分两大类,非可吸收屏障膜和可吸收屏障膜。非可吸收材料需具备良好的生物相容性,其制作的屏障膜需要手术后 4～12 周后进行二次手术取出。可吸收材料同样需具备良好的生物相容性,其中人工合成的可吸收聚合材料通过水解反应在体内降解后,不应对机体产生伤害,天然材料胶原膜通常使用来源于牛或猪的Ⅰ型胶原制备,在受体体内通过酶促反应降解,结构崩解时间从 6～8 周到 4～8 月不等。表 8-1 列出目前可获得的各类屏障膜及商品化的代表产品。

表 8-1 可吸收屏障膜分类

材料性质		材料种类英文名称	材料种类	代表产品
人工合成材料	成品膜	Polylactic acid (PLA)	聚乳酸	Epi-Guide
		Polyglycolic acid (PGA)	聚乙醇酸	
		polyglycolid/polylactid 9∶1 (Polyglactin 910)	聚乳酸-聚乙醇酸复合物	Vicryl, Vicryl-Net, Cytoflex
		Poly-D,L-lactide-co-glycolide (PDLA)	聚乳酸-聚乙醇酸复合物	Resolut
		Poly-DL-lactid/Poly-L-lactid + acetyltributylcitrate	聚乳酸-聚乙醇酸-乙酰柠檬酸三丁酯复合物	Guidor
		Polylactid/Polyglycolid/ Trimethylene carbonate	聚乳酸-聚乙醇酸-三亚甲基碳酸酯	Osseoquest Inion GTR
		Polyglycolide (PGA) + d, l-lactide/glycolide (PGLA) + Poly-l-lactide (PLLA)	聚乙醇酸聚乳酸复合物	BioMesh
		Oxidized cellulose	氧化纤维素	
		Alkali cellulose	碱性纤维素	Gengiflex
		Calcium sulfate hemihydrate	半水合硫酸钙	
	凝胶膜	Polylactic acid + N-methyl-2-pyrrolidone (PLA+NMP)	聚乳酸 N-甲基吡咯烷酮	Atrisorb contains an antibiotic-doxycycline 4%
天然材料	材料种类	材料性质	材料来源	
	异种胶原	Ⅰ型胶原	猪皮肤	Bio-Guide
		Ⅰ型胶原	牛肌腱	OsseoGuard, BioBar, Biomend, Neomem

材料性质	材料种类英文名称	材料种类	代表产品
	Ⅰ型胶原	人皮肤	Alloderm
	Ⅰ＋Ⅲ型胶原	猪皮肤	Ossix
	Ⅰ＋Ⅲ型胶原	牛皮肤	Periogen
	Ⅰ型胶原＋硫酸软骨素	小牛皮肤	Paroguide
	羟磷灰石＋Ⅰ型胶原＋硫酸软骨素	小牛皮肤	Biostite
自体组织	自体骨膜	自体骨膜	
异体组织	冻干同种异体硬脑膜	异体硬脑膜	

下面介绍几类特殊的屏障膜材料,它们是当前临床常用的品种和一些具有特殊性能的屏障膜,虽然有学者总结了大量的临床报道,结论是使用不同种类 GTR 膜的手术疗效没有统计学差异。

(1) 自体骨膜

自体骨膜是一种具有刺激牙周膜再生的屏障膜材料,其来源可以是患者自体健康的腭部组织。因获取自体骨膜需要在术区外增加手术区域,且其临床操作性能不佳,在当前有大量优秀材料可以选择的条件下没有获得临床推广。

(2) 胶原膜

胶原是牙槽骨和牙周结缔组织中主要的蛋白质。胶原具有凝聚血小板的功能,有助于促进血块形成,从而维持创面稳定;胶原还能够趋化成纤维细胞,其诱导的细胞快速移动能够促进创面愈合;胶原提供的支架增加了愈合组织的厚度;这些都是 GTR 手术成功的重要条件。

不同胶原屏障膜产品的降解时间从 4～24 周不等,能够满足 GTR 手术的需要,其生产时采用的交联技术能够增加强度、减缓降解,但胶原膜的降解仍然可能因应用条件不同而存在较大变异。产品化的胶原膜都来源于异种生物,因免疫原性弱并不引起机体的排斥反应。通常胶原膜的操作性能不及聚合物膜和聚四氟乙烯屏障膜,部分产品湿润后发生卷曲和皱缩,可能影响 GTR 手术进程。

商品名为 Bio-Gide 的胶原膜来源于猪的皮肤。其两面的结构不同,应用时需将粗糙面与牙根面或骨面接触。临床所需要的特殊的膜形状可以依据产商提供的模具修剪获得。手术中应用前使用生理盐水或血液浸润,膜即呈现一定黏性,易附着在骨面上,无需单独缝合固定。

(3) 凝胶膜

凝胶膜是一种新型牙周引导再生膜制剂,于 2000 年获得 FDA 认证的商品名为 Atrisorb FreeFlow。产品提供为每次手术使用的独立套装,组份为聚乳酸粉末(powder-form polylactid)和液体载体 NMP(N-methyl-2-pyrrolidone),其系列产品 Atrisorb-D 含有能够在术后缓释 7 天的强力霉素(doxycycline)。粉液混合后既可以使用专用的注射器和可弯曲的金属套管,直接滴注在应用部位,在没有唾液和血液干扰的条件下流动到所需区域形成膜结构,也可以使用产品配套的模板现场制作各种形态的屏障膜,材料会在 5 分钟内凝结成柔软的膜,并在接触组织液后硬固,使用少量无菌生理盐水对膜进行喷雾处理 10～20 秒,有助凝胶膜的成形和固化。当在骨缺损区未使用植骨材料时,不宜使用直接滴注法以防止膜材料大量进入骨缺损部位。凝胶膜涂布的范围,即黏固后的屏障膜覆盖创面的要求与普通屏障膜相同,详见下文。使用直接滴注法时,形成的屏障膜与周边软组织黏合紧密,无需针对膜的缝合固定步骤,瓣复位缝合时应避免缝针穿破撕裂凝胶膜。

此凝胶膜为多孔性结构,因其孔径较小,上皮细胞和结缔组织细胞无法从其中穿过。材料中缓释出的抗生素能够有效减少细菌感染的概率。凝胶膜的降解发生在术后 20 周,符合屏障膜的应用要求。

(4) 聚乳酸等聚合材料膜

聚合材料是 GTR 中应用研究最广泛的一类膜,在国内亦有多家临床科研机构开展聚合材料屏障膜的研制开发。其中聚乳酸 PLA 和聚乙醇酸 PGA 的混合物在研制时具备较好的可控性,两者的比例变化可改变成品 GTR 膜的降解时间。多数聚合材料屏障膜产品由聚合物纤维编织而成,物理性能稳定,植入后降解时间明显长于胶原膜。

(5) 聚四氟乙烯屏障膜

由于符合 GTR 要求的商品可吸收屏障膜不断涌现,非可吸收膜的应用已经日趋减少,但曾经是应用最广泛的聚四氟乙烯屏障膜仍然是引导再生膜临床疗效的金标准,任何新问世产品都需要以其作为对照进行实验研究。

(6) 钛网强化膨化聚四氟乙烯膜

因其具备良好的维持形状的能力,能够确保牙周膜细胞的生长空间不受到限制,钛网强化膨化聚四氟乙烯膜(titanium-reinforced ePTFE, TRePTFE)具有极好的临床操作性能和稳定的物理屏障功能。

(7) 可塑形的 GTR 膜

此种 GTR 膜原为柔软状态,可修整成形以适合术区需要,其特殊材质经过催化剂处理后,应用于术区即硬化成形,能够维持牙周膜生长的空间,同时此系统设计了可吸收材料制作的固定钉,可以选择应用缝线或固位钉对膜进行固定。

3. 手术方法

(1) 手术基本步骤

包括 GTR 在内的众多牙周治疗新理论、新技术都仍然建筑在牙周抗感染的基础上,因此 GTR 手术的基础是牙周翻瓣手术,与其基本步骤相同。

经过常规消毒、局部麻醉、切口、翻瓣、清创、根面处理后,准备屏障膜(图 8 - 29),在相应区域放置屏障膜(图 8 - 30),固定屏障膜,最后瓣复位缝合塞治。

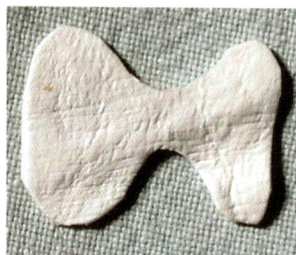

图 8 - 29 修整后的屏障膜

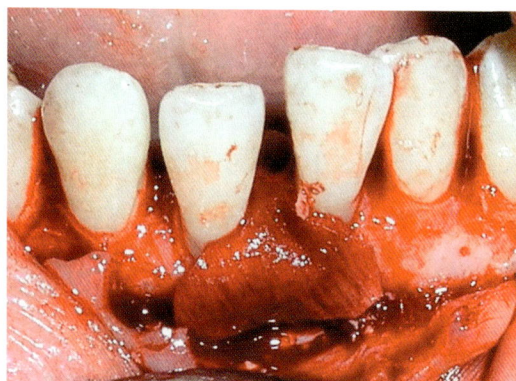

图 8 - 30 放置屏障膜

不同手术区域可应用不同形状的 GTR 屏障膜(图 8 - 31):① 应用于切牙或双尖牙唇颊面较窄的垂直型骨缺损。② 应用于磨牙唇颊面较宽的垂直型骨缺损或根分叉区骨缺损。③ 应用于邻牙缺失牙的近中或远中骨缺损。④ 应用于前牙区邻面区域的骨缺损。⑤ 应用于后牙区邻面区域的骨缺损。⑥ 种植使用的埋入式 GTR 膜。

(2) 术中术后注意事项、并发症及处理

术区麻醉可以使用局部麻醉骨膜下注射,唇颊侧注射部位选择前庭沟进针,舌腭侧距龈缘 1~2 cm 进针,防止龈缘和龈乳头过度浸润而导致术后屏障膜上方的组织局部缺血坏死或预后延迟。

水平切口采用内斜切口,为尽量保留更多牙龈组织,切口可位于龈缘或行沟内切口,都需确保完全切除袋内组织。在邻面组织健康宽厚、血供充足

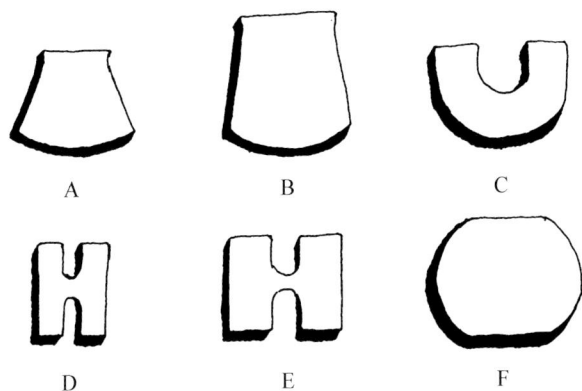

图 8-31　各种形状的屏障膜

的条件下可选择保留龈乳头切口。近中垂直附加切口位于患牙近中两个牙位，远中垂直切口位于患牙远中一个牙位，充分暴露术区病变骨组织同时释放软组织瓣张力。

根据病损部位形状及屏障膜放置方案，决定采用单侧或颊舌双侧翻瓣，以及黏骨膜全厚瓣剥离的程度，全厚瓣剥离至附着龈下方可以获得龈瓣冠向复位的条件，或行骨膜分离松解软组织，以配合对屏障膜的覆盖。

翻瓣通常最少需要到达骨缺损边缘下方 3～4 mm，目的是稳定放置屏障膜并获得牙周组织再生空间。

去除牙周袋内壁病变组织，使用手器、超声、声波、旋转类等各种器械，刮除根面残余牙石、病变牙骨质，去尽骨缺损区肉芽组织。

根面处理具体方法参见牙周翻瓣术和釉基质蛋白一节。

预备放置屏障膜的部位需要使用生理盐水彻底清洁，不能残留根面处理制剂（釉基质蛋白等特殊制剂例外）和纱布棉絮等杂质。

根据牙周病变区或骨缺失区选择屏障膜，并修整成为合适的大小和形状：屏障膜放置后需要保证其边缘较骨缺失区向根方延伸 3 mm，侧方延伸 2～3 mm，切方位于釉牙骨质界下 2 mm，屏障膜应当完全覆盖骨缺损区。周边的支持骨组织如果为坚硬的骨皮质，可以使用小号裂钻钻孔，使膜材料

与血液或骨髓组织接触。

根据需要调整患者头位和方向，使手术者可以尽可能利用重力，使放置的屏障膜保持稳定。

存在较大骨缺损的部位需要结合使用植骨材料或使用具有维持形状功能的屏障膜，以保证屏障膜不会在创口愈合牙周膜再生期间发生塌陷。

根面血块的稳定性是牙周膜再生的最重要条件之一。它能防止上皮向根尖方向增殖，增加纤维基质可靠的稳定性，这是创口愈合过程中保证修复细胞正常迁移的自然诱导机制。为保证屏障膜覆盖的术区有薄层血凝块，使用悬吊缝合技术将屏障膜稳定地固定在患牙上，结合缝线的屏障膜在这项操作上较简便。

将黏骨膜瓣冠向复位，其边缘应超过膜边缘 2～3 mm。

使用褥式缝合与间断缝合相结合，保证龈瓣严密闭合。

由唇舌两侧使用中等力量捏持术区 1～2 分钟，确保瓣完全稳定覆盖屏障膜。

使用牙周塞治剂保护整个手术区域，上塞治剂前在创面上使用缓释抗菌制剂能够减少术区感染的概率，但应防止药物过敏，并选择不干扰塞治剂固化的局部抗生素类药物。

术后酌情使用止痛药，口服广谱抗生素 1～2 周，若术区水肿严重可以短期使用激素。2 周内每天使用氯己定含漱液漱口 2 次，2 周拆线。

在拆线前发生塞治剂、缝线松脱等情况需及时复诊，去除已经无法保护创面的塞治剂和缝线，观察屏障膜情况，必要时重新缝合塞治。

为防止屏障膜受力移位，8 周内术区的口腔卫生维护只能轻柔使用软毛牙刷，而不应该使用任何机动器械，其他部位在 2 周后恢复使用软毛牙刷、牙线和牙缝刷。

术后第 1、2、4、8 周常规复诊检查，若发现菌斑堆积，及时进行简单洁治。术后 6 个月内不能进行牙周袋探诊和龈下刮治。

术后1周左右由于牙龈萎缩常见非可吸收屏障膜边缘暴露,同时伴有龈缘充血者多为局部细菌积聚、菌斑形成所致,可以增加抗菌含漱液的应用频次或使用局部缓释抗生素。尽可能保持部分暴露的屏障膜的稳定,方法是局部麻醉下追加缝合和术后5周内每周重复塞治。

对于非可吸收屏障膜,其边缘通常在术后4~6周暴露,部分病例在术后5周可以将屏障膜直接取出,或者在局部麻醉下在放置区局部使用尖锐刀片分类龈瓣和屏障膜后取出屏障膜,若龈瓣与屏障膜间形成盲袋,需要完全去除袋内上皮组织,以保证新鲜结缔组织接触新生牙周组织。二次取膜手术应动作轻巧,不可损伤下方的新生牙周组织,术后维护与翻瓣术相同。

正常情况下可吸收屏障膜无需取出。若因可吸收性材料不稳定或因局部感染发生屏障膜早期崩解,可能出现屏障膜变形皱缩、由创面排出或部分外露,此情况发生在2周内需及时将剩余屏障膜去除,可根据患者具体情况决定重新翻瓣置入,或在判定患者无法维持口腔卫生时,不再重复进行引导牙周再生手术。

4. 疗效评估

多种因素影响着GTR手术的疗效,牙周病医师有必要根据具体情况决定是否进行此类再生手术。已经获得公认的将为GTR手术带来负面作用的因素如下。

1)口腔卫生差,菌斑控制不良。

2)患者依从性差,不能配合按时复诊进行牙周维护。

3)吸烟。

4)医源性因素:如屏障膜材料选择、瓣设计、术后维护,以及牙根形态、特殊解剖结构和部位等其他因素。

其他可影响GTR预后的因素还有患者自身的条件如年龄、全身健康情况、精神压力等,年轻身心健康的患者通常能够获得满意的疗效;手术医师接受的特殊训练和临床经验等来自术者的条件也决定着手术的效率和成果,牙周专科医师培训和牙周病专业进修是当前我国口腔科医师学习掌握GTR技术的主要途径;病变区牙齿和牙槽骨解剖结构、牙龈厚度、牙齿松动度、咬合创伤、剩余骨量等病损区条件也影响着GTR术后的附着获得,三壁骨下袋、大于4 mm的骨缺损和二度根分叉感染是能够获得最理想效果的GTR术适应证。

目前商品化的GTR屏障膜多为进口产品,材料价格远高于国内多数地区的牙周手术费用,而国产GTR屏障膜的价格也不低,因此GTR手术适应证的掌握一定要综合患者的各方面条件进行研判,而通过循证医学研究获得的GTR疗效评估可以帮助医师研判其具体临床条件下可能获得的预后情况:在骨下袋缺损的病例中,使用GTR能够较传统翻瓣术获得更多牙周附着、减少更多的牙周探诊水平;在根分叉感染的条件下,GTR术较翻瓣术能获得更多的垂直附着,减少更多的水平及垂直探诊水平,但术前无法预知是否能够完全修复根分叉区的骨缺损;在骨下袋缺损中,使用不同类型GTR膜的最终疗效并无显著性差异,但对于根分叉病变仅有ePTFE和聚合物材料制作的屏障膜有作用;结合植骨材料应用的GTR术在根分叉感染缺损的治疗中能够进一步促进牙周再生,但使用植骨材料在骨下袋病例中没有更多的改善。而在根面暴露病例中使用GTR术的疗效不及结缔组织移植术。

(二)富血小板血浆技术

1. 概述

富血小板血浆(platelet-rich plasma,PRP)在促进软组织和骨组织的愈合过程中具有特殊功效,正日益被临床医学的众多学科广泛研究和应用。富血小板血浆的定义是具有高浓度血小板的自体血浆。血液中正常的血小板浓度为 $150 \times 10^9/\text{L} \sim 350 \times 10^9/\text{L}$，一般认为血小板浓度为全血 5 倍以上，或者浓度达到 $1\,000 \times 10^9/\text{L}$ 的血浆才能被称为 PRP，血小板低于此浓度的血浆不具备可靠的功能，而太高的浓度也未发现具有更好的疗效。血库提供的浓缩血小板（platelet concentrate）是同种异体的血液制品，不排除含有少量白细胞和其他异体成分，有造成输血反应和疾病传播的可能，并不适用本章节讨论的 PRP 的各种临床应用。

2. 血小板及所含生长因子

血小板是骨髓成熟巨核细胞来源的具有生物活性的小块物质。我国成年人的血小板正常数量是 $100 \times 10^9 \sim 300 \times 10^9/\text{L}$。血小板内的 α 颗粒（α granules）中蕴含丰富的生长因子，主要包括：血小板衍生生长因子（platelet-derived growth factor，PDGF）；其 3 种同分异构体为 PDGF - αα、PDGF - ββ、PDGF - αβ；转化生长因子 β（transforming growth factor beta，TGF - β）；胰岛素样生长因子 Ⅰ（insulin-like growth factor Ⅰ，IGF - Ⅰ）；血管内皮生长因子（vascular epithelial growth factor，VEGF）和内皮生长因子（epithelial growth factor，EGF）等。这些生物活性分子能够刺激成纤维细胞（fibroblasts）、平滑肌细胞（smooth muscle cells）和成骨细胞（osteoblastic cells）的增殖；趋化中性粒细胞（neutrophilic granulocyte）和巨噬细胞（macrophage）；对于某些表型的细胞能够诱导细胞外基质的产生；激活内皮细胞增殖，刺激血管生成；并能吸引多种细胞成分参与对抗感染和对损伤组织的修复。其中 PDGF - αα 和 PDGF - ββ 还是人类牙周膜细胞有丝分裂的主要促进因子，TGF - β 则是细胞有丝分裂的调节因子。血小板在激活后释放出其富含的 PDGF 和 TGF - β 等生长因子，以及 PRP 中大量包含的能够促进牙周膜细胞和成骨细胞合成 Ⅰ 类胶原的纤维蛋白，它们的共同作用能够促进牙周组织的再生。

3. 使用 PRP 的意义和临床应用

使用 PRP 的安全性是得到一致公认的。PRP 所含生长因子为内源性蛋白分子，应用时不进入细胞而是作用于细胞膜受体，通过胞浆内信号传导通路，调控靶细胞特定基因表达，因而不会发生致畸、致突变的可能。

使用自体血液制备的 PRP 较商品化生长因子具有更多优势。一方面外源性生长因子作为异种蛋白可能引发免疫排斥或传播特殊疾病；另一方面其使用剂量和多组分间的比例均不易控制，即使有动物实验或体外细胞实验的研究数据，也由于人体存在复杂的反馈机制而不宜简单套用。作为多种生长因子的载体，PRP 包含的各生长因子组分以人体中固有的比例存在。较单独使用一种或几种外源性（包括重组的）生长因子，使用 PRP 可能产生更和谐的生理效应，因此能够获得更加理想的临床效果。

来源充足，制备简单，价格相对低廉，安全可靠的 PRP 已经被医学界认可，1997 年首次在口腔医学领域应用，并在骨科手术、心外科、整形美容外科、运动医学等领域获得广泛应用，并取得了良好疗效。

4. PRP 制备

（1）制备原理

经长时间静置或离心，抗凝全血可分为三层，底部是红细胞，上层是血清，中间为白细胞和血小板层。通过离心法获得 PRP 的原理就是根据血液中各种成分的沉降系数不同，使用一定的离心力和离心时间获得血小板和其他血液成分的相对分离，分别得到 PRP、血小板血浆（PPP）和浓缩红细胞。

（2）制备方法

虽然仍然有使用一次离心获得 PRP，并成功应用于临床的报道，但简单的一次离心技术无法获得高浓度的血小板,因此多数 PRP 制备方案都采取了二次离心法,表 8-2 列出了 PRP 制备方案中离心力、离心时间等基本数据。从中可以发现多数 PRP 制备方案都采用了先低速离心,分离获得血清、血小板和部分红细胞,再二次高速离心,获得 PRP 和 PPP 的制备程序。

表 8-2　商品化 PRP 制备系统和文献报道的 PRP 制备方案

系统名称/文献作者	应用对象	离心力（g）	离心机转速（rpm）	离心半径（cm）	离心时间（min）	系统制造者,产地
Curasan PRP-kit	人	451	2 400	7	10	Kleinostheim, Germany
		1 014	3 600	7	15	
Friadent-Schütze	人	451	2 400	7	10	Vienna, Austria
		1 014	3 600	7	15	
Teruflex	人	2 890			6	Terumo Europe, Leuven, Belgium
		153			12	
Cenni	人	120			5	—
		1 000			15	
SONG	人、鼠	365	1 500	14.5	20	—
		537	2 000	12	10	
Ferreira	人	120			10	—
		120			10	
Yamada	狗	203			5	—
		1 050			5	
Aghaloo	兔	215			10	—
		863			10	
Sonnleitner	人	160			20	—
		400			15	
Harald Schulze	鼠	300			15	—
		1 000			10	

每种方案的离心力的两行数据分别为第一次离心和第二次离心的离心力。

离心力与半径转速间换算概述公式:

$$离心力 = 1.118 \times 10^{-5} \times 半径(cm) \times rpm(每分钟转速)$$

科技文献报道的 PRP 制备技术,部分过程不够详尽,部分是适合动物实验的方案,由于不同物种的血细胞成分不同,因此动物实验使用的 PRP 抽提方案并不适合临床使用。详细的制备过程在本章的临床案例中介绍。

（3）PRP 制备系统

现有多种商业 PRP 制备系统应用于临床,它们通常包括专用的离心机和特殊的一次性成套用具。自行组合各种设备和器材耗材也能够制备合格的 PRP,但耗时较长,需要手术者以外的专人进行操作。

1) Curasan PRP-kit, Germany,抽取 10 ml 全血,经二次离心,获得约 0.4 ml PRP。

2) Smart PReP system, Germany,可以抽取男性 48 ml,女性 52 ml 抗凝全血,经两步共 12 分钟的离心,获得 7 ml PRP。

3) PCCS II platelet concentrate collection system, USA,使用创新设计的专用离心管,将 PCCS 第一代产品的两步离心简化为一步离心。

抽取 55 ml 全血离心 12 分钟后在专用离心管中插入深度计，将活塞分离器向下推至阻力位，使用 30 ml 针筒从血浆出口抽取获得 PPP，摇动离心管悬浮血小板，取出深度计，使用 10 ml 针筒从中央出口抽取获得 PRP。

4）Friadent-Schütze，Austria，抽取 10 ml 全血，经二次离心，获得约 0.8 ml PRP。

5）GPS（Gravitational Platelet Separation System）和 GPS II Platelet Concentrate Separation Kit，US；设备构成和操作方案与 PCSS II 非常近似。

6）Teruflex triple blood-bag system，Belgium；适合大量 PRP 的制备，可以从 450 ml 全血中获得 30 ± 5 ml 的 PRP。

7）PRGF（Plasma Rich in Growth Factors）KIT，Spain。

8）Magellan Autologous Platelet Separator System，US。

9）Osteokin System，Germany。

10）PLACON Platelet Concentrator，Korean。

11）SYMPHONY Platelet Concentrate System，US。

12）RegenKit，Switzerland。

13）Mycells，Israel。

（4）抗凝与激活

抗凝剂的种类众多。在制备 PRP 中使用的抗凝剂应该选择枸橼酸盐-葡萄糖溶液（anticoagulant citrate dextrose - A，ACD - A）和枸橼酸盐-磷酸盐-葡萄糖溶液（citrate phosphate dextrose，CPD）两种，因为两种抗凝剂中的枸橼酸能够螯合钙，防止血小板激活，而其他成分具有支持血小板代谢的功能。EDTA 会破坏血小板，不适合在 PRP 制备时作为抗凝剂使用。

PRP 使用时需要激活以迅速释放生长因子，提高疗效。激活剂通常使用凝血酶和（或）氯化钙。商品化凝血酶通常是来源牛的，在外科领域已经有超过一千万次安全使用经验，可以根据产品使用说明进行操作。单纯使用氯化钙的激活能力较低，过程缓慢。两者结合使用，可以立刻激活 PRP，数分钟内形成凝胶，将生长因子限制在凝集块，并获得方便临床操作的膜样结构。使用自体凝血酶作为激活剂可以避免异种生物制品可能导致的免疫反应，以及乙肝病毒（HBV）、感染性蛋白颗粒等引发乙肝、牛海绵状脑病（bovine spongiform encephalopathy，BSE，又称疯牛病）等疾病传播的风险。自体凝血酶可以使用分离胶制备，具体过程详见临床案例；也可以直接由 PRP 中获得：取部分 PRP 与 10% $CaCl_2$ 按照体积 3∶1 混合 6～8 分钟，挤压此 PRP 形成的凝胶可以获得富含自体凝血酶的血浆，将其与剩余 PRP 按照体积 1∶4 混合 3～5 分钟即激活 PRP。

根据手术时的具体应用环境选择激活 PRP 的方式。若单独使用 PRP，可以在试管中混合 PRP 和激活剂，倾倒并静置于扁平容器内以获得 PRP 膜（特殊形状的容器可以获得相应外形的 PRP 膜）。若将 PRP 与植骨材料结合使用，则在加入激活剂后，立即与植骨材料混合、搅拌均匀；或者使用双腔混合针筒，将 PRP 与激活剂喷洒在创面或植骨材料中。

（5）制备和使用 PRP 的注意事项

1）严格无菌操作，保证回植体内的 PRP 无微生物污染。

2）使用合格的一次性无热源医疗器械以保证 PRP 制品无热源污染。

3）抽取全血必须在手术前进行，因为手术的创伤将激活凝血系统，术中抽取血液中的血小板可能已经释放出生长因子。

4）抽取全血后尽可能立即制备 PRP，此全血禁止冷藏，因为 4℃保存的血小板易被激活发生凝集，而不再具有功能活性。

5）临床应用 PRP 的理想操作方式是手术开始前制备，术中使用时激活，不再保存到下次手术。

原因是血小板在22℃室温下可以保存,生长因子活性可以维持5～8天,但血液抽出后4小时血小板中生长因子的活性即开始降低,并随着保存时间延长,血小板可能逐渐被一些环境因素激活,导致血小板的功能发生改变。PRP激活后即释放储存的生长因子,10分钟内即达到70%,并在1小时内超过95%。

6) PRP制备过程中离心必须按照一定的程序进行,转速过高可能导致血小板破碎,生长因子提前释放。

7) PRP制备过程中,离心后应立即分离各种组分,防止血小板扩散而影响PRP的有效成分(图8-32)。

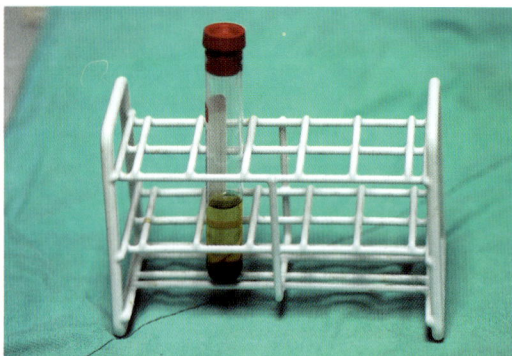

图8-32 经两次离心分离获得的PRP

8) PRP与凝血酶(thrombin)和(或)氯化钙混合后迅速激活,血小板凝集形成凝胶态结构,血小板α颗粒内含的生长因子在凝集发生10分钟后开始释放(图8-33)。因此PRP凝胶制备后必须及时应用,防止生长因子流失。

9) 由于补液可能稀释血液,因此如果患者需要手术中补液就应该在补液前抽血制备PRP。这种情况在牙周手术过程中发生的机会较少。

10) 当大量抽血提取PRP时,过多的红细胞应回输患者,这项操作非口腔科医生在诊室中能够胜任,多应用于外科大型手术中。牙周手术用PRP抽全血通常小于60 ml,无需红细胞回输。

11) 应用PRP或其复合材料的手术创面需要

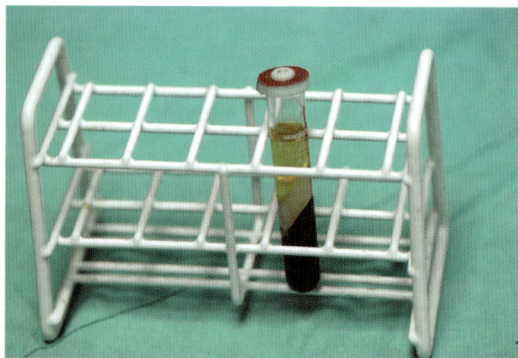

图8-33 经分离胶离心后获得上层血清含激活剂凝血酶

严密缝合,防止早期血块因感染崩解或脱落。即使PRP中的血小板在7天左右完全解体,吞噬其残片的巨噬细胞仍然能够释放促进创面愈合的生长因子。

5. PRP在治疗牙周病中的临床应用

PRP含有的纤维蛋白使其具备一定的黏性,可以与其他植骨材料紧密结合,增强复合物的操作性能(图8-34),有利于移植物在受骨区的稳定、防止生长因子的流失;而PRP激活后形成的凝胶样PRP膜也具有良好的可塑性,既可单独使用,直接用于充填骨缺损区,也能够应用于软组织创面,以其良好的封闭伤口、局部止血和促进伤口的愈合功能。

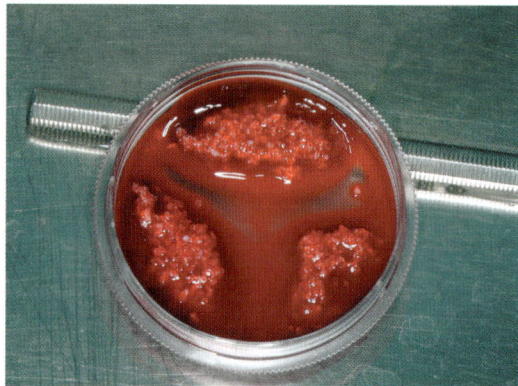

图8-34 PRP与植骨材料混合

PRP不但经典地应用于牙周炎骨缺损重建的GTR、GBR术中,还在种植术中获得了广泛应用,包括上颌窦提升术、牙槽嵴增大术和种植体周围炎导致的种植体周骨缺损的植骨手术都是 PRP 的理想适应证。近年来 PRP 在牙周美学手术中应用也获得了理想的效果，单纯应用 PRP 治疗牙龈萎缩获得了与上皮下结缔组织瓣一致的效果，PRP 结合脱细胞皮肤基质（ADM）在牙周膜龈手术中应用的疗效更显突出。

由于 PRP 膜在数天后分解，其生长因子还可能导致牙龈并上皮快速增殖领先占领根面，因此 PRP 膜并不适合作为屏障膜在 GTR 术中单独使用。但可以放置于 GTR 膜的根面侧，促进牙周膜细胞的生长。

大量研究和临床实践已经证实了使用 PRP 的安全性，应用 PRP 的手术感染性并发症发生率为 2.0%～3.5%，与未使用 PRP 的手术基本一致。

6. 科研分歧

PRP 释放的多种高浓度生长因子不但作用于不同靶细胞，生长因子间还相互影响，引发多种信号通路，其产生效应的复杂程度远大于使用单一外源性生长因子刺激获得的结果。PRP 中不同生长因子的生物学特性、生物学作用及促进骨再生的机制目前尚未完全阐明。因此，针对 PRP 的研究正在从微观和宏观两方面着手，既有单独研究其中生长因子 PDGF、TGF-β 等的实验，也有将血小板视为一个整体探讨血小板浓度与疗效的研究。

无论是细胞培养、动物实验还是临床研究都对 PRP 的效果存在分歧。仔细分析众多研究的实验或临床过程，可以发现获得不同结论的可能原因如下。

1）PRP 过程中，不同的离心次数、离心力和离心时间以及离心结束时是否使用制动，对于所获得的 PRP 中血小板浓度和活性成分均有影响。不恰当的制备可能得到的是低血小板浓度的血浆，其中生长因子的浓度也相应较低。

2）离心速度太高等制备过程的疏忽还可能造成血小板提前激活，生长因子流失，因此并不排除部分研究获得的是假阴性的结果。

3）PRP 激活过程迅速释放生长因子，因此 PRP 应用过程的差异也将影响最终的手术效果。

4）体外细胞培养实验获得生长因子促进细胞成熟、分化、增殖等结论，但这种实验条件与体内的生理环境并不完全相同，若缺乏创伤愈合模型的证据，无法直接预测其临床应用效果。

5）由于动物对创伤的愈合能力明显高于人类，因此动物实验中应用的 PRP 可能无法显现其优势。部分动物使用的对象是小动物，其自体血液不足以制备 PRP，因此实验中采用的是同种异体血液制备的 PRP，这并不是完全意义上的 PRP，其实验结果也不能完全等同于自体 PRP 的效果。

6）部分由设备制造商提供资助的研究可能获得特殊倾向的结论。

正是由于各研究单位所使用的 PRP 制备方法或应用方法存在差异，因此关于 PRP 的评价也往往截然相反。因此，严格设计并能够控制生长因子或血小板准确指标的基础和临床研究亟待广泛开展，以不断优化 PRP 的制备和应用技术，为包括牙周病在内的多种疾病的治疗提供更有效、简便、低廉的治疗方法。

（三）再生性骨手术（regenerative osseous surgery）

1. 概述

传统牙周手术中对牙槽骨的处理仅限于切除性骨手术，只能在已经缺损的牙槽骨基础上采用骨成形术和骨切除术，进行形态和功能的恢复。但切除性骨手术无法获得正常的生理外形，且在术后存在许多缺点：附着丧失增加，临床牙冠变长而影响美观，暴露牙颈部甚至根面而导致牙齿敏感、根面龋等。单纯的切除性骨手术由于疗效欠佳正逐步被各种实现骨组织再生的技术所替代。

牙周再生性骨手术主要指应用各种引导骨再生(guided bone regeneration,GBR)技术,实现在牙槽嵴局部缺损部位增加宿主骨组织的质量和数量的牙周骨手术。临床应用时又称为牙周植骨术(bone graft),是指采用骨或骨的替代品等移植材料来修复因牙周炎等原因造成的牙槽骨缺损的方法。其目的在于通过移植材料促进新骨形成,修复骨缺损,恢复牙槽骨的解剖形态,促进牙周软硬组织的生物性结合,达到理想的新附着性愈合。牙周再生性骨手术适用于二壁及三壁骨下袋,以三壁袋效果最好,对于Ⅱ度根分叉病变,龈瓣能覆盖根面及根分叉区者亦有良好疗效。

1923年,Hegedus最早试图用植骨术来修复由于牙周病所引起的骨缺损。1965年,Nabers和O'Leary进一步改善和巩固了这一技术。目前常用的增加骨量和加快骨形成速度的方法主要是:在骨缺损区应用各类植骨材料,通过化学性的骨诱导作用(osteoinduction),植骨材料中的分子(如骨形成蛋白,BMPs)能使邻近的细胞转化为成骨细胞;物理性的骨引导作用(osteoconduction),植骨材料的基质形成支架,使邻近组织中的细胞进入植骨材料;或移植物包含有自体成骨细胞而具备的固有的成骨性(ostegenesis),以实现骨组织再生的目的。植入牙周骨缺损区域的骨或者骨替代材料,虽然尚不确定能够引导包含牙龈、牙周膜、牙骨质、牙槽骨在内的全部牙周组织的再生,但它们通常都具有保持空间结构的三维支架,至少能够通过骨引导作用形成新骨。

临床使用的植骨材料种类繁多,可以分为四大类:自体骨、异体骨、异种骨和骨替代品。主要品种和常见商品见表8-3。

表8-3 植骨材料主要品种和常见商品

种 类	亚 类	英 文 名 称	代表产品商品名:
自体骨	骨松质	cancellous bone	—
	骨皮质	cortical bone	—
	骨髓	marrow	—
异体骨	骨松质和骨髓	viable cancellous bone and marrow	Phoenix
	冻干骨髓	Freeze-dried bone marrow	—
	冻干骨	Freeze-dried bone allograft (FDBA)	Grafton, Lifenet, Musculoskeletal Transplant Foundation
	脱矿冻干骨	demineralized freeze-dried bone allograft (DFDBA)	
	脱矿骨基质	demineralized bone matrix	DBX Putty, Accell DBM100, DynaGraft D, DynaBlast
异种骨	骨基质	mineral matrix,	Bio-Oss, OsteoGraf, PepGen P-15, Kielbone, Accell Connexus
天然骨替代材料	骨胶原	ossein	—
	牙本质	dentin	—
	牙骨质	cementum	—
	珊瑚	coral	Pro Osteon
	胶原	collagen	Helistat, Collacote, Colla-Tec, Gelfoam
合成骨替代材料	羟磷灰石	dense HA, porous HA, resorbable HA	Osteogen, Periograf, ProOsteone OsteoGraf

种　类	亚　类	英 文 名 称	代表产品商品名:
	碳酸钙	Coral-derived calcium carbonate	Biocoral
	硫酸钙	Calcium sulfate	BonePlast，CalMatrix
	磷酸三钙	Tricalcium phosphate，	Synthograft，a-BSM
	生物玻璃	Bioglass	PerioGlas，BioGran

（1）自体骨

自体骨（autogenous bone，autografts）是由患者自身体内获得，并植入自体组织中的骨组织。血管化的自体骨、自体骨松质及骨髓植入健康的受骨区后能够获得成骨性、骨诱导和骨引导的作用。片状或块状的自体骨皮质通常不含有成骨细胞，是一种没有成骨功能的无血管的骨组织，仅能为新骨的形成提供骨引导的支架。

自体骨是增加骨量的理想材料，但获取自体骨的过程会延长手术时间，通常需要在术区外增加手术区域，因此可能加重术后反应。口腔内可提供大量自体骨的部位是上颌结节、颏部和下颌骨体部（图8-35），使用口腔内自体骨的另一缺陷是采集部位和数量有限，但通常都能够满足牙周手术的需要。具体应用方法详见下文。

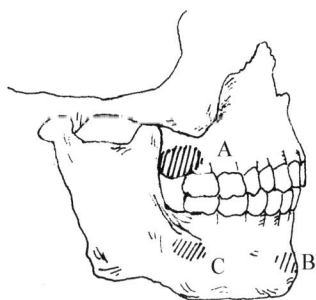

图8-35　取骨部位（阴影）
A. 上颌结节；B. 颏部；C. 下颌骨体部

从口腔外取骨通常使用的供骨区是髂前上嵴（图8-36），在牙周病学领域应用较少，主要原因包括取骨手术创伤大、牙周骨缺损修复效果不确定、实际应用中部分病例发生牙根外吸收等。当前骨替代品的发展已经能够解决以往供骨区骨量不足的问题，而无需再从远隔区域取骨。

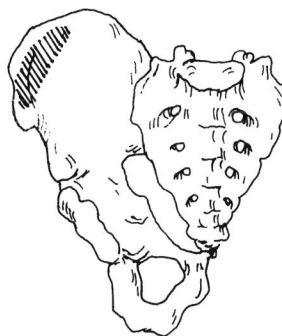

图8-36　口外取骨部位髂前上嵴

自体骨不但具有骨引导功能还具有明显的骨诱导作用，是目前所知的最理想的牙周骨植入材料。自体骨采集的费用通常较植入材料低廉，也不存在排异反应等并发症。若供骨区无法保证足够的骨量，可以将自体骨与其他植入材料混合使用，其效果优于单纯使用其他植骨材料。临床牙周病手术中采用自体骨移植材料是最优选择，但因为需要扩大手术区域、增大手术创伤，有时不易被患者采纳。

（2）异体骨

异体骨（allogenous bone，allografts，homologous）定义为由同种的一个个体中获得并植入另一个体组织中的骨组织。通常机体对新鲜异体骨内的细胞会产生一定程度的免疫反应，因此异体骨需要经过特殊处理，去除细胞成分以减少宿主的免疫反应，同时去细胞处理也减少了骨移植过程中传播病毒颗粒的风险。

异体骨按照解剖来源分为骨皮质、骨松质、软骨等；按照处理方法分类分为新鲜、冷冻、冻干、脱矿冻干等；按照灭菌方法分为环氧乙烷、放射处理等；按照最终产品性状分为粉末、颗粒、膏体、凝胶、块状、片状等。由于缺乏活细胞，异体骨不具备活性自体骨的成骨性功能，其骨诱导和骨引导功能则由处理方法和最终产品的微观结构决定，而处理方法和灭菌方式还决定着临床使用的安全性。临床使用的操作便利性则由产品性状和应用工具决定。

新鲜异体骨的应用需要交叉配对等技术，手术存在多种移植风险，不适合在牙周手术中采用。单纯冻干骨（FDBA）的应用并无获得较传统翻瓣术更好的疗效，但与自体骨混合使用能够达到更多的骨再生。经过处理的脱矿冻干骨（DFDBA）可暴露其内含的骨形成蛋白（BMPs），以诱导受体宿主细胞分化为成骨细胞，临床应用时获得了包括牙骨质、牙周膜和牙槽骨在内的完全再生，且数量达到缺损部位的 80%，是目前疗效最佳的一种异体骨移植材料。胚胎来源的异体骨移植材料较成人供体的具备更高的骨诱导性，其原因可能为胚胎骨中更高含量的 BMPs 是诱导骨形成的主要因素。

（3）异种骨

异种骨（xenogenic bone, xenografts, heterogenous）定义为由异种生物获得并植入人类组织中的骨组织。多数异种组织由于会引发强烈的免疫反应而无法在人体使用。异体骨脱蛋白脱脂肪后免疫反应明显降低，但这种处理方法也破坏了具有骨诱导功能的基质蛋白，因此异种骨的主要功能是作为支架结构的物理性骨引导作用。

异种骨因为保留了天然骨组织的小梁和多孔性结构。所以具备良好的骨引导性，研究发现可以获得类似自体骨的效果。异种骨来源丰富可取自多种动物，但由于近年来数种动物和人共患疾病在世界范围的流行，人们对于动物来源的植入材料倍加小心，对于此类材料的选择需要医师和患者的共同判定。

（4）人工合成材料

多种人工合成材料（alloplastic materials,

synthetic graft）的开发为植骨材料家族添加了众多成员。良好的生物相容性、稳定的质量、丰富的品种和非生物制品的安全性使人工合成材料具备广泛的应用前景。

研究发现 β 磷酸三钙的成骨能力弱于异体骨材料，而羟磷灰石的成骨能力则更值得怀疑，虽然其效果较单纯翻瓣术好。这两种最常用的人工合成材料均未发现能够刺激机体形成新生牙骨质，说明单纯将只具备物理性诱导功能的人工合成材料在牙周再生领域应用效果不佳。因此，近年来研究重点和新上市的人工合成植骨材料更多的是多种材料混合应用以及添加各类生长因子的联合应用。

多种提取或合成的蛋白生长因子、黏附分子与人工合成材料已经在牙周骨再生中进行了广泛的研究和应用，它们的骨诱导能力和骨引导功能因材料或生产工艺的不同而存在明显差别。纳米技术的发展实现了人工合成材料物理性能的进一步改善，将能够构建出更加符合牙周组织再生需要的支架结构。

2. 材料选择

为获得最理想的牙周骨再生，需要根据临床实际情况对众多植骨材料进行选择。无论使用何种骨移植材料，要获得新骨形成都需要经历骨结合的过程。骨结合是描述骨移植材料与机体受骨区的相互作用，由新骨形成而获得一定机械性能的过程。只有获得了良好的骨结合才能为骨缺损区的牙周病患牙提供有力的支持组织，从而恢复正常的咀嚼功能。骨结合是一个愈合反应，它包括受骨区血肿形成，释放细胞因子和生长因子的炎症反应，以及宿主对植骨材料的炎症反应或免疫反应。在骨结合的过程中，间叶细胞发生增殖、迁移、分化，最终移植物和受骨区之间获得血管的再形成，破骨细胞迁移至移植物表面吸收移植材料，产生的空间由形成的新骨充填替代。发生在移植物部位的炎症反应对于移植的成功非常重要。在所有的创口愈合反应过程中,血小板快速黏附至创口表面,脱颗粒释放出大量的多肽生长因子,包括 FGF - 2、PDGF、TGF - β 等。它们进入纤维网络系统在移植物部位形成血液细胞外液凝结物。中性粒细胞、淋巴细胞和单核细胞向受骨区移动进入血肿组织。中性粒细胞释放激肽和前列腺素。新形成的肉芽组织由相对多孔的小血管和富含细胞因子生长因子的水肿纤维组织组成。在 TGF - β 等生长因子和白介素的刺激下,成纤维细胞产生胶原。上述炎症反应发生在骨移植材料与机体的骨结合过程中,能够刺激血管增殖,为移植物提供了营养和细胞。

如果植骨材料没有获得足够的机械稳定性,在受骨区和移植物之间就会形成肉芽组织和纤维变性,无法实现骨结合。因此无论选择何种植骨材料,都需要在手术中严密缝合创面,使用塞治剂固定龈瓣,确保移植材料位置稳定,避免感染,以保障 GBR 手术获得成功。

各种植骨材料的选择应用比较见表 8 - 4。其中自体骨是最优秀的植骨材料,能够获得完善的骨结合。少量的异体骨松质通常也能够完全地被改建,由自体的骨组织替代。多种合成的骨替代材料都具有骨引导功能,其表现出来的骨改建特性与异体骨相同。异体骨或异种骨内的脱矿骨基质和一些合成蛋白或天然蛋白具有诱导骨形成的能力。与这些具有诱导骨形成能力的物质复合后,多数植骨材料的临床效果可以达到甚至超过自体骨的水平,这种联合应用的方式已成为当前最常见的临床应用方案。联合应用既可以采用商业公司提供的已经复合为一体的材料直接应用于临床,也可以根据最新的研究成果,在临床实践中将不同种类的骨再生材料和生长因子合并使用。复合材料可以由多种材料以不同的方式进行复合,例如 Bio-Oss 胶原块(Bio-Oss collagen block)由牛骨松质颗粒和 10% 猪胶原在生产过程中复合生成。用少量生理盐水湿润后可以形成海绵状,可容易地用剪刀分割为手术所需要的形状和大小,方便地用镊子夹取放入受骨区,提高了植骨材料的操作性能。植骨材料与富含生长因子的富血小板血浆(PRP)联合应用的临床复合应用技术,近来已被众多牙周病专科医师采纳,具体操作方法见本章节下文。

表 8 - 4 各种植骨材料的选择应用比较

	生物相容性	新骨形成效果	手术难度	手术创伤	术后并发症
自体骨	最好	最好	复杂	较大	小
异体骨	一般或好	较好	简单	小	可能大
异种骨	一般或好	一般	简单	小	可能大
人工合成材料	好	差	简单	小	小

作为植入性材料,其安全性必须是首要考虑的问题。使用非自体骨作为移植材料,总是存在因移植材料的来源而被外源性生物感染的概率。目前的移植材料处理手段无法保证绝对去除可能存在于供体中的病毒及感染性蛋白颗粒(proteinaceous infectious particles)。因此在选择非自体骨材料充填牙周骨缺损时必须首先确保材料的安全性。

3. 手术基本步骤及注意事项

术前经过龈上洁治、龈下刮治根面平整等基础治疗,患者术区牙龈急性炎症已经得到控制,咬合创伤的局部因素已经去除。(见图 8 - 37)。

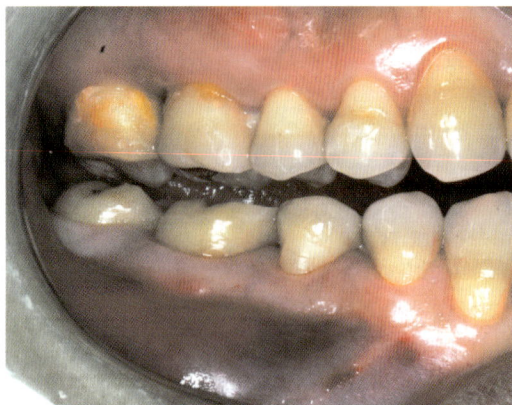

图 8-37　GBR 手术前

常规消毒、局部麻醉。

水平切口在后牙区通常使用内斜切口，前牙区根据美观和固定邻面材料的需求推荐选择保留龈乳头的水平切口，目的是缝合后保证邻面受骨区被软组织瓣严密覆盖。龈乳头的水平切口获得成功的关键是牙间剩余健康软组织有足够的血供。

若手术牙位较局限，术区翻瓣困难可增加垂直附加切口，根据需要分别位于植骨区前方两个牙位，后方一个牙位。

黏骨膜全厚瓣翻瓣，翻瓣后确保骨缺损区暴露至植骨材料可以顺利到达受骨区（图 8-38）。

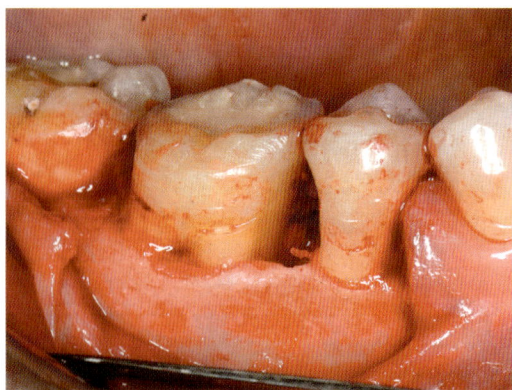

图 8-38　受骨区临床照片

去除牙周袋内壁病变组织，刮除根面残余牙石、病变牙骨质，去尽骨缺损区肉芽组织。

骨修整，去除外生骨疣等影响术后口腔自洁的异常骨结构，需防止降低牙槽嵴顶高度。

根面处理（图 8-39）。

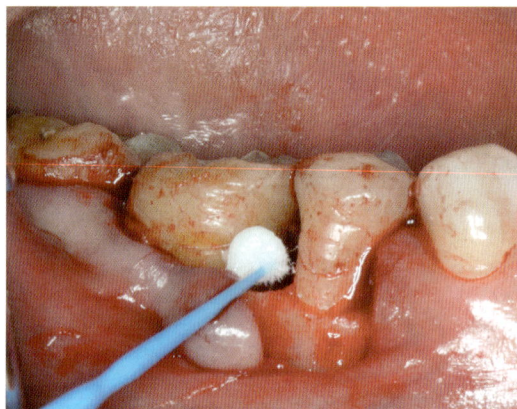

图 8-39　根面处理

准备植骨材料。

搔刮骨壁或使用裂钻在骨壁上钻孔，使血液充满受骨区。

使用专用工具将植骨材料充填入受骨区，根据需要压实材料。若软组织瓣足够大，植骨材料的充填可以超过凹陷的骨缺损区，尽可能放置至釉牙骨质界（图 8-40）。

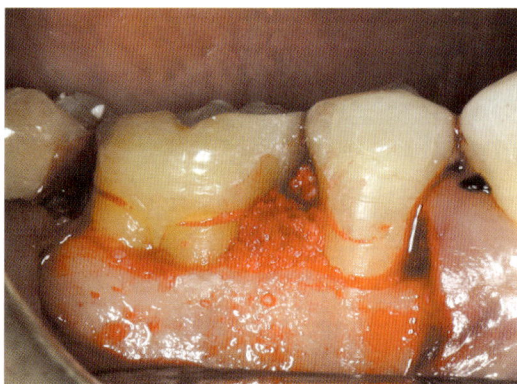

图 8-40　植骨材料放置

将黏骨膜瓣复位，完全覆盖植骨材料后缝合。缝线应该是完全无张力的，以防止软组织瓣的缺血坏死，若牙龈乳头受到较大张力就会发生明显的术后萎缩。移植物必须在受骨区保持位置稳定，表面有软组织瓣严密覆盖，防止细菌渗透进入移植物和根面，防止上皮细胞快速增殖占据骨缺损部位。

为保持移植物的稳定，可以选择使用主要成分为磷酸钙、柠檬酸钾和磷酸钙的移植材料黏合剂，按照一定比例加入移植材料中,混合均匀后放置入受骨区,不要超过骨缺损区周边黏膜,使用干纱布轻压后混合材料固化。若使用此类黏合剂则无需将软组织瓣覆盖受骨区,也可获得创面的良好预后。

若材料易受到缝合操作时的振动影响而松动脱落,就应该先将瓣复位,穿好缝线,再充填植骨材料,立即收紧缝线,打结固定软组织瓣。

创面边缘使用局部缓释抗生素可以降低细菌感染的概率,如果使用的抗生素与植骨材料间无功能拮抗,亦可将其应用于受骨区。

使用牙周塞治剂保护整个手术区域。

术后酌情使用止痛药,常规口服广谱抗生素1周,两周内每天使用氯己啶含漱液漱口或氯己啶凝胶(1% chlorhexidine gel)两次,两周拆线。

4. 自体骨采集和使用

手术过程中先将受骨区的病变组织清除,包括翻瓣、清创、骨成形等步骤,其间获得的骨组织可作为移植材料,但通常数量不足。此时可以在选择好的采骨区使用多种方法采集自体骨。采集部位除上文提及的上颌结节和颏部下颌正中联合等处,如果条件合适还可在牙周手术区域内采骨,以避免额外的手术切口创伤,此时只需通过延长手术切口,翻开黏骨膜瓣后即可获得较大的骨采集区域。另外还有外生骨疣、无牙区的牙槽嵴、末端牙位的远中牙槽嵴、上下颌骨舌侧表面距离牙根5 mm以外区域等也是可以被选的骨组织采集部位。

自体骨的采集使用的工具可以是普通碳钢裂钻,也可以采用专用于采骨的环钻(trephine drill,图8-41),采集过程使用的转速为5 000~30 000转/分钟,因此需要生理盐水冲洗降温,在这种条件下尽可能使用带骨滤器(bone filter)的吸引器装置(bone trap or osseous trap),以收集获得包括大量细小的骨碎片在内的全部自体骨。采集得到的较大骨皮质块在植入前需要使用研磨器(mill)磨成

约1 mm³大小的颗粒。将研磨好的自体骨颗粒与血液混合,形成骨凝块(osseous coagulum)植入受骨区是经典的自体骨处理方法,能够获得较好的效果。近年来有骨刮器(bone-scraper)等新颖的取骨工具(如Micross、Safescraper、mx-grafter)(见图8-42)出现,可以减少取骨创伤和骨收集时的丢失,非常适用于供骨区骨量有限的自体口腔内取骨过程。上颌第三磨牙缺失者的上颌结节部位存在大量骨松质和红骨髓,进入这类区域后可以使用刮匙轻松获得自体骨,无需额外处理即可直接植入受骨区。

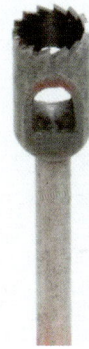

图8-41　采骨的环钻

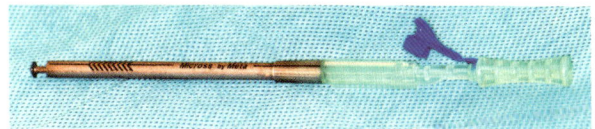

图8-42　取骨工具

5. 术后注意事项,并发症及处理

创面若发生感染将导致预后延长乃至GBR失败,因此术后常规使用抗生素应足量足疗程,两周内口腔卫生维护需要加强,使用氯己定含漱液是经典的方法,除已经使用塞治剂的术区外,其他部位可使用软毛牙刷轻柔刷牙,以减少口腔内细菌总量。如果术后1周内塞治剂发生早期脱落,需要及时复诊重新上塞治剂。术后麻醉失效后可产生手

术创面疼痛，必须让患者预备好止痛药，有时为了延迟产生疼痛的时间，也可以在手术结束时重复进行一次麻醉。

6. 临床应用

经由循证医学分析，针对骨缺损的 GBR 能够获得良好的效果，使用骨移植材料较传统非再生性的翻瓣手术，其临床疗效优势有：增加骨量，减少牙槽嵴顶骨丧失，增加临床附着水平，减少探诊深度。其中使用异体骨或羟磷灰石作为植骨材料的临床效果并无差别。针对根分叉病变骨缺损的疗效分析发现，使用植骨材料在Ⅱ度根分叉病变时具有更佳的临床疗效。

从组织学角度分析，大量证据支持自体骨和脱矿异体骨能够形成新附着，DFDBA 在骨缺损中的应用也可以形成新附着，而传统翻瓣术后通常导致长上皮结合的形成。个别临床研究提示应用异种骨可能获得新附着，而使用合成材料更多地获得的是牙周修复而非牙周再生。实践中发现使用骨移植材料可能获得牙周组织的完全再生，说明来源于骨的细胞具有在病变牙根表面形成含有穿通胶原纤维的新牙骨质的能力，即 GBR 技术可能获得 GTR 的效果，而某些临床病例中将两者结合使用更较单纯使用植骨材料，能够获得更多的临床附着水平的增加。

（四）釉基质蛋白（enamel matrix proteins，EMPs）

自 1975 年 Slavkin 和 Boyde 首次提出釉基质蛋白（enamel matrix proteins，EMPs）可诱导牙根部无细胞性牙骨质形成以来，EMPs 在诱导牙周组织再生方面的作用日益受到学者们的关注。随着细胞分子生物学技术的发展和对牙齿发生发育的深入研究，人们逐渐认识到 EMPs 在牙齿的胚胎发育过程中，不仅参与牙釉质的发育，也与牙骨质和牙周膜的发育有密切关系，并发现 EMPs 参与诱导再生形成的牙周组织在形态结构和生物学功能上接近于正常牙周组织，且再生过程也与牙周组织的胚胎发育过程类似。临床上，牙周病治疗的最终目的不仅在于消除致病因素，终止疾病的发展，更在于使被病变破坏的牙周组织恢复原有的结构和功能，即达到理想的愈合方式——牙周组织再生，因此釉基质蛋白促进牙周再生的功能受到广泛重视。

1. 概述

（1）来源

釉基质蛋白的来源有以下两种，一种是由牙冠发育阶段成釉细胞分泌而来，在釉质的发育过程中起到启动釉质矿化和调节晶体生长的作用。另一种是牙齿发育期 Hertwig 上皮根鞘（Hertwigs's epithelial roots sheath，HERS）内层细胞分泌的一种调控牙齿矿化的基质蛋白。当牙冠发育即将完成时，成釉器的内釉上皮与外釉上皮在颈环处增生，这些增生的上皮呈双层，并向未来的根间孔处延伸、扩展形成的 Hertwig 上皮根鞘，其内层细胞可分泌釉基质蛋白。由 HERS 分泌的蛋白质与牙冠部的釉基质蛋白的组分并不完全一致，而是与釉基质蛋白结构域（domain）一致的一组基质蛋白，HERS 分泌的釉基质蛋白在牙骨质和牙周膜的发育过程中起到重要的调节、诱导作用。

（2）组成及理化特性

釉基质蛋白是未矿化釉质中所含有蛋白质成分的总称，包括疏水性釉原蛋白（amelogenin，Am）、釉蛋白（enamelin）、成釉蛋白（ameloblastin）、釉丛蛋白（tuftlin）、鞘蛋白（sheathlin）、硫化蛋白（sulfated proteins）等酸性非釉原蛋白。非釉原蛋白只占 10%，并保留在成熟的釉质中。釉原蛋白是主要成分，占釉基质蛋白的 90% 左右，也是釉基质蛋白中促进牙周再生的主要活性成分。釉原蛋白含丰富的脯氨酸、谷氨酸、亮氨酸和组氨酸，不含光氨酸,但在矿化过程中逐渐丧失。釉原蛋白呈疏水性,含有较多的非极性氨基酸,其溶解性高度依赖于蛋白质的一级结构、溶液的离子强度、pH及缓冲液成分。在 pH 值中性、接近人体温条件下,不溶于水,易发生聚集,酸性和碱性条件下均比中性条件下溶解度高。最近发现天然和合成的釉原蛋白均能凝集红细胞,N-乙酰半乳糖胺的单体、二聚体、三聚体能阻止这种作用。这可能与釉原蛋白和釉基质中的糖蛋白相互作用有关,或者起识别细胞表面糖蛋白的作用。

釉原蛋白是由一组蛋白及多肽组成,分子量范围 5 000~27 000。这些蛋白质都是成釉细胞中同一基因——釉原蛋白基因的表达产物,研究表明,人和猪釉原蛋白基因都定位在性染色体上,包括 7 个外显子(exon)。人和猪的差异主要在 exon4,人的釉原蛋白基因中 exon4 编码了 14 个氨基酸,而猪的则编码了 17 个氨基酸,两者只有两处编码丝氨酸的碱基高度保守,在其他 6 个外显子中,种属间可发现明显的同源性。小分子量的釉原蛋白是大分子量的前体物质的降解产物。正是由于釉原蛋白基因在翻译过程中的选择性剪切和前体釉原蛋白的蛋白水解或非酶机制降解,造成了生化分析时釉原蛋白组成的复杂性和异型性。通过对人和一些动物釉原蛋白一级结构的研究发现,该蛋白质在种属间有明显的同源性,进化上趋于高度保守。

人和猪的 EMPs 具有较高的同源性,若将EMPs 纯化,取典型 Am 的 3 个分子量峰值蛋白冻干保存,可获得釉基质衍生物(enamelmatrixderivative,EMD)。目前有从猪的牙胚中提取的冻干保存的商品化的 EMD,称为 Emdogain,为釉基质衍生物与其相应载体丙烯乙二醇藻(propylene glycol alginate,PGA)的结合物,其有效成分仍然是 EMD,是将 EMPs 中的疏水性釉原蛋白成分纯化而得到的酸性提取物。溶于 PGA 中的 EMD 在酸性条件下溶解形成高黏性的溶液,而在中性和体温条件下黏性降低,EMD 沉淀。

(3) 免疫学特性

目前用于牙周再生研究和临床应用的釉基质蛋白基本为提取的猪釉基质蛋白,虽然人和猪的EMPs 具有较高同源性,但其免疫原性仍是关注的问题。通过把不同量的猪 EMPs 与人外周血淋巴细胞在体外培养,检测发现猪釉基质蛋白对淋巴细胞的增殖和 T 淋巴细胞亚群的分布没有产生明显的影响,因此猪釉基质蛋白具有较低的免疫原性。对使用 EMPs 的患者进行血清 IgG、IgE、IgM 和IgA 水平检测,并未发现前后各抗体有明显变化,术后患者未感任何不适,显示 EMPs 具有较好安全性。此外,釉原蛋白在不同物种之间及在不同大小的多肽成分之间,存在共同的抗原决定簇。众多临床研究及应用也未见猪釉基质蛋白在牙周病治疗时有明显的临床不良反应。因此,釉基质蛋白的免疫原性很低,其临床应用是安全的。

提取方法如下:釉基质蛋白的提取有多种方法,如 0.05M Tris-4M 盐酸胍提取法、EDTA 缓冲液提取法、0.5M 乙酸提取法、生理盐水法等。通过比较各种提取方法,发现乙酸提取法优势明显。EDTA 法提取的蛋白分子量主要在 67 000,Tris 法和生理盐水法只能得到很弱的蛋白条带,束蓉采用 0.5M 乙酸法成功提取了猪源性 EMPs,经SDS-PAGE 电泳分析(图 8-43)结果显示,其分子量条带主要分布在 20 000 以下,优势条带为20 000、13 000、5 000,为典型的釉原蛋白。利用印迹膜测序法对获得的釉基质蛋白 20 000、5 000 进行 N 端 10 个氨基酸残基序列分析,结果表明不仅这两种分子量的氨基酸序列完全相同,而且与人牙胚 23 000 和牛牙胚 5 000 釉原蛋白的氨基酸序列前 10 个残基完全一致,因此乙酸提取法可获得典型的釉原蛋白,也进一步证实了釉基质蛋白在同属种类之间的遗传保守性。

M
40 80 50 40 50 80 60 (ul)

97.4
66.2
43.0
31.0
20.1
14.4
(KDa)

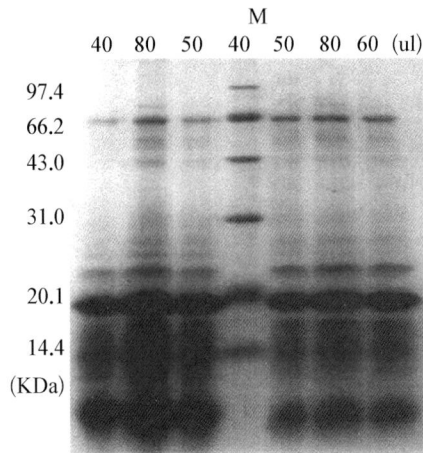

图 8-43 猪釉基质蛋白 SDS-PAGE 凝胶电泳

2. 实验研究

（1）EMPs 与牙骨质的形成

1）无细胞性牙骨质的形成：无细胞性牙骨质与牙本质的结合较细胞性牙骨质与牙本质的结合更加牢固。来源于 Hertwig 上皮根鞘（HERS）的釉基质蛋白与牙根表面无细胞牙骨质的形成密切相关。利用扫描电镜（scaning election microscophic, SEM）和自动射线照相（autoradiographic, ARG）技术，可在猴切牙的牙根表面发现一种类似于膜状的蛋白样物质，证实是由上皮根鞘内层细胞分泌的釉基质蛋白，并且在牙骨质形成之前就已经存在。EMPs 可能阻碍细胞性牙骨质的形成，从而形成无细胞性牙骨质。

2）EMPs 与中介牙骨质：在中介牙骨质中也有 EMPs 的存在，可以调节中介牙骨质的发育和功能的行使。早在一个世纪前，有学者借助扫描电镜、显微放射、组织化学分析等技术发现在哺乳动物牙根的牙骨质和牙本质连接处有一狭窄的高度钙化带，后来 Bencze 称之为中介牙骨质（intermediate cementum, IC）。中介牙骨质的矿化程度远远高于牙本质和牙骨质，位于根部牙本质外层（托马斯粒层）和无细胞性牙骨层之间，宽约 10 μm，含有 EMPs，因此可能是 Hertwig 上皮根鞘的产物。中介牙骨质的功能主要有：通透性屏障，作为屏障膜阻隔外界刺激，防止有害物质进入牙体内部结构；创伤修复时修复性牙骨质形成的先导；牙根发育过程中牙骨质形成的前提。牙本质基质一旦形成，Hertwig 上皮根鞘内层细胞首先合成和沉积釉基质蛋白，从而促使中介牙骨质的形成，之后才有牙骨质的形成。

（2）EMPs 对体外培养细胞的作用

在 EMPs 促进牙周组织再生机制的研究中，研究者认为 EMPs 可以作为一种细胞外基质，影响细胞的多种生物学功能。

1）对牙周膜细胞的作用：牙周膜细胞（periodontal ligament cell, PDLCs）在牙周组织的形成、再生以及维持牙周膜组织的完整性中起着关键性的作用。Gestrelius 研究发现 PDLCs 在有 EMPs 的环境中能明显促进蛋白质合成、矿化小结的形成和细胞的增殖，但对 PDLCs 移行和附着没有明显作用，说明 EMD 可促进牙周组织再生部位细胞的增殖和功能行使。也有报道 EMPs 对 PDLCs 黏附无影响，但可促进其伸展，因此 EMPs 能否促进 PDLCs 的黏附和伸展，仍有争议。体外培养的牙周膜细胞在 EMD 作用下，增殖呈剂量依赖性和时间依赖性。此外，EMPs 本身并不含有各种细胞因子，但作为一种促牙周组织再生的因子，可以增加牙周膜细胞形成一些生长因子的能力，如 TGFβ1、IL-6、PDGF-AB 等，提高碱性磷酸酶的活性。EMPs 还可以显著调节牙周膜细胞合成胞外基质的能力，如透明质酸和蛋白多糖。还有研究发现一定浓度的釉基质蛋白可以促进牙周膜细胞形成 I 型胶原和 III 型胶原。

2）对骨髓基质细胞的作用：骨髓基质细胞（bone marrow stromal cell, BMSCs）由于具有多向分化潜能，在一定的诱导条件下，可向成骨细胞、成软骨细胞、成脂肪细胞等方向分化，并有易获取、易于体外培养扩增等优点，而成为组织工程技术中备受关注的种子细胞。Keila 等发现，EMPs 可促进加入体外培养的大鼠 BMSCs 的增殖和碱性磷酸酶活性的表达,明显促进矿化结节的形成。国内宋爱梅研究发现 EMPs 对猪 BMSCs 的黏附、伸展无明显影响,但可明显促进猪 BMSCs 的增殖,并呈现浓度、时间依赖性。在研究 EMPs 对人 BMSCs 的影响时也得出了类似的结论。在 EMPs 作用下,BMSCs 还可以分泌一些促进生长的因子,侯小丽等观察到 EMPs 可促进 BMSCs 分泌 TGFβ1,而 TGFβ1 在牙周愈合和再生中起重要作用,因此 EMPs 和 BMSCs 可联合应用于牙周组织工程技术,在修复牙周组织缺损促进牙周再生中能发挥作用。

3) 对成纤维细胞的作用:在用 EMPs 包被的培养皿上,人牙龈成纤维细胞(human gingival fibroblasts, HGF)很难附着和伸展,细胞呈圆形,6.5 小时后才有细胞的伸展;但人牙周膜成纤维细胞(human periodontal ligament fibroblast, HPLF)可迅速附着和伸展。但在Ⅰ型胶原培养条件下,两种细胞均可迅速附着并伸展。EMPs 可以使 HPLF 的碱性磷酸酶活性显著提高,虽也可以提高 HGF 的碱性磷酸酶活性,但明显低于对 HPLF 的影响;EMPs 能调节成纤维细胞的分化,促进成纤维细胞向成骨细胞和成牙骨质细胞分化的趋势。EMPs 还可以明显促进以上两种细胞 TGFβ1 的分泌,因此在有 EMPs 的条件下,HPLF 的迅速附着可能有助于在牙周愈合的早期促进其在暴露的牙根表面的优先定植和过度增殖,促进牙周组织的再生。Keila 等观察 EMPs 对牙龈成纤维细胞的作用,未见矿化结节的形成,碱性磷酸酶的活性与对照组相比也无显著差异。提示 EMPs 对成纤维细胞的作用具有组织特异性,两种细胞对其反应不一。

4) 对成骨细胞的作用:成骨细胞(osteoblast, OB)与牙槽骨的形成有关,而牙槽骨再生又是牙周组织愈合的一个重要方面。MC3T3 - E1 成骨细胞株是由日本学者 Kadama 等从新生 C57BL/6 小鼠颅顶骨中分离培养所建立的一株成骨细胞株,该

细胞株具备体外培养成骨细胞的各种生物特性。束蓉等研究发现,EMPs 对 MC3T3 - E1 成骨细胞生物学特性有明显影响,能够促进其增殖,但对细胞的黏附功能无明显影响,能够增加碱性磷酸酶和Ⅰ型胶原的合成,以及促进矿化结节的形成,说明 EMPs 对成骨细胞在根面定植无影响,但能增强成骨细胞的增殖能力并能提高其成骨活性,提示这可能是 EMPs 促进牙槽骨再生的一个重要原因。但 EMPs 是刺激了牙周膜中的成骨细胞还是刺激了牙槽骨表面的成骨细胞还有待进一步研究。He 等也发现 EMPs 能促进 MC3T3 - E1 细胞的增殖、分化和分泌生长因子,抑制了破骨细胞的功能,从而有利于牙周组织再生。

5) 对牙龈上皮细胞的作用:由于术后牙龈上皮细胞(human gingival epithelial cells)很快由牙龈表面向创面爬行生长,最早到达牙根表面并向根方延伸,不利于形成牙周新附着。束蓉等研究发现 EMPs 在低浓度下,对人牙龈上皮细胞的增殖无显著影响,但在较高浓度即 200μg/ml 时,可显著抑制牙龈上皮细胞的增殖。这也与其他上皮来源的细胞的研究结果一致。EMPs 抑制上皮细胞的增殖可能是由于 EMPs 能显著上调 p21WAF1/cip1 的表达,从而使细胞分裂停止在 G1 期,抑制了 DNA 的合成。并且当根面经 EMPs 处理后,牙龈上皮向根方生长极为有限,这样有利于阻止长结合上皮的形成,促进牙周组织再生。

EMPs 对细胞增殖的影响存在细胞类型的特异性。它可以促进间充质来源细胞的增殖,但却能抑制上皮细胞的增殖,因此,EMPs 能协调牙周组织的各种细胞成分,并保持其增殖或分化处于平衡状态,从而有利于牙周组织再生。

6) 对牙囊细胞的作用:牙囊细胞(dental follicle cell, DFCs)在一定的诱导条件下可以向成牙骨质细胞、牙周膜呈纤维细胞和成骨细胞分化,从而在牙周组织发育中起重要作用,因此有可能为牙周组织工程提供一种新的种子细胞。釉基质蛋

白来源于上皮根鞘,发现其在牙囊向牙周组织发育分化中也起重要调控作用。Hakki 等研究表明,EMPs 对体外培养的鼠牙囊细胞有明显的促增殖作用,并可使牙囊细胞形态由梭形向立方形方向变化,EMPs 可提高胶原和骨桥蛋白(OPN)的表达水平,表明 EMPs 可通过促进牙囊细胞增殖,基质合成以及对牙囊细胞矿化相关蛋白的调节,从而诱导牙囊细胞向成牙骨质细胞表型分化,提示釉基质蛋白对牙囊细胞起促进诱导分化的作用。王浈等研究了 EMPs 对人牙囊细胞(HDFC)的影响,发现EMPs 促进 HDFC 增殖,增强其碱性磷酸酶活性,具有上调骨涎蛋白、骨桥蛋白的作用,并呈时间依赖性,提示 EMPs 可能在牙囊细胞向成骨、成牙骨质样细胞诱导分化中起重要作用。

7) 对外胚间充质细胞的作用:颌突外胚间充质细胞(ectomesenchymal stem cells, EMSCs)是一种具有多向分化潜能的细胞,有向成骨细胞、成牙骨质细胞、牙周膜细胞等牙周组织细胞分化的潜能,因此也有可能成为牙周组织工程的种子细胞。EMPs 对 EMSCs 影响的研究较少,研究发现EMPs 能够促进大鼠外胚间充质细胞增殖及总蛋白质合成代谢;外胚间充质细胞经 EMPs 诱导培养后,可向成骨或成牙骨质方向分化,出现骨桥素及骨钙素 mRNA 的表达。

8) EMPs 促进牙周再生的动物实验研究:釉基质蛋白与牙周组织再生有密切关系,许多动物实验也证实 EMPs 能不同程度的促进牙周组织缺损部位牙骨质、牙周膜和牙槽骨的再生,这些研究为EMPs 的临床应用打下了坚实的基础。

在应用 EMPs 时,既可单独使用,也可与载体材料一起应用。EMPs 作为一种生长因子,实际应用的剂量是非常小的,因此,要使其滞留于局部,充分发挥其生物学效应需要合适的载体。适合的载体可以支持 EMPs 与局部组织很好的接触和沉积,使其发挥与细胞、间质之间的相互作用,促使局部细胞分化、增殖,达到组织再生的作用。比较好的载体材料有 PGA、甲壳质、羟乙基纤维素(HEC)、壳聚糖膜等。

Hammaratrom 等将猴的侧切牙拔出,在根面磨去 0.9 mm 深的牙骨质和牙本质,在牙槽窝内植入猪釉基质蛋白后立即将牙齿再植。8 周后组织学检查发现,根面缺损区有无细胞性牙骨质形成,并牢固附着于深层的牙本质表面,而对照组只有细胞性牙骨质形成,而无新的牙骨质形成,与其下方的牙本质附着也较差。表明釉基质蛋白可诱导牙周组织即无细胞牙骨质,牙周膜和牙槽骨的再生,而且这种再生与这些组织在胚胎期的发育过程相似。曾有人将 PGA、HEC 和葡聚糖等可吸收材料作为 EMD 的载体进行研究,发现 PGA 能使 EMD发挥更大的生物活性,因此合适的载体材料对充分发挥 EMPs 的生物学效应是十分必要的。束蓉也选择了与人同属灵长类的猕猴,并在后牙区去除颊侧的牙槽骨和牙骨质,设计了牙周组织缺损的动物模型,同时采用甲壳质作为 EMPs 的载体,以尽量符合临床应用的实际状况。结果显示,所提取的EMPs 以局部应用 15 mg 剂量时牙骨质、牙槽骨再生的百分率最高,说明其具有剂量依赖性增生效应,即量效效应,进一步证实了 EMPs 作为生长因子的处境依赖性。8 周后甲壳质材料均已完全吸收,组织学观察发现新形成的牙骨质为无细胞性牙骨质,与根部牙本质附着紧密,牙骨质内可见明显的胶原纤维通过,新生的牙槽骨结构清晰,再生的牙周组织类似于正常发育的组织(图 8-44)。表明甲壳质可作为良好的 EMPs 的载体,也证实了EMPs 诱导牙周组织再生的生物学活性。在狗下颌磨牙Ⅲ度根分叉模型的研究中也发现,EMPs 和GTR 联合应用组形成了新牙骨质,特别是缺损部位形成了约 12 μm 宽的无细胞性牙骨质,并有胶原纤维伸入到新牙骨质中,而单纯 GTR 组仅形成细胞性牙骨质,所以应用 EMPs 可产生真正的牙周再生,具有较好的应用价值。

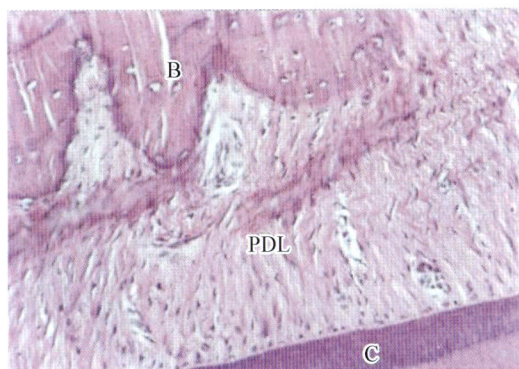

图 8-44　新生的牙骨质

组织工程理论的提出,大大促进了牙周组织再生研究的发展,因而牙周组织工程成为牙周领域研究的重点和热点,为牙周治疗开辟了新的途径。因此,将釉基质蛋白联合骨髓基质细胞用于牙周组织工程技术以修复牙周缺损,为促进牙周组织再生提供了新的思路。宋爱梅等将猪骨髓基质细胞接种至 EMPs 处理的根片表面,并用膨化聚四氟乙烯(expanded Polytetrafluorethylene,ePTFE)包被根片后植入裸鼠皮下,8 周后取材,可见牙骨质样物沿根面排列,外侧为纤维结缔组织,类似猪正常牙骨质并有立方状细胞沿其表面排列(图 8-45)。因此,EMPs 可以通过促进骨髓基质细胞的分化来促进牙周组织的再生,并提示可以将 EMPs 和骨髓基质细胞联合应用修复牙周缺损。在此基础上,宋忠臣等选择恒河猴建立牙周骨上缺损动物模型,将自体骨髓基质细胞作为种子细胞,以 Bio-oss 胶原作为细胞的载体材料,EMPs 为生长因子,利用组织工程技术修复牙周骨缺损。组织学结果发现,材料/细胞/EMPs 组可见牙槽骨和牙骨质形成,形成的牙骨质规则的排列在牙本质表面,可见牙周膜纤维位于两者之间,形成了牙周组织的完全再生(图 8-46)。Micro CT 检测(图 8-47)三维图像显示残余材料颗粒的高密度影像更少;二维图像显示有材料残余,牙槽骨高度明显增高,骨连续形成,可见比较规则的连续的牙周间隙。表明 EMPs 联合 BMSCs 可明显促进牙周组织的再生,该组织工程

技术是治疗牙周骨缺损的有效手段。

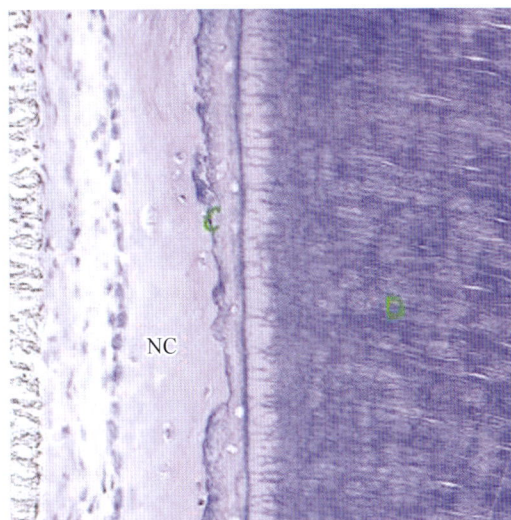

图 8-45　矿化诱导液诱导猪骨髓基质细胞

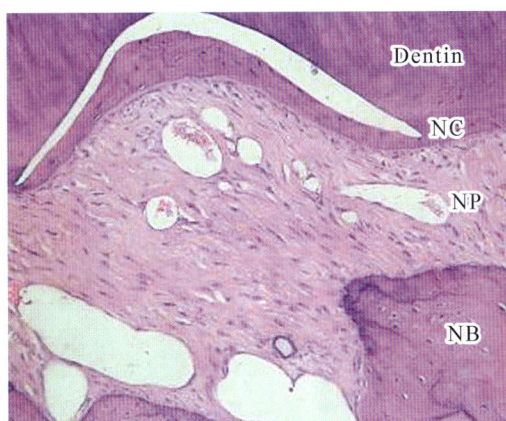

图 8-46　术后 8 周 材料 细胞 EMPs 组 HE 染色 200

Dentin:牙本质;NB:新生牙槽骨;NC:新生牙骨质;NP:新生类牙周膜

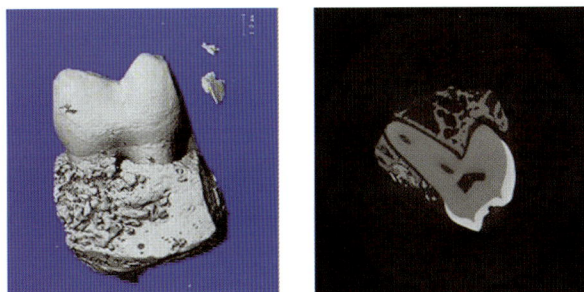

图 8-47　micro-CT 检测

9) EMPs 促进牙周再生的临床研究:EMPs 作为一种新的促进牙周组织再生的生物工具,将其

应用于牙周病和牙再植的治疗成为可能。在动物实验研究的基础上，人们逐步开始了EMPs的临床应用研究。EMPs单独或者与翻瓣术联合应用于临床，获得了非常好的效果。临床应用中基本都采用商品化的Emdogain。

Sculean等采用Emdogain治疗32位有牙周骨内缺损的患者，并检测PPD、CAL和牙龈退缩水平3项指标。8个月后，发现3项指标均得到明显改善，说明EMPs具有明显的诱导牙周组织再生的功能。并对8例需要拔牙的牙周骨缺损志愿者采用Emdogain治疗后6个月，拔出患牙获得缺损区的软硬组织切片，发现所有病例都有不同程度的牙骨质、牙槽骨和牙周膜的再生；新生的牙周膜胶原合成增加，骨桥蛋白表达增强。将Emdogain与改良Widman翻瓣术（modified widman flap，MWF）联合应用治疗与单纯翻瓣术相比，联合应用组明显优于单纯翻瓣术组，两组CAL获得和PPD减小的差别最早显现，8个月后牙槽骨再生量也有明显差别，3年后联合应用组X线片显示骨量还在继续增加。Heijl等应用EMD作为MWF的辅助疗法，将含有EMD的载体膜置于一壁或二壁骨缺损的部位，术后观察疗效，发现放置EMD的部位，X线片示牙槽骨的高度可持续增加36%，表明应用EMD可使牙槽骨高度和临床附着水平增加。Parashis等也发现EMPs对二、三壁骨缺损效果良好。此外，EMPs与多孔矿物质（牛骨）联用及单纯EMPs对骨缺损患者的作用比较，发现联用组临床参数（PPD、CAL）明显好于单纯EMPs组，提示多孔矿物质能放大EMPs的作用。

大量的动物和临床实验研究均证实，EMPs能有效促进牙周组织再生，是一种真正获得牙周再生的方法，因此，其在牙周组织再生中具有广阔的应用前景。

3. 临床应用

临床上，牙周病治疗的最终目标就是再生出与原有结构和功能相一致的牙周组织，即形成牙周新附着，达到牙周组织完全再生，为此，促进牙周组织再生的各种方法和技术历年来一直是牙周病学界研究的热点。如长期以来就已经开展的翻瓣术、根面生物学处理、各种类型植骨材料的应用等，而近年来为人们推崇的多肽生长因子、骨形成蛋白（BMP）等的实验研究为建立新的牙周组织显示了新的希望，虽然上述技术和手段可能以不同的方式改善牙周组织的愈合反应，但要达到牙周组织原有结构和功能的重建，尤其是连接牙周软硬组织的纽带—牙骨质原有形态和与根部牙本质紧密附着关系的重建，似乎仍存在相当大的距离。

自1975年Slavkin和Boyde首次提出釉基质蛋白可诱导牙根部无细胞性牙骨质形成以来，一系列研究证实EMPs能诱导牙周组织再生，并发现EMPs诱导再生形成的牙周组织在形态结构和生物学功能上都接近于正常牙周组织，因此釉基质蛋白的促牙周再生功能受到广泛重视。近年来，学者们做了大量关于釉基质蛋白或釉基质蛋白联合引导组织再生（guided tissue regeneration，GTR）、生物材料等技术手段来促进牙周组织再生的基础与临床的研究工作，使人们进一步了解了釉基质蛋白在牙周再生过程中的生物学行为和分子细胞水平机制等知识，也为最终找到一种真正牙周再生的治疗方法做出了积极探索和有益尝试，为达到牙周组织再生开辟了新天地。

釉基质蛋白的应用方法比较简单，常与改良Widman翻瓣术等手术方法联用，临床上应用的釉基质蛋白一般是国外商品化产品Emdogain凝胶。

（1）适应证

① 垂直性骨吸收形成的骨下袋，对一壁袋、二壁袋和三壁袋效果均好。

② 根分叉病变，尤其适用于下颌Ⅱ度根分叉病变。

③ 牙龈退缩后造成的缺损。

④ 较宽的骨缺损。

符合上述适应证者,需经过牙周基础治疗,包括口腔卫生指导、戒烟、洁治、根面平整、咬合调整等,减轻炎症程度,将牙周感染控制之后,才能进行手术。如患者为吸烟者,会影响术后的愈合,手术效果较差。

(2) 手术方法

麻醉:阻滞麻醉或局部浸润麻醉。邻近牙周缺损术区的牙间乳头和边缘龈部位应避免使用含肾上腺素的局部麻醉药,以减轻边缘组织的局部缺血。

消毒:嘱患者在术前用 0.12% 氯己定含漱,清洁口腔,口腔周围皮肤用 75% 酒精消毒,铺消毒巾。术者戴无菌手套。

手术切口:手术切口应根据手术目的、需要暴露牙面和骨面的程度、龈瓣复位的位置等因素来设计,还要考虑龈瓣需有良好血液供应。① 骨下缺损:做沟内切口(图 8-48),必要时做一侧或两侧的松弛切口,以减小张力,更好的暴露术区。切开牙龈黏膜和骨膜,用骨膜分离器进行钝分离,翻起黏骨膜瓣,暴露病变区(图 8-49)。② 牙龈退缩后缺损:在退缩部位做沟内切口,并向两侧水平延伸至邻近牙间区,以充分暴露骨病损,在水平切口两端做纵形切口直达根向牙槽黏膜。翻起全厚瓣至膜龈联合,或至骨开裂根向约 3 mm,继续钝分离翻起半厚瓣(split-thickness flap),向侧向或根向钝分离以能达到冠向复位至釉牙骨质界,分离牙间乳头的颊侧面的上皮,形成结缔组织创面,以能缝合冠向复位瓣。③ 下颌 Ⅱ 度根分叉病变:做沟内切

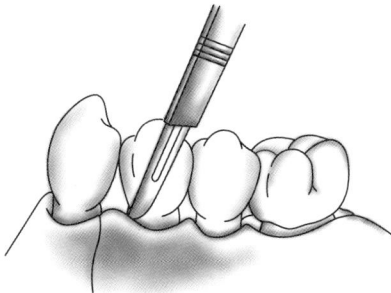

图 8-48 切口

口,必要时做一侧或两侧的纵形松弛切口达牙槽黏膜,在牙的颊侧和舌侧翻起全厚瓣,在翻瓣时尽量保存牙龈结缔组织,去除软组织暴露牙周缺损。

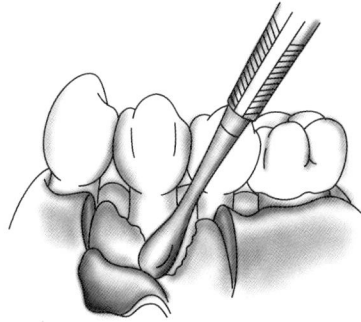

图 8-49 翻瓣

清创及根面平整(图 8-50):用洁治器刮净暴露根面和病变处的残留牙石、病理性肉芽组织及病变的牙骨质,平整根面。

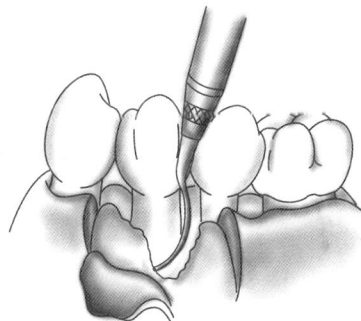

图 8-50 清创和根面平整

根面处理(图 8-51):用 24% EDTA(乙二胺四乙酸)处理根面 2 min,以去除玷污层,之后用生理盐水彻底冲洗,冲洗后避免血液或唾液污染已处理过的根面。

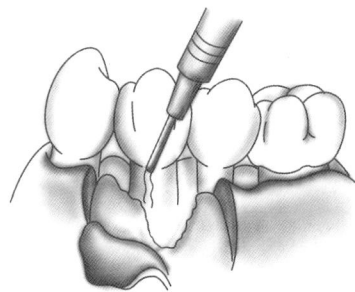

图 8-51 EDTA 处理根面

涂布 Emdogain 凝胶(图 8-52)：立即从根方牙槽骨水平在暴露的根面上均匀涂布一薄层 Emdogain 凝胶，避免凝胶在缺损底部聚集。有时为更好地使凝胶附着在牙根表面，可以预先局部缝合，可使涂布效果更好。

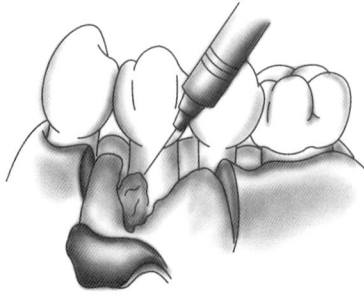

图 8-52　Emdogain 的应用

瓣的复位和缝合(图 8-53)：使龈瓣的外形与骨的外形相适应并能覆盖骨面，并避免瓣的张力过大，必要时可做冠向复位，如牙龈退缩缺损的龈瓣可复位至釉牙骨质界处。将瓣对位缝合，必要时可做褥式缝合，以保证邻面颊、舌侧瓣的闭合。多余的 Emdogain 将沿着龈瓣边缘溢出，缝合后不要在龈瓣上施加压力。为更好的促进创口愈合，可将多余的 Emdogain 凝胶沿着创口边缘涂布在缝合处。

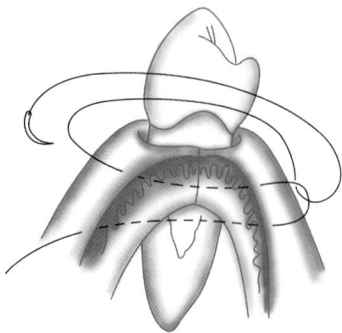

图 8-53　复位缝合

为促进新附着和新骨形成，Emdogain 应用后 6 周内勿探诊术区牙周袋。

(3) 手术后注意事项

手术当天：开始用 0.12% 或 0.2% 氯己定液含漱，每天 2 次，以控制菌斑，防止感染；戒烟或减少吸烟；当天手术区不刷牙；避免食用硬或脆的食物；必要时可全身使用抗生素预防感染。

手术后 1 周时：首先将不利于创口愈合的缝线拆除；必要时进行洁治；继续氯己定液含漱，或者在术区局部使用洗必泰凝胶。

手术后 2～6 周：拆除其余缝线；必要时进行洁治；继续氯己定液含漱，或者在术区局部使用洗必泰凝胶；术后 4 周时开始在术区的颊舌面刷牙，但邻面不要刷。

手术后 6 周：可以停止氯己定液含漱；必要时进行洁治；可以开始术区牙齿邻面清洁；必要时应用氟化物；可确定复查时间。

手术后 6～12 个月：术区充分清洁；确定复查时间；12 个月时摄 X 线片。

七、根面处理

牙周袋内的牙根表面随着牙周病变的发展也发生着一系列改变，如 Sharpey 纤维退化、菌斑及其产物的聚集、牙骨质和牙本质的崩解、牙骨质高度矿化等，这些都会影响牙周新附着的产生。在牙周基础治疗中用机械的方法进行根面平整，但根面平整并不完善，特别是根尖 1/3 区，根面平整不能彻底地去除细菌和毒素，使牙结石的残留物、感染的牙骨质和龈下菌斑在根面形成玷污层，影响根面的生物相容性，从而影响了新附着的愈合。根面处理(root surface conditioning)是牙周治疗的重要辅助手段。通过局部应用化学试剂或激光去除根面内毒素及玷污层，以恢复根面的生物相容性，促进细胞的黏附、增殖，以利于牙周再生。这可在翻瓣术中单独应用，也可与引导性组织再生术或植骨术联合应用。

根面处理的目的：去除细菌及其毒素；去除玷污层；脱矿作用；开放并扩大牙本质小管；暴露牙本质或牙骨质的细胞外基质(I 型胶原，糖蛋白，纤维连接素，生长因子)。用于根面处理的化学处理剂包括酸蚀剂(磷酸、枸橼酸、盐酸四环素类药物)、螯合剂(EDTA)、纤维连接蛋白、各种生长因子等。

(一)枸橼酸(citric acid)

枸橼酸(pH＝1)是研究较早且临床应用较多的根面处理剂。体外研究显示,枸橼酸处理根面可除去因根面平整时所形成的玷污层,开放牙本质小管,促进血凝块在根面的稳定,降解病变根面的内毒素,使根面轻度脱矿,Sharpey 纤维暴露,有利于内源性纤维连接蛋白与根面连接,促进新牙骨质形成,胶原纤维及牙周韧带细胞附着,有利于牙周组织再生。在活体研究中,枸橼酸对牙周组织再生的作用颇有争议,有研究显示在动物实验中枸橼酸有良好的促进新附着的效果,但也有研究表明它对结缔组织和牙槽骨的再生没有显著促进作用,在损伤愈合早期,抑制成纤维细胞的附着。人体临床观察显示,枸橼酸对临床牙周状况(PPD 和 CAL)的改善没有明显促进作用;对临床牙周手术也没发现有促进牙周愈合的作用。而且,由于其 pH 值低,抑制蛋白合成并使牙本质胶原变性,使周围的健康组织即刻坏死,早期组织愈合延迟,影响牙槽骨的形成,且容易发生牙根与骨固连,目前在临床中已较少应用。

(二)四环素(tetracycline)

四环素的体外研究显示四环素族药物能增加根面与纤维连接蛋白的连接,刺激成纤维细胞的附着和生长,同时抑制上皮细胞的附着和移行。盐酸四环素同样具有去除玷污层,暴露牙本质小管,使根面脱矿的作用,而且这种作用在盐酸四环素50～150 mg/ml 浓度范围内,没有时间依赖性。此外,还具有吸附于根面,持续发挥抗菌作用,并抑制胶原酶活性。但在动物实验中并没有发现其具有增加新附着的作用。盐酸米诺环素是四环素族药物,用于处理根面,与四环素作用相同。体外研究显示它能够降解内毒素,促进牙周膜细胞在根面的附着、增殖,及提高牙周膜细胞的生物合成活性,有利于新附着的形成。

(三)乙二胺四乙酸二钠盐饱和溶液(ethylenediaminetetraacetic acid,EDTA)

EDTA 是一种弱酸性的氨酸络合剂,几乎能与所有的金属离子络合,形成多基配位体的络合物。1955 年 Obsty 发现 EDTA 在去除根管预备中形成的玷污层方面效果理想。1983 年 EDTA 应用于根面处理,能去除根面的玷污层,使大量胶原纤维暴露。EDTA 能螯合羟磷灰石中的钙,使矿化的根面脱矿,因此它能螯合牙根表面的钙离子,导致玷污层溶解。与低 pH 值酸蚀剂相比,pH 值为中性的 EDTA 产生更完整的胶原纤维的暴露,同时不引起胶原变性,不会破坏牙周膜组织和细胞,可促进伤口愈合。研究发现 EDTA 作为根面处理剂有利于牙周成纤维细胞在根面的移行、附着及保持健康的生长状况,对牙周组织的愈合和再生有显著促进作用。而且 EDTA 与细菌生长所必需的金属离子螯合,切断细菌的营养而抑制其生长,有明显的抗微生物性能。

EDTA 发挥作用的主要影响因素是其浓度、pH 值和作用时间。EDTA 浓度在 15%～24%之间能获得满意的去除玷污层和暴露胶原的效果。目前应用最多的是 24%EDTA 凝胶。EDTA 脱钙效应与接触时间成正比,酸蚀时间延长只能促进胶原的暴露,而对玷污层影响较小。Gamal 指出EDTA 凝胶处理 4 分钟能提供最理想的牙根表面,最大量牙周膜细胞附着生长。目前发现 pH 值为6～10 的范围内 EDTA 螯合作用达到最大,pH 值高时,用于螯合的钙缺乏,效率反而下降。

（四）纤维连接蛋白（fibronectin）

纤维连接蛋白是一种成纤维细胞附着于根面所必需的糖蛋白。用纤维连接蛋白处理根面可促进新附着的产生。然而动物实验显示，将纤维连接蛋白与枸橼酸联合应用于 GTR 的治疗，并没有提高治疗效果。

纤维蛋白-纤维连接蛋白系统（fibrin-fibronectin sealing system，FFSS）是一种生物介质，可促进早期伤口愈合中的组织反应，防止瓣分离，有利于止血和组织再生。研究发现 FFSS 还可作为骨形成蛋白（bone morphogenetic proteins，BMPs）的载体促进伤口愈合及组织再生。

（五）多肽生长因子（polypeptide growth factors）

生长因子是由炎性部位的细胞所释放的多肽分子，能调节结缔组织细胞移行、增殖，以及细胞外基质蛋白质和其他成分的合成，从而调节损伤愈合。

这些因子主要由巨噬细胞、内皮细胞、成纤维细胞和血小板分泌，包括血小板衍生生长因子（platelet derived growth factor，PDGF）、胰岛素样生长因子（insulin-like growth factors，IGFs）、碱性成纤维细胞生长因子（basic fibroblastic growth factor，bFGF）、骨形成蛋白（bone morphogenetic proteins，BMPs）、转化生长因子（transforming growth factor，TGF）及釉基质蛋白（enamel matrix proteins，EMPs）等生长因子。

IGF-I 是多功能的细胞增殖调控因子，能调节细胞外基质蛋白的生长、分化和表达，是促进伤口愈合的关键调节因子；研究表明，IGF-I 在牙周再生中的作用有限，但和 PDGF-BB 联合应用可增加骨的再生。PDGF-BB 能促进牙周韧带细胞的增殖，促进胶原和总蛋白质的合成，减少脂多糖

（lipopolysaccharide，LPS）对牙龈成纤维细胞的抑制作用，有利于伤口处降解胶原的清除，联合 GTR 术能促进再生。临床实验表明 rhPDGF-BB 在牙周骨缺损治疗中是一种安全而有效的因子。BMP-2、BMP-4、BMP-7 属于调节细胞生长和分化的 TGF-β 超家族，有异位成骨作用，能促进牙周韧带细胞的早期增殖与迁移，促进牙周前体细胞和牙周韧带细胞分化，形成新的牙槽骨、牙骨质和牙周膜，联合 GTR 术能显著促进再生。有学者报道 BMP-6 也能促进新的牙槽骨和牙骨质的生成，提示 BMP-6 在牙周组织再生过程中也起了积极的作用。

EMPs 是由 Hertwig 上皮根鞘分泌的蛋白质，能诱导无细胞性牙骨质形成，能促进牙周韧带细胞的增殖，提高碱性磷酸酶活性，促进总蛋白质的合成，促进牙周韧带细胞分泌 TGF-β_1 和细胞外基质，诱导成牙骨质细胞和牙囊细胞的增殖，因此认为其能诱导牙周组织的再生。研究显示 EMPs 能剂量依赖性地抑制牙龈上皮细胞的增殖，这也为 EMPs 促进牙周组织再生提供了依据。釉基质蛋白在国外已有商品化产品，商品名为 Emdogain。Emdogain 是一种黏稠的凝胶体，由 1 ml 溶液与粉末混合而成，用注射器送入应用部位。

（六）激光

除了运用化学方法进行根面处理外，还可以采用激光疗法。激光疗法的作用机制主要为：利用激光对生物组织产生瞬间高强度光热作用、光化学作用、光电磁作用，使组织瞬间气化、烧融或凝固，达到去除根面的牙石、玷污层，切割硬组织、杀菌消炎的目的。可应用的激光包括氩离子激光、CO_2 激光、Nd：YAG 激光、Er：YAG 激光等。

八、牙周塞治

牙周塞治剂（periodontal dressing，periodontal

pack)是用于牙周手术后的特殊敷料,在牙周手术后将其覆盖在术区表面,可以保护创面,避免继发损伤,还可起到压迫止血、止痛,固定松动牙和龈瓣及使暴露的根面脱敏的作用,增加了患者术后的舒适感。牙周塞治剂由 Ward 在 1923 年首次提出并在牙龈切除术后使用,后来许多学者在此基础上进行了研究和改进,目前已有数种牙周塞治剂在临床上使用。

(一)牙周塞治剂的分类

1. 按是否含有丁香酚(eugenol)分类

(1)丁香酚类:Wondrpak、Nobetec、氧化锌丁香酚糊剂。

(2)非丁香酚类:Coe-pac,Peripac,Voco pac。

2. 按固化性质分类

(1)光固化类:Barricaid。

(2)化学固化类:Coe-pac,Periocare,Voco pac。

3. 按剂型分类

(1)粉液型:如丁香酚类。

(2)双糊剂型:如 Coe-pac、Periocare、Voco pac。

(3)单糊剂型:如 Peripac。

(二)牙周塞治剂的成分

1. 含丁香油的塞治剂

这类塞治剂大多为粉、液两种成分调合后使用,以氧化锌和丁香油为主要成分,固化后比较坚硬。粉剂主要成分包括氧化锌、松香、石棉纤维和鞣酸,液体主要成分为丁香油和麝香草酚。使用时分别取适量粉剂和液剂置于干燥无菌的玻璃板上,用调拌刀将粉剂分次逐渐加入与液体调匀,直至硬面团状,即可使用。

氧化锌有杀菌收敛作用,能保护组织;松香溶于丁香油,与氧化锌固化后具有黏性和韧性;石棉纤维易于塑形;鞣酸具有止血收敛的作用;丁香油具有安抚止痛的作用;麝香草酚则有杀菌作用。

但有报道丁香油能引起过敏反应,产生红肿和疼痛,游离的丁香油可引起组织坏死,伤口延迟愈合,并导致明显的炎症反应。因此,有人不赞成在牙周塞治剂中使用丁香油。而且丁香油具有浓郁的、令人不愉快的气味,这也是此类塞治剂不太受欢迎的原因。此类塞治剂中的松香也有引起变态反应的报道。因此越来越多的人开始使用不含丁香油的塞治剂。

2. 不含丁香油的塞治剂

此类塞治剂已经商品化,如 Coe-pac,已在国外广泛使用。Coe-pac 是双糊剂型,分装在两个软管中,一管含氧化锌、油脂(塑形)、胶类(黏合)及硫酸二氯酚(抗真菌)等混合物,另一管含不饱和脂肪酸、松香及抑菌剂氯百里酚。将两组分挤出等长,混合后使用。操作方便,对牙龈组织无刺激,固化后柔韧适度,患者感觉舒适。

(三)牙周塞治剂的理化性能

1. 黏结性

无论是丁香酚还是非丁香酚塞治剂,对牙齿的黏结固位作用都很弱,要借助机械锁扣作用才能固位。Haugen 的研究结果显示 Coe-pac 的黏结性大于 Wondrpak,Von-fraunhofer 发现光固化塞治剂 Barricaid 不受水的影响,黏结力较强。

2. 体积的稳定性

塞治剂在固化过程中会出现收缩、膨胀等体积的变化,体积变化使塞治剂在创面移动,刺激组织。日本学者的实验结果显示 Coe-pac 在固化的最初发生明显收缩,以后逐渐膨胀,但最终结果仍是收缩;Peripac是先发生收缩,以后持续膨胀,最终发生微膨。而Rubinoff的结果却发现Coe-pac在固化过程中发生轻微的膨胀;Wondrpak则发生明显的体积收缩。

3. 硬度和抗压强度

Peripac的硬度高于Coe-pac;抗压强度也是Peripac最高,Wondrpak次之,Coe-pac最低。

4. pH值的变化

Coe-pac偏碱性,Peripac酸性至中性。

5. 对充填材料的影响

理想的牙周塞治剂应该是对牙齿上原有的修复体无损害,Watts发现Coe-pac、Peripac和Peripac Improved均对复合树脂有很弱的软化作用,而对玻璃离子水门汀无影响。

6. 牙周塞治剂的毒性及不良作用

除了以上所提到的含丁香油塞治剂可能会引起变态反应,牙周塞治剂还具有细胞毒性、组织刺激性。Alpar报道光固化材料Barricaid具有很好的细胞相容性,而Coe-pak、Voco pac和Peripac则有中至重度的细胞毒性。动物实验发现对成纤维细胞增殖和损伤愈合而言,Reso-Pack是继Barricaid之后最适合的塞治剂。但塞治剂的毒性成分在口腔中往往被唾液、组织液、血液和细胞防御成分稀释。细胞培养方法仅限于材料之间的比较。

(四)牙周塞治剂的抗菌特性

为了避免牙周手术后细菌感染,有学者考虑在塞治剂中加入各种抗菌剂,如杆菌肽,土霉素、新霉素和呋喃西林以增强其抗菌能力,但这可导致过敏反应,并有产生耐药菌及机会感染的可能。

(五)牙周塞治剂的使用方法

使用时先将术区止血、隔湿,将塞治剂形成细长条状,贴压于术区表面,牵拉唇或颊部塑形,并让开系带,避免塞治剂硬固后妨碍系带的活动,并除去多余的、妨碍咬合的塞治剂。为了达到更好的固定效果,也可用调刀塞治剂搓成多个小圆锥形,先从颊侧将圆锥形的小块塞治剂逐个放入牙间隙内压住龈乳头,然后用一长的细条放在颊面,将各牙面颊侧的塞治剂连成一体,舌侧同样放置,这一方法可保证将龈乳头贴附于骨面,有利于愈合。如果术区包括最后一个磨牙,则应将塞治剂弯成U形包绕远中。注意勿将塞治剂挤入龈瓣下方而影响伤口愈合。

另外,在操作时要注意不同材料的操作、调拌、塞治和固化时限,掌握最佳的操作时机。一般而言,塞治剂在术后需保持1周,也可根据具体情况进行调整。有报道称在非手术治疗后使用塞治剂并保持7～8天,也取得了较好的临床效果。

(葛琳华　李超伦　宋忠臣　束蓉)

第三节　牙　周　缝　合

缝合是外科手术过程中很重要的一环,它能关闭手术切口,止血,减少术后感染的可能性。而牙周手术的缝合,除了上述目的外,其关键的作用还在于将龈瓣复位或固定于术者所期望的理想位置,同时还必须承受正常的由于咀嚼、语言等活动引起的正常张力直至伤口完全愈合。因此,牙周缝合(periodontal suturing)是整个牙周手术过程的关键环节,关系着整个手术的成败与否。

牙周缝合的目的有:防止软组织下方的骨组织暴露;消除术区死腔,以达到理想的牙周组织愈合方式;止血;减少患者术后不适;使龈瓣复位于理想的位置。缝合术由缝针、缝线及缝合器械共同完成。

一、缝　针

手术用缝针(suturing needles)由三个基本部分组成:尾部/针持部、体部、针尖部。

目前,绝大多数商品缝针其尾部均与缝线连成一体,即缝线压入缝针尾部末端而无需穿线打结,这样更方便术者引导缝针穿过组织而最大限度的减少组织损伤。

1. 衡量手术缝针尺度的几个结构术语

1) 针尖:有多种类型,可根据被缝合的不同组织选择。

2) 尾部:分针眼型和缝线压入型。

3) 弦长:弧形缝针的针尖端至尾部的直线距离。

4) 针长:沿缝针从针尖端至尾部的长度。

5) 缝针半径:弧形缝针从缝针的圆弧中心至缝针体部的距离。如果缝针的弧形弯曲一直延伸可以形成一个圆圈。

6) 缝针直径:指缝针针体的直径(粗细程度),可有多种不同的尺寸供术者选择(图8-54)。

2. 手术缝针

缝针的尺寸采用英寸或公制半径衡量,但目前

市售缝针商品的度量标准多采用英寸。临床所使用的缝针有如下4种类型:

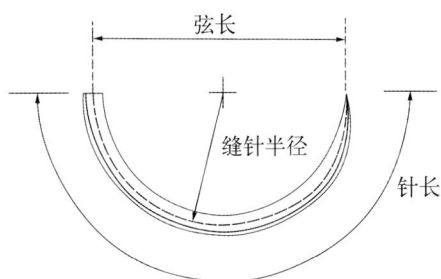

图8-54　手术缝针

① 1/4 圈(1/4 circle)。

② 3/8 圈(3/8 circle)。

③ 1/2 圈(1/2 circle)。

④ 5/8 圈(5/8 circle)。

牙科最常用的缝针是3/8圈缝针,而1/2圈缝针多用于术区空间受限制的部位及精细外科手术,如某些面部、上颌磨牙区以及自体软组织移植瓣等(图8-55)。

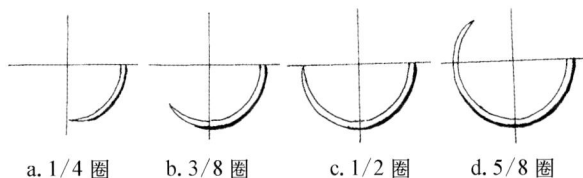

a. 1/4 圈　b. 3/8 圈　c. 1/2 圈　d. 5/8 圈

图8-55　手术缝针的类型

3. 缝针根据针体和针尖端的形态分类

(1) 倒三角针(reverse cutting suture needles)(图8-56)

倒三角针的特征是除了两侧两个相对的切

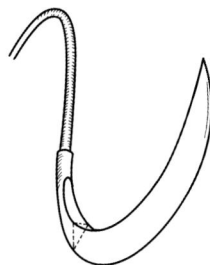

图8-56　倒三角针

缘,第三切缘位于针体的外侧曲面。这种设计减少了所缝合的组织被缝线撕裂的危险。因此,倒三角针多用于缝合坚韧、难以穿透的组织,是牙周、口腔颌面部以及牙种植术最常用的缝针(见图8-57)。

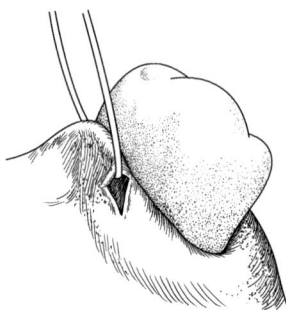

图 8-57 倒三角针所造成的抵抗力能够避免组织的撕裂

(2) 三角针(conventional cutting suture needles,常规缝合针)

三角针(见图8-58)由两侧两个相对的切缘和位于缝针体部内侧曲面的第三切缘组成。由于内侧曲面的切缘可能撕裂组织瓣的边缘,尤其是在缝针穿过狭小的术区时,因此三角针不能用于牙科和牙种植术(图8-59)。

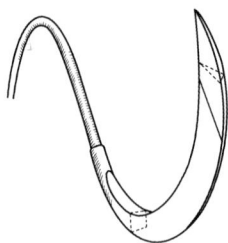

图 8-58 三角针

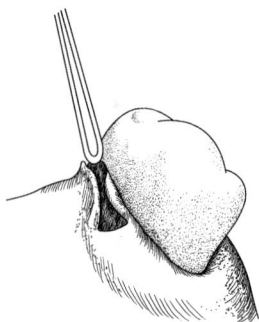

图 8-59 三角针穿过组织瓣时将其撕裂

(3) 圆针(tapercut suture needles)

圆针为坚韧和/或娇嫩的组织特别设计,如缝合组织移植瓣或筋膜等。其特征为针体部为圆形,而针尖端则为锋利的倒三角形针尖,且针尖的三个切缘都同样锋利(图8-60)。

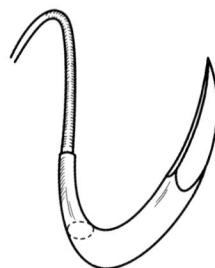

图 8-60 圆针

由于圆针具有更细以及更锋利的针尖,可以更容易的穿透坚韧或娇嫩的组织。因此,非常适合牙周膜龈手术或牙周美容外科。通常见 1/2 或 5/8 圈倒三角针尖压入 5-0 或 6-0 的缝线(图8-61)。

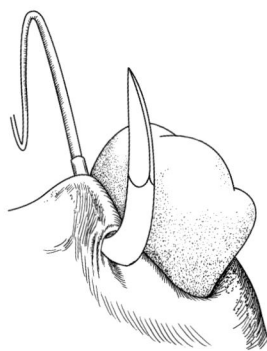

图 8-61 圆针更容易穿透坚韧或娇嫩的组织

4. 缝针尖端的种类(图8-62、8-63)

① 钝头(Blunt):不用于牙科。

② 圆锥尖(Taper):大多数 3/8 圈倒三角针是标准的锥形尖端。

③ 圆尖(Tapercut):常用于牙周美容外科,1/2 或 5/8 圈倒三角针加 5-0,6-0 缝合线。

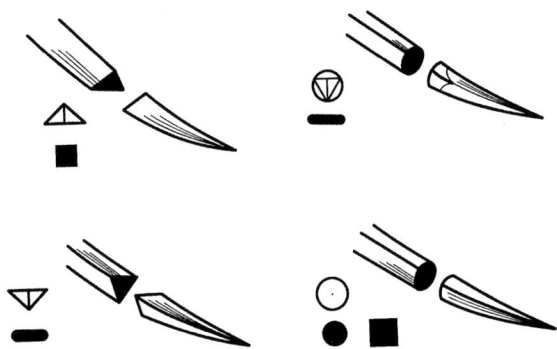

图8-62　各种针头和针体的形状

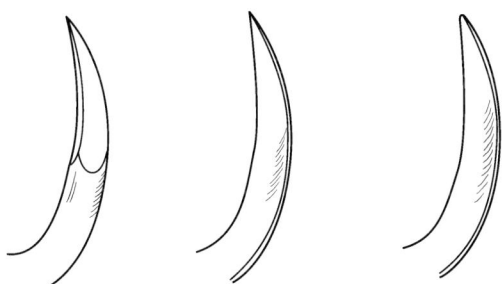

图8-63　缝针尖端的种类

二、缝合线

有关缝合的描述最早可追溯到公元前3000年的古埃及医书。缝合线（suture materials）从古至今曾使用过麻（hemp）、马尾（horse hair）、草（weeds）、亚麻（linen）、金线（gold）、银线（silver）、棉线（cotton）、哺乳动物肠线（mammalian intestines）、丝线（silk）和合成的化学聚合物缝线（synthetic chemical polymers）等多种种类。

理想的缝合线应具备如下性能：一定的张力强度；良好的外科操作性能；良好的组织生物相容性；易打结而不易滑脱；易制备成各种直径和长度；方便消毒和包装；具有足够的、接近组织的弹性和延伸性，但又有足够的张力（loose）以防止组织缺血或坏死。

按照缝合线的制作方式，缝合线分为单丝线（monofilament suture）和编结线（braider suture）或称多丝线（multifilament suture）：前者组织反应小，强度差；后者组织反应较大，强度较好。

按照缝合材料的性能，缝合线分为不可吸收缝线和可吸收缝线。

不可吸收缝线（nonabsorbable suture）又可分为天然缝线和合成缝线两类。

1. 天然缝线（natural sutures）

即丝线（surgical silk），为编结线。在制作加工过程中经上蜡或硅涂层处理、黑染后编结而成。丝线的优点为易于操作，可见度好，易于打结。但丝线的最大缺点是虹吸效应（wick effect），易吮吸细菌和液体进入伤口内导致感染。另外，由于丝线的强度较差，且置于潮湿的环境中强度会很快丧失。因此，丝线最好用于干燥的伤口部位，而不适合用于感染的伤口或无菌要求严格的部位。丝线曾是牙周外科最经典、最常用的缝线。

2. 合成缝线（synthetic sutures）

（1）尼龙（nylon）

尼龙缝线属聚酰胺聚合物，可为单丝或编结线。这种材料的缝线最大的优点是弹性好，可见度好。但如果是单丝尼龙缝线，由于其有"记忆性"，因而有回复特性易导致松结。尼龙缝线多用于潮湿部位的缝合。

（2）聚酯纤维（polyester）

由对苯二酸酯聚合物编造而成，这类材料制作的缝线其最大优点是在潮湿的环境中具有保持良好张力强度的性能。

某些品牌的聚酯纤维缝线在表面有聚丁烯涂层，能防止松结，并提供良好的柔韧性和临床操作性。

（3）聚四氟乙烯（expanded polytetrafluoroethylene，e-PTEE）

是单丝线，具有良好的张力强度，低组织反

应,良好的操作性能和良好的线结安全性,是一种优质的不可吸收缝线。常用于 GTR 和 GTAM(guided tissue augmentation material)的缝合。

可吸收缝线(absorbable sutures)也分为天然缝线和合成缝线两类。

1. 天然缝线(natural sutures)

(1)肠线(Gut)

由羊和牛的肠胶原纯化加工而成,机体酶使其消化降解吸收。根据加工工艺的不同又分为简易肠线和铬肠线。

① 简易肠线(plain gut):特性为极小的组织张力,且 7~10 天即丧失张力强度,快速吸收,操作性差,线结安全性较差,易磨损,具有中度的组织反应性。

② 铬肠线(chromic gut):经铬盐溶液处理加工而成,可抵抗酶的溶解作用。因此。铬肠线较之简易肠线延长了吸收时间至 10~14 天;具有较小的组织反应,较强的张力强度。

不论是简易肠线或是铬肠线,均不推荐使用于需要较长愈合时间和较大伤口安全性的术区。

2. 合成缝线(synthetic sutures)

可吸收性的合成缝线其共性是,均为高分子水溶性聚合物,通过水解而降解吸收。

(1)聚羟基乙酸(polyglactin 910,PGA,PG910)

这类材料制作的缝线多为编结线,具有优秀的张力强度,其 65% 的张力强度可保持 14 天。吸收时间长,完全吸收可达 56~70 天。极小的组织反应性。线结光滑不易松结。

市售商品还有一种聚羟基乙酸缝线,表面涂有 polyglactin 370 加碳酯酸盐,这样加工制作后可增加吸收性,附着性和润滑性,从而降低了缝合时的组织阻力。

(2)聚乙酸(polyglycolic acid)

这类缝线为编结线,有较好的张力强度,良好的操作性能,中度组织反应。在口腔环境下,张力可以维持 16~20 天,完全吸收约 60~90 天。

(3)Poliglecaprone 25

单丝制作,为 glycolide 和 epsilon-caprolactone 的共聚物。

这类缝线具有优秀的柔韧性,易于操作和打结,其张力强度可维持两周以上,在 14 周时减少 20%~30%,完全吸收需 90~120 天。

缝线的尺寸可用数字加"0"来表示:1-0~10-0,随数字的上升,缝线的直径越小。

缝合线临床使用的选择原则:依据不同的手术方法和伤口闭合目标。缝线尺寸根据被缝合组织的厚度和特性选择。厚而娇嫩的组织需要细的缝线;厚实的胶原组织需要较大直径的缝线。愈合期较长的伤口,如牙周再生,种植体等需选择较大直径的缝线。而有些伤口可能需要选择吸收较快而组织反应小的缝线。某些无菌要求高的伤口应尽量不采用有"虹吸效应"的编结线。

一般说来,4-0、5-0 的缝合线多用于牙科,其中 5-0 的缝线常用于纤细、精致的膜龈手术等。

三、缝 合 器 械

(一)缝合器械(suturing instruments)的类型

1. 组织夹持器(tissue pickups)

组织夹持器具有设计精巧的喙,所以,这种器械仅用于夹持需要穿透或挤压缝合的组织。组织钳(tissue pliers)和组织镊(tissue forceps)是其代表。

组织钳/组织镊用于牵拉组织瓣,因此,其喙有 3 种类型供临床医生选择(图 8-64)。

① 平喙(plain tip):无齿,仅有限的可控性。

② 1×2 喙(1×2tip):其单齿可能穿透易碎组织。

③ 多齿喙(multiple teeth):为推荐首选的组织镊。

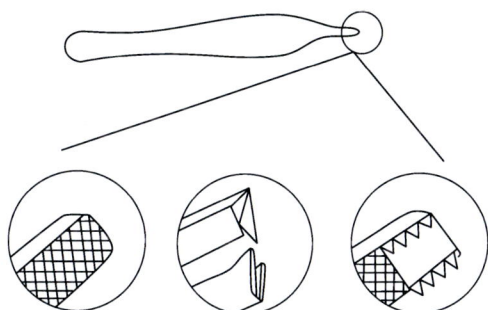

图 8-64　不同类型喙部类型的组织钳

2. 持针器

目前,持针器(needle holders)常采用不锈钢(stainless steel)或碳化钨喙部(tungsten carbideinserts)制造,这种优质高性能制作的持针器,有安全设计的喙,具有不同尺寸可供选择(图 8-65)。

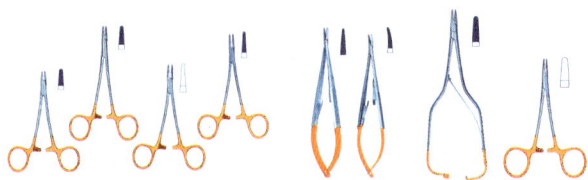

图 8-65　各种持针器及喙

持针器的选择和使用方法:必须根据缝针的尺寸选择大小合适的持针器。持针器应夹持缝针体部,从尾部至喙部的 1/3～1/2 区域内,以避免在推动缝针穿过组织时损坏缝针的尖和刃口。夹持的缝针距离持针器喙的尖端 2～3 mm。当缝针进入组织时,术者手部所施加的力应顺应缝针的曲

度,不应使用暴力或扭曲力强行穿刺组织(见图 8-66)。

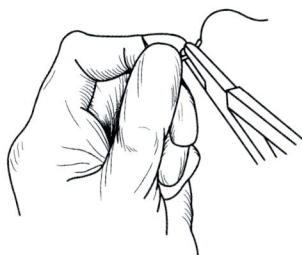

图 8-66　持针器夹持缝针的正确位置

3. 止血钳(hemostats)

用以夹紧出血的血管,移除小的骨碎片或根尖片,夹持松软组织或外科纱布等。不能用止血钳夹持缝针。

4. 剪刀

缝合时有多种剪刀可供选择(图 8-67)。

① 弯剪(curved scissors):有小而窄的喙,用于去除组织和拆除缝线。

② 锯齿剪(serrated blade scissors):这种剪刀设计有锯齿状的喙,可以防止操作过程中组织或缝线滑脱。这种手术剪是修薄内侧的组织瓣和缝线的首选类型。

③ 凹槽剪(notch scissors):最适用于术后拆除缝线。

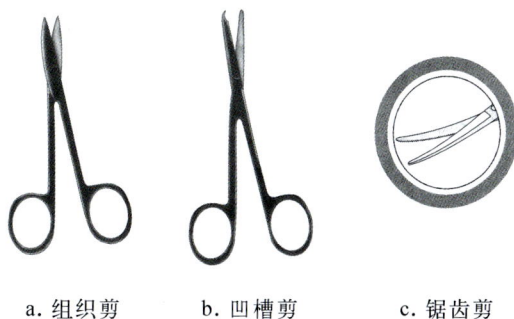

a. 组织剪　　　b. 凹槽剪　　　c. 锯齿剪

图 8-67　各种剪刀

织"窒息"、坏死。

四、缝合术

（一）缝合术（suturing techniques）应遵循的基本原则

口腔内的缝合多选用圆针。

缝合是将组织瓣固定于适当的位置，但绝不是强行伸展组织瓣。要防止过度牵拉、施压组织瓣以致组织坏死。

缝针应先穿刺活动度较大的组织瓣。

缝针穿刺组织时应距离龈缘 2～3 mm，以防止组织撕裂。

缝线打结时不宜过紧，以致组织瓣变白而使组

（二）几种常用的牙周缝合法

1. 骨膜缝合法（periosteal suturing technique）

常用于各种翻瓣术及全厚瓣或膜龈手术，骨膜、组织瓣全层缝合，或将组织瓣固定于骨膜上（图 8-68）。

缝合要点：针尖与组织表面和下面的骨面垂直进入，完全穿过组织直至骨面。注意针尖轻触骨面以免缝针损坏或变钝，然后针尖循针体弧度旋转针体。针尖沿骨面滑行一段距离，小心不要掀起或损伤骨膜。针尖再次穿透骨膜和组织回到组织表面。

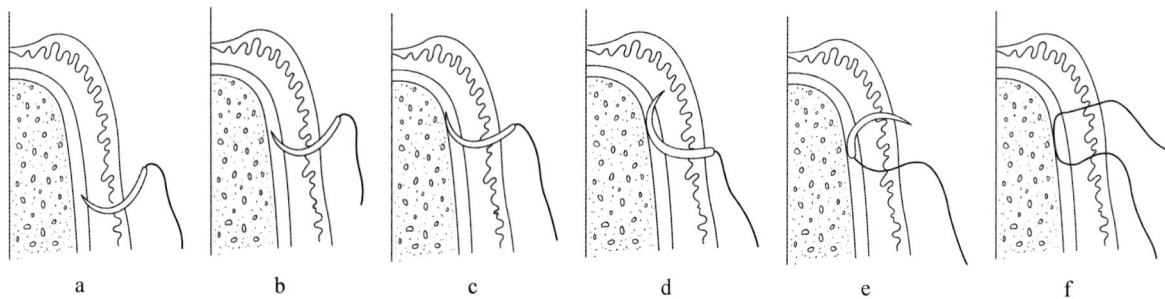

图 8-68　骨膜缝合法

2. 间断缝合法（interrupted suture technique）

适用于需抬高唇颊部和舌部组织瓣时，是牙科缝合中最常用的缝合技术。此缝合法使两侧的手术瓣密合，而在组织瓣之间无缝线穿过。但这种缝合法抵抗肌肉牵拉能力较弱（见图 8-69）。

缝合要点：缝针从龈瓣表面穿过唇（颊）侧的组织瓣。缝针从接触区下方通过至舌侧。缝针从组织瓣内侧穿过舌侧瓣。缝针再次从接触区下方通过。在唇（颊）侧打结，线结不能位于切口线上。

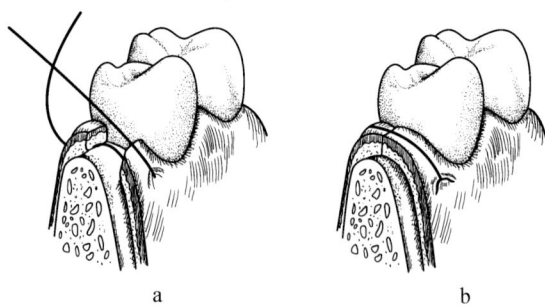

图 8-69　间断缝合法

3. 8 字改良间断缝合法（figure 8 modification of interrupted suture technique）

这种缝合法常用于空间非常狭小的区域，如第

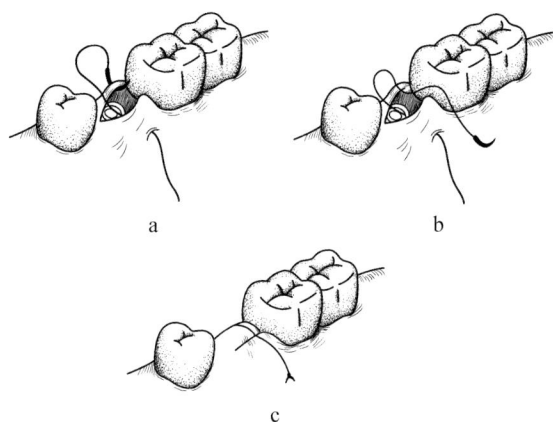

图 8-70　8 字间断缝合法

二、三磨牙区。虽然手术切口双侧组织瓣之间有缝线穿过，但此缝合法仍可使龈瓣密合，且易于缝合。常使用 4-0 缝线。

缝合方法基本同间断缝合法，但缝线均从两侧组织瓣表面进入。

4. 连续缝合法

连续缝合法多用于缝合同侧组织瓣的两个或更多的牙间乳头，通常在颊舌侧的组织高度不一致，或需将一侧组织瓣高度升高或根面降低时采用，也用于仅一侧组织瓣需要缝合时。同时，还可用于关闭长距离的水平切口。

连续缝合的优点：可缝合包括多数牙位的区域。使打结数降到最低。可利用牙齿固定组织瓣。能使龈瓣定位精确。保持颊、舌或腭瓣的独立位置和张力。

连续缝合法的缺点在于，如果缝线断裂，可致龈瓣松动或多个牙齿区域的缝线随之松动。

连续缝合法的类型主要有以下几种：连续锁边缝合法、连续悬吊缝合法、连续褥式缝合法。

（1）连续锁边缝合（continuous locking suture technique）

主要用于长距离的无牙区，如种植牙的创口关闭、GBR、牙槽嵴增高术等，以及结节区或磨牙后区（图 8-71）。

缝合要点：从术区远中最末端首先完成一个间断缝合并打结，但不剪断缝线。缝针穿过颊侧龈瓣的外表面和舌侧龈瓣的内侧，每针间距 5 mm。缝针穿过保留的线圈后适度拉紧缝线，完成一个锁边。继续如上程序直至末端，通过最后一个线圈提供的松弛度作为线尾进行打结。

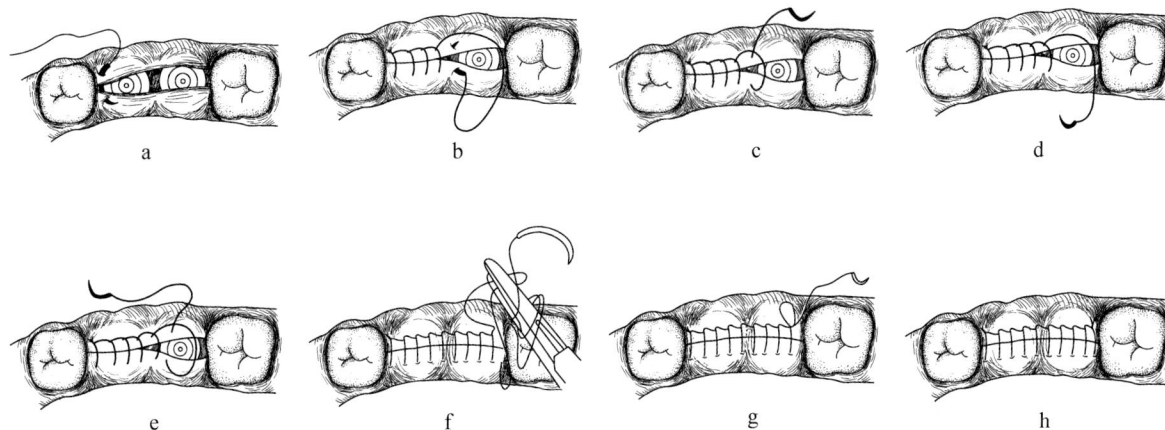

图 8-71　连续锁边缝合法

（2）连续悬吊缝合（continuous sling suture technique）

为手术区域涉及多个牙位，且颊舌侧的龈组织瓣高度不一致，或龈组织瓣复位高度不一致时常采用此缝合法，可利用牙齿固定组织瓣，将颊舌侧组织瓣分别固定于各自的位置（图 8-72）。

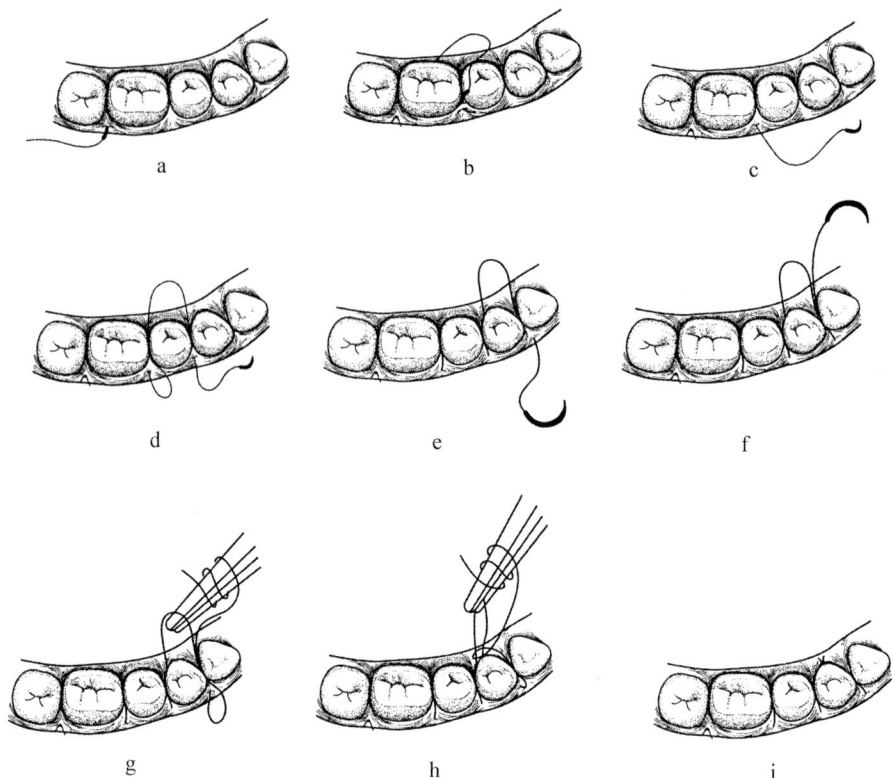

图 8-72　连续悬吊缝合法

缝合要点：首先在手术区龈瓣切口远中龈乳头做一间断缝合，仅剪断短线。缝针通过接触点下方向对侧突出。缝线环绕牙齿从邻牙接触点下方穿回原侧，并从龈瓣内侧进针穿出至外表面。重复上述过程直至术区最后一个牙间隙。在打结前为得到理想的龈瓣固定效果，要调整缝线的松紧度。当最后一次穿过末端牙的牙间隙时，缝线在龈瓣对侧留出一长 15～20 mm 的线圈。用留出的线圈打结。

悬吊缝合技术也可以用于单个牙。

（3）连续褥式缝合（continuous mattress suture technique）

可分为连续水平褥式和连续垂直褥式缝合。这种缝合法能使龈瓣更贴合、更稳固，同时可抵抗相关肌肉附着于龈组织瓣而产生的任何张力，常用于牙种植术的创口关闭（图 8-73）。

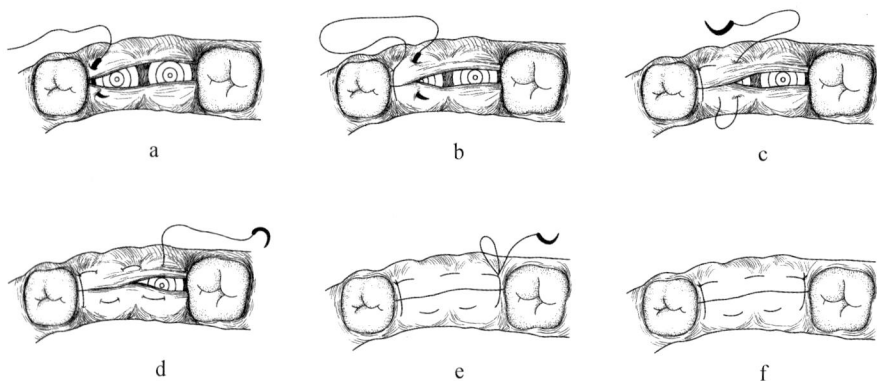

图 8-73　连续水平褥式缝合法

5. 褥式缝合法(mattress suture technique)

褥式缝合能更好地保护组织瓣,尤其与骨膜联合缝合时,能更精确地控制龈瓣的位置。此缝合法常用于抵抗肌肉的牵张力,使龈瓣与下层的骨组织、再生膜相贴合使龈瓣边缘与牙齿和(或)种植体相贴合,并利于龈乳头的稳定和复位。

(1) 垂直褥式缝合法(vertical mattress suture technique)

由于垂直褥式缝合法能抵抗肌肉的牵张力,获得最大量的组织闭合,同时最大限度的避免了缝线和植入材料直接接触,因而推荐应用于 GBR 术中(见图 8 - 74)。

缝合要点:缝针从颊侧距离龈缘 4～6 mm 龈瓣外表面穿透组织至内侧,再从内侧面龈缘 2～3 mm 处穿出至外表面。缝线在接触点下方穿过至舌侧。缝针从舌侧距离龈缘 2～3 mm 处进针穿透至外表面。缝针经接触点下方折回颊侧。打结。

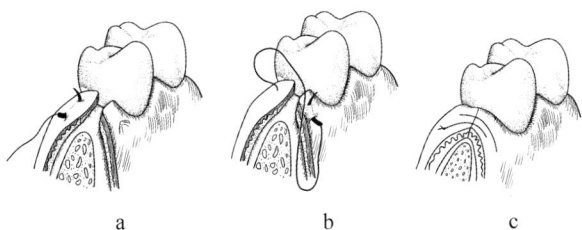

图 8 - 74 垂直褥式缝合法

(2) 水平褥式缝合法(horizontal mattress suture technique)

常用于种植体手术的缝合(见图 8 - 75、8 - 76)。

缝合要点:尽量选用 3/8 圈倒三角针。进针位置紧贴被缝合物(如牙齿、牙种植体、组织再生膜等)远中端龈乳头。从龈瓣外表面由近中向远中进针,针距约 3 mm。缝针穿过接触点下方至对侧。从对侧龈瓣外表面由远中向近中进针,针距约 3 mm。缝线穿过接触点回原侧进针。打结。

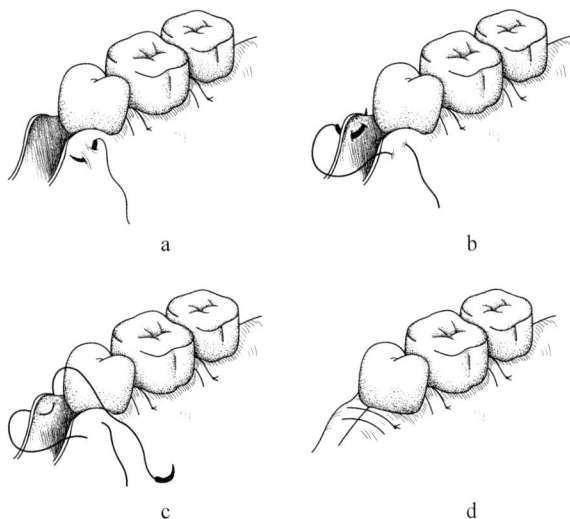

图 8 - 75 牙周手术中的水平褥式缝合法

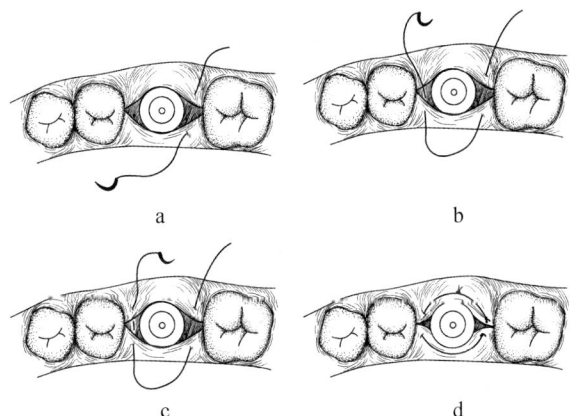

图 8 - 76 种植体手术中的水平褥式缝合法

6. 交叉缝合法(cross suture technique)

此种缝合法是连续褥式缝合法的一种变换,仅是水平向进针而非垂直向。这种缝合法对用于根面覆盖的膜龈手术尤其有用。同时,交叉缝合法还可用于无牙区和拔牙窝的缝合,缝合时将缝针于颊瓣的远中颊线角进针,近中颊线角出针,交叉至对侧重复同样的操作,拉近缝线打结使龈瓣顶部形成交叉(见图 8 - 77)。

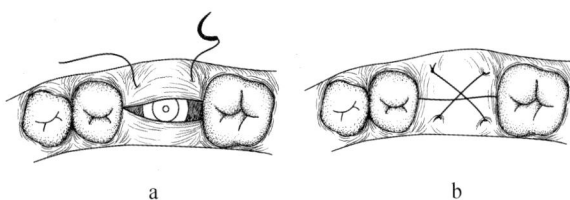

图 8 - 77 交叉缝合法

（三）外科打结技术

外科打结方法（surgical knotting technique）是一个好的缝合过程的重要组成部分，在相关的百科全书中提到的打结方法有 1 400 多种，但只有其中少数几种应用于牙医和种植医学。打结方法的选择与所使用的缝合材料、切口深度和位置以及创口术后的应力密切相关。如多丝缝线（编结线）比单丝缝线更易打结，而且打的结更紧密，而单丝缝线较易滑结。另外，聚丙烯纺织纤维丝缝线更易控制，其伸展性较软组织不易撕裂。同时，还需牢记，影响打结稳定性的最大可变因素是人，所打结的牢固性比缝线强度更重要，不同的术者其打结稳定程度变化很大，就是同一术者在不同时间的打结结果也可能不同。因此，迅速的打结速度并不意味着可以获取理想的缝合位置，术者在打结操作时需缓慢、细致、稳定。

牙周常规打结技术的操作原则有以下几点：① 针对所常用的不同缝合材料，最简单的打结方法往往是最理想的。② 缝合的方式和位置可根据患者的实际情况做适当的修改，以得到牢靠、平整的手术结。③ 用器械打结时尽量避免损伤缝合材料和缝针。④ 缝合打结时避免过大的张力以防止拉断缝线，撕裂组织。⑤ 打结时，缝线的两端应以相同的速率和相同的张力向相反的方向拉动，以确保线结的完整与稳定。⑥ 缝合是为了使组织贴合在理想的位置，因此打结不应过紧使组织"窒息"。⑦ 线结通常放在龈瓣的唇颊侧，以减少对患者舌的刺激。⑧ 完成的结必须牢固以防止滑动。

注意不同类型缝线的手术结特征：① 由于摩擦等相对较低，单丝缝合线打结后易松弛。② 直径大（粗）的单丝缝线较直径小（细）的单丝缝线的结更易滑脱。③ 人工合成类多丝缝线因有较高的摩擦系数，打结时不易滑脱。

一个线结有三个组成部分，分别为结环（loop）、结身（knot itself）和结耳（ears），即缝线断端（图 8-78）。

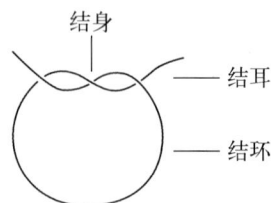

图 8-78 结的组成部分

牙周手术时通常使用的有 3 种打结方法。

1. 方结（square knot）（图 8-79）

最简单的结，由彼此方向相反的两个锁边结组成。方结易打紧，但若使用单丝缝合线时易松结。

打结要点：

第一结：缝线绕过持针器上部打个圈，钳住另一线头，将慢慢推到组织瓣边缘，拉紧。

第二结：缝线绕过持针器下部打个圈，钳住另一线头，拉近两端缝线。

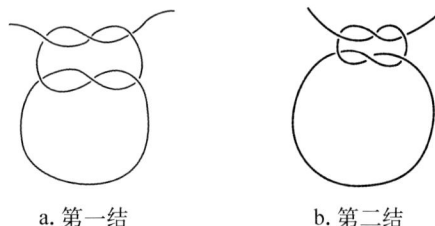

a. 第一结　　　　b. 第二结

图 8-79 方结

2. 滑行结（slip/"granny" knot）

滑行结（外婆结）由方结演变而来，此方法非常实用，由两个单一锁边结构成，但两个锁边结是同向的。此结紧密不易松结（见图 8-80）。

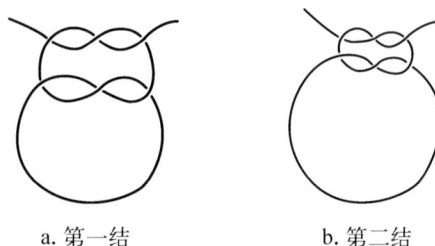

a. 第一结　　　　b. 第二结

图 8-80 滑行结

打结要点：

第一结：缝线绕过持针器上部打个圈，钳住另一游离端，两端拉紧。

第二结：相同方法再打一个结。

3. 外科结（surgen's knot）

外科结由两个锁边结的方法改良而来，每个结方向相反，此结多在采用多丝编结缝线时使用，但如用可吸收缝线时，需再加一个锁边结以防止线结松弛滑脱（图8-81）。

打结要点：

第一结：双重锁边，有效防止滑脱松弛。

第二结：单重锁边。

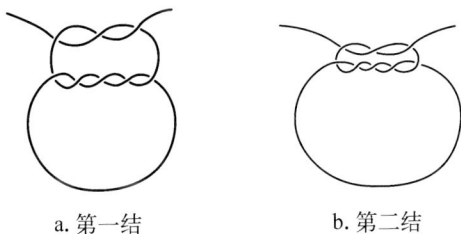

a. 第一结   b. 第二结

图8-81 外科结

（四）拆除缝线（suture removed）

牙周手术后一般7～10天拆线，应根据术区的部位、手术的类型、缝线的种类选择拆线时间（见图8-82）。

常规拆线的方法及步骤：

对患者的口腔清洁，以去除软垢、食物残渣，可用3%双氧水，0.12%漱口液等。

用镊子夹住缝线提升。

尽可能靠近组织表面剪断缝线，以防止将"污染"的缝线拖拽穿过组织。

拆除连续缝合缝线时，应分别剪断每个牙间部位，以单独将缝线拖出。

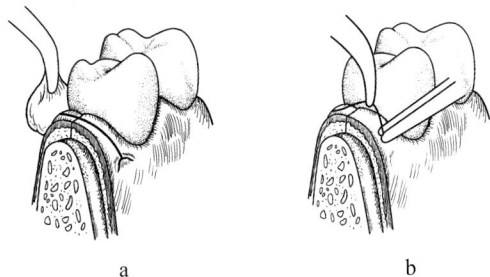

a   b

图8-82 拆线示意图

（束 蓉）

参 考 文 献

1 柴枫，金岩，赵铱民，等. 釉基质蛋白休外诱导大鼠外胚间充质细胞骨桥素和骨钙素 mRNA 的表达. 口腔医学研究，2004, 20(3)：243-245

2 侯小丽，吴织芬，万玲. 釉基质蛋白对骨髓基质细胞分泌 TGF-β1 的影响. 牙体牙髓牙周病学杂志，2004, 14(4)：194-196

3 刘晓峰，束蓉，周晓健，等. 釉基质蛋白在牙周组织再生过程中对 T 细胞增殖及其亚群的影响. 中国临床康复，2004, 8(23)：4718-4720

4 束蓉，宋爱梅，王海燕，等. 釉基质蛋白对人牙龈上皮细胞增殖的影响. 上海口腔医学，2006, 15(1)：38-41

5 束蓉，邬春兰. 釉基质蛋白对成骨细胞碱性磷酸酶和 I 型胶原合成的影响. 实用口腔医学杂志，2003, 19(4)：366-368

6 束蓉，张濒，刘正. 釉基质蛋白诱导牙周组织再生的量效实验研究. 牙体牙髓牙周病学杂志，2000, 10(1)：1-3

7 束蓉，李超伦，刘正. 等. 猪釉基质蛋白的提取及 N 末端氨基酸序列分析. 口腔医学纵横杂志，1999, 15(2)：67-68

8 宋爱梅，束蓉，蒋欣泉，等. 釉基质蛋白对猪骨髓基质细胞黏附、伸展及增殖的影响. 上海口腔医学，2005, 14(6)：624-628

9 宋忠臣，束蓉，宋爱梅，等. 釉基质蛋白对人骨髓基质细胞生长和黏附的影响. 上海口腔医学，2006, 15(6)：601-604

10 邬春兰，束蓉. 釉基质蛋白对成骨细胞矿化及黏附能力的影响. 上海口腔医学，2002, 11(2)：135-137

11 张锡泽，邱蔚六.《口腔颌面外科学》. 北京：人民卫生出版社. 1993

12 Aichelmann-Reidy ME, Heath CD, Reynolds MA. Clinical evaluation of calcium sulfate in combination with demineralized freeze-dried bone allograft for the treatment of human intraosseous defects. J Periodontol, 2004, 75(3)：340-347

13 Alpar B, Gunay H, Geurtsen W. Cytocompatibility of periodontal

dressing materials in fibroblast and primary human osteoblast-like cultures. Clin Oral Investig, 1999, 3(1): 41 - 48

14 Aukhil I, Pettersson E. Effect of citric acid conditioning on fibroblast cell density in periodontal wounds. J Clin Periodontol, 1987, 14(2): 80 - 84

15 Babay N. The effect of tetracycline hydrochloride on the attachment of gingival fibroblasts. A scanning electron microscopic study on the effect of ultrasonic scaling before root conditioning. Odontostomatol Trop, 2002, 25(100): 13 - 17

16 Baker DL, Stanley Pavlow SA, Wikesjo UM. Fibrin clot adhesion to dentin conditioned with protein constructs: an in vitro proof-of-principle study. J Clin Periodontol, 2005, 32 (6): 561 - 566

17 Baker PJ, Rotch HA, Trombelli L, et al. An in vitro screening model to evaluate root conditioning protocols for periodontal regenerative procedures. J Periodontol, 2000, 71(7): 1139 - 1143

18 Bakin ME, Boyd JP, Coher S. Acute allergic reaction to eugenol. Oral Surg Oral Med Oral Pathol, 1984, 57(4): 441 - 442

19 Banihashemrad A, Aghassizadeh E, Radvar M. Treatment of gingival recessions by guided tissue regeneration and coronally advanced flap. N Y State Dent J, 2009, 75: 54 - 58

20 Bidault P, Chandad F, Grenier D. Systemic antibiotic therapy in the treatment of periodontitis. J Can Dent Assoc, 2007, 6: 515 - 520

21 Bjorn H. Free transplantation of gingival propia. Sveriges Tandlak T, 1963, 22: 684

22 Blandizzi C, Malizia T, Lupetti A, et al. Periodontal tissue disposition of azithromycin in patients affected by chronic inflammatory periodontal diseases. J Periodontol, 1999, 70: 960 - 966

23 Bonass WA, Robinson PA, Kirkham J, et al. Molecular cloning and DNA sequence of rat amelogenin and a comparative analysis of mammalian amelogenin protein sequence divergence. Biochem Biophys Res Commun, 1994, 198(2): 755 - 763

24 Brian S, Gurinsky, Michael P, et al. Clinical evaluation of demineralized freeze-dried bone allograft and enamel matrix derivative versus enamel matrix derivativr alone for the treatment of periodontal osseous defects in humans. J periodontal, 2004, 75: 1309 - 1318

25 Brookes SJ, Robinson C, Kirkham J, et al. Biochemistry and molecular biology of amelogenin proteins of developing dental enamel. Arch Oral Biol, 1995, 40(1): 1 - 14

26 Bruze M. Systemically induced contact dermatitis from dental rosin. Scand J Dent Res, 1994, 102(6): 376 - 378

27 Burgett FG, Ramfjord SP, Nissle RR, et al. A randomized trial of occlusal adjustment in the treatment of periondontitis patients. J Clin Periodontol, 1992, (19): 381 - 387

28 Caton JG, Ciancio SG, Blieden TM, et al. Treatment with subantimicrobial dose doxycycoine improves the efficacy of scaling and root planing in patients with adult periodontitis. J Periodontol, 2000, 71: 521 - 532

29 Cattaneo V, Rota C, Silvestri M, et al. Effect of enamel matrix derivative on human periodontal fibroblasts: proliferation, morphology and root surface colonization. An in vitro study. J Periodontal Res, 2003, 38(6): 568 - 574

30 Cenni E, G Ciapetti, S Pagani, et al. Effects of Activated Platelet Concentrates on Human Primary Cultures of Fibroblasts and Osteoblasts. J Periodontol, 2005, 76: 323 - 328

31 Clark GT, Love R. The effect of gingival inflammation on nocturnal masseter muscle activity. JADA, 1981, (102): 319 - 322

32 Cury PR, Sallum EA, Nociti FH Jr, et al. Long-term results of guided tissue regeneration therapy in the treatment of class II furcation defects: a randomized clinical trial. J Periodontol, 2003, 74(1): 3 - 9

33 Deutsch D, Catalano-Sherman J, Dafni L, et al. Enamel matrix proteins and ameloblast biology. Connect Tissue Res, 1995, 32(1 - 4): 97 - 107

34 Edel A. Clinical evaluation of free connective tissue grafts used to increase the width of keratinized gingival. J Clin Periodontol, 1974, 1: 185

35 Eppley BL, Pietrzak WS, Blanton M. Platelet-Rich Plasma: A Review of Biology and Applications in Plastic Surgery Plastic Reconstructive Surgery, 2006, 118: 147e

36 Esposito M, Coulthard P, Thomsen P, et al. Enamel matrix derivative for periodontal tissue regeneration in treatment of intrabony defects: a Cochrane systematic review. J Dent Educ, 2004, 68(8): 834 - 844

37 Esposito M, Coulthard P, Worthington HV. (2003) Enamel matrix derivative (Emdogain) for periodontal tissue regeneration in intrabony defects. Cochrane Database Syst Rev CD003875. Review

38 Feingold JP, Chasens AI, Doyle J, et al. Preserved scleral allografts in periodontal defects in man. II. Histological evaluation. J Periodontol, 1977, 48(1): 4 - 12

39 Friedman N. Mucogingival surgery. Texas Dent J, 1957, 75: 358

40 Gamal AY, Mailhot JM. The effects of EDTA gel conditioning exposure time on periodontitis-affected human root surfaces: surface topography and PDL cell adhesion. J Int Acad Periodontol, 2003, 5(1): 11 - 22

41 Gestrelius S, Andersson C, Lidstrom D, et al. In vitro studies on periodontal ligament cells and enamel matrix derivative. J Clin Periodontol, 1997, 24(9Pt2): 685 - 692

42 Goldman H M. Gingivectomy. Oral Surgery, Oral Medicine and Oral Pathology, 1951, 4: 1136 - 1157

43 Goldman HM. The development of physiologic gingival contours by gingivoplasty. Oral Surg Oral Med Oral Pathol, 1950, 3: 879 - 888

44 Goodson JM, Cugini MA, Kent RL, et al. Multicenter evaluation of tetracycline fiber therapy: II. Clinical response. J Periodont Res, 1991, 26: 371 - 379

45 Graça MA, Watts TL, Wilson RF, et al. A randomized controlled trial of a 2% minocycline gel as an adjunct to non-surgical periodontal treatment, using a design with multiple matching criteria. J Clin Periodontol, 1997, 24: 249-253

46 Gruber R, Varga F, Fischer MB, et al. Platelets stimulate proliferation of bone cells: involvement of platelet-derived growth factor, microparticles and membranes. Clin Oral Implants Res, 2002, 13: 529-535

47 Hammarstrom L, Heijl L, Gestrelius S. Periodontal regeneration in a buccal dehiscence model in monkeys after application of enamel matrix proteins. J Clin Periodontol, 1997, 24(9 Pt 2): 669-677

48 Han DK, Kim CS, Jung UW, et al. Effect of a fibrin-fibronectin sealing system as a carrier for recombinant human bone morphogenetic protein-4 on bone formation in rat calvarial defects. J Periodontol, 2005, 76(12): 2216-2222

49 Haugen E. Adhesive properties of periodontal dressings — an in vitro study. J Periodontal Res, 1979, 14(6): 487-491

50 Hegedus Z. The rebuilding of the alveolar process by bone transplantation. Dent Cosmos, 1923, 65: 736

51 Heijl L, Heden G, Svardstrom G, et al. Enamel matrix derivative (EMDOGAIN?) in the treatment of intrabony periodontal defects. J Clin Periodontol, 1997, 24(9 Pt 2): 705-714

52 Huang KK, Shen C, Chiang CY, et al. Effects of bone morphogenetic protein-6 on periodontal wound healing in a fenestration defect of rats. J Periodontal Res, 2005, 40(1): 1-10

53 Isik AG, Tarim B, Hafez AA, et al. A comparative scanning electron microscopic study on the characteristics of demineralized dentin root surface using different tetracycline HCl concentrations and application times. J Periodontol, 2000, 71(2): 219-225

54 John G. M. 实用口腔局部麻醉学. 北京: 人民军医出版社. 2006

55 Keila S, Nemcovsky CE, Moses O, et al. In vitro effects of enamel matrix proteins on rat bone marrow cells and gingival fibroblasts. J Dent Res, 2004, 83(2): 134-138

56 Kozam G, Mantell GM. The effect of eugenol on oral mucous membranes. J Dent Res, 1978, 57(11-12): 954-957

57 Lacono VJ, Gomes BC, Sciubba JJ. Clinical and laboratory studies on human sclera allografts. J Periodontol, 1980, 51(4): 211-216

58 Langer B, Langer L. Subepithelial connective tissue graft technique for root coverage. J Periodontol, 1985, 56: 715

59 Malizia T, Tejada MR, Ghelardi E, et al. Periodontal tissue disposition of azithromycin. J Peridongtol, 1997, 68: 1206-1209

60 Mellonig JT. Freeze-dried bone allografts in periodontal reconstructive surgery. Dent Clin North Am, 1991, 35: 505

61 Melo LG, Nagata MJ, Bosco AF, et al. Bone healing in surgically created defects treated with either bioactive glass particles, a calcium sulfate barrier, or a combination of both materials. A histological and histometric study in rat tibias. Clin Oral Implants Res, 2005, 16(6): 683-691

62 Minabe M, Takenchi K, Kumada H. The effect of root conditioning with minocycline HCl in removing endotoxin from the roots of periodontally-involved teeth. J Periodontol, 1994, 65(5): 387-392

63 Morris ML. The unrepositioned mucoperiosteal flap. Periodontics, 1965, 3: 147

64 Murphy K, Gunsolley J. Guided tissue regeneration for the treatment of periodontal intrabony and furcation defects. A systematic review. Ann Periodontol, 2003, 8: 266-302

65 Nabers CL, O'Leary TJ. Autogenous bone transplants in the treatment of osseous defects. J Periodontol, 1965, 36: 5

66 Nagata MJ, Bosco AF, Leite CM, et al. Healing of dehiscence defects following root surface demineralization with tetracycline: a histologic study in monkeys. J Periodontol, 2005, 76(6): 908-914

67 Nersasian RR, Johnson M, Ginnta J. Oral scleral heterografts. A pilot study. Oral Surg Oral Med Oral Pathol, 1978, 45(5): 661-677

68 Nevins M, Giannobile WV, Mcguire MK, et al. Platelet-derived growth factor stimulates bone fill and rate of attachment level gain: results of a large multicenter randomized controlled trial. J Periodontol, 2005, 76(12): 2205-2215

69 Nicola UZ, Peter S, Carlo PM, et al. Alveolar ridge augmentation with Bio-Oss: a histologic study in humans. Int J Periodontics Restorative Dent, 2001, 21: 289-295

70 Nilveus R, Bogle G, Crigger M, et al. Effect of topical citric acid application in the healing of experimental furcation defects in dogs. II. Healing after repeated surgery. J Periodont Res, 1980, 15: 544

71 Okuda K, Kawase T, Momose M, et al. Platelet-rich plasma contains high levels of platelet-derived growth factor and transforming growth factor-b and modulates the proliferation of periodontally related cells in vitro. J Periodontol, 2003, 74: 849-857

72 Pappalardo S, Baglio OA, Grassi RF, et al. Mandibular bone deficit with a histologic study in Sbordone L, Bortolaia C, Perrotti V. Clinical and histologic analysis of calcium sulfate in treatment of a post-extraction defect: a case report. Implant Dent, 2005, 14(1): 82-87

73 Petelin M, Pavlica Z, Batista U. Effects of periodontal dressings on fibroblasts and gingival wound healing in dogs. Acta Vet Hung, 2004, 52(1): 33-46

74 Pintippa B, and Wang H. Collagen Membranes: A Review. J Periodontol, 2001, 72, 215-229

75 Plachokova AS, Nikolidakis D, Mulder J, et al. Effect of platelet-rich plasma on bone regeneration in dentistry: a systematic review Clinical Oral Implants Research, 2008, 19: 539-545

76　Pontoriero R, Lindhe J. Guided tissue regeneration in the treatment of degree II furcations in maxillary molars. J Clin Periodontol, 1995, 22 (10): 756 - 763

77　Quirynen M, Bollen CM, Vandekerckhove BN, et al. Full- vs. partial-mouth disinfection in the treatment of periodontal infections: short-term clinical and microbiological observations. J Dent Res, 1995, 8: 1459 - 1467

78　Ramfjord SP, Nissle RR. The modified Widman flap. J Periodontol, 1974, 45: 601

79　Reynolds MA, Aichelmann-Reidy ME, Grishondra L, et al. The Efficacy of Bone Replacement Grafts in the Treatment of Periodontal Osseous Defects. A Systematic Review. Ann Periodontol, 2003, 8: 227 - 265

80　Roldan JC, Jepsen S, Miller J, et al. Bone formation in the presence of platelet-rich plasma vs. bone morphogenetic protein-7. Bone, 2004, 34: 80 - 90

81　Rompen EH, Goffinet GH, Nusgens B. Human periodontal ligament fibroblast behavior on chemically conditioned dentine: an in vitro study. J Periodontol, 1999, 70(10): 1144 - 1152

82　Rompen EH, Nusgens B, Goffinet GH. Human periodontal ligament fib Caffesse RG, Nasjleti CE, Anderson GB, et al. Periodontal healing following guided tissue regeneration with citric acid and fibronectin application. J Periodontol, 1991, 62(1): 21 - 29

83　Rubinoff CH. Physical properties of periodontal dressing materials. J Oral Rehabil, 1986, 13(6): 575 - 586

84　Rudiger SG. Mandibular and maxillary furcation tunnel preparations — literature review and a case report. J Clin Periodontol, 2001, 28(1): 1 - 8. Review

85　Sachs HA, Farnoush A, Checchi L. Current status of periodontal dressings. J Periodontol, 1984, 55(12): 689 - 696. Review

86　Sakallioglu U, Acikgoz G, Ayas B, et al. Healing of periodontal defects treated with enamel matrix proteins and root surface conditioning — an experimental study in dogs. Biomaterials, 2004, 25(10): 1831 - 1840

87　Sculean A, Donos N, Brecx M, et al. Healing of fenestration-type defects following treatment with guided tissue regeneration or enamel matrix proteins. An experimental study in monkeys. Clin Oral Investig, 2000, 4 (1): 50 - 56

88　Sculean A, Pietruska M, Schwarz F, et al. Healing of human intrabony defects following regenerative periodontal therapy with an enamel matrix protein derivative alone or combined with a bioactive glass. A controlled clinical study. J Clin Periodontol, 2005, 32(1): 111 - 117

89　Shu R, Song AM, Wang HY. Effects of enamel matrix proteins on the proliferation of human gingival epithelial cells in vitro. Shanghai Kou Qiang Yi Xue, 2006, 15(1): 38 - 41. Chinese

90　Shu R, Song AM, Wang HY. Effects of enamel matrix proteins on the proliferation of human gingival epithelial cells in vitro. Shanghai Kou Qiang Yi Xue, 2006, 15(1): 38 - 41. Chinese

91　Sigusch BW. Periodontal dressing (Vocopac) influences outcomes in a two-step treatment procedure. J Clin Periodontol, 2005, 32 (4): 401 - 405

92　Slots J, MacDonald ES, Nowzari H. Infectious aspects of periodontal regeneration. Periodontol 2000, 1999, 19: 164 - 172

93　Smith BA, Smith JS, Caffesse RG, et al. Effect of citric acid and various concentrations of fibronectin on healing following periodontal flap surgery in dogs. J Periodontol, 1987, 58: 667

94　Stern IB, Everett FG, Robicsek K S. Robicsek—a pioneer in the surgical treatment of periodontal disease. J Periodontol, 1965, 36: 265 - 268

95　Sánchez AR, Sheridan PJ, Kupp LI. Is platelet — rich plasma the perfect enhancement factor ? a currunt review. Int J Oral Maxillofac Implants, 2003, 18: 93 - 103

96　Terranova VP, Franzetti LG, Hic S, et al. A biochemical approach to periodontal regeneration: tetracycline treatment of dentin promotes fibroblast adhesion and growth. J Periodont Res, 1986, 21: 330

97　Van der Pauw MT, Van den Bos T, Everts V, et al. Enamel matrix-derived protein stimulates attachment of periodontal ligament fibroblasts and enhances alkaline phosphatase activity and transforming growth factor beta1 release of periodontal ligament and gingival fibroblasts. J Periodontol, 2000, 71(1): 31 - 43

98　Viswanathan HL, Berry JE, Foster BL, et al. Amelogenin : A potential regulator of cementum-associated genes. J Periodontol, 2003, 74 (10): 1423 - 1431

99　Von-fraunhofer JA. Physical properties of a periodontal dressing material. Am J Dent, 1992, 5(5): 266 - 268

100　Walton RE, Garnick JJ. The histology of periapical inflammatory lesions in permanent molars in monkeys. J Endodon, 1986, (12): 49 - 53

101　Ward AW. Inharmonious cusp relation as a factor in periodontoclasia. J Am Dent Assoc, 1923, 10: 471

102　Watts TL, Combe EC. Effects of non-eugenol periodontal dressing materials upon the surface hardness of anterior restorative materials in vitro. Br Dent J, 1981, 151(12): 423 - 425

103　Zetterstrom O, Andersson C, Eriksson L, et al. Clinical safety of enamel matrix derivative(EMDOGAIN) in the treatment of periodontal defects. J Clin Periodontol, 1997, 24(9pt2): 697 - 704

第九章　牙周激光治疗

一、概　　述

激光是受激辐射光放大的简称,英文为 LASER,即受激辐射光放大的英文——Light Amplification by Stimulation Emission of Radiation 之首字母缩写。

1917 年爱因斯坦(Albert Einstein)提出"受激辐射"的概念,为激光的发明奠定了理论基础。1958 年贝尔实验室的肖洛(AL Schawlow)和汤斯(C Townes)发表了经典完善的激光原理论文,阐明受激辐射可以得到一种单色性的、亮度极高的新型光源。1960 年,美国人梅曼(TH Maiman)发明了世界上第一台红宝石(ruby)激光器,获得了人类有史以来的第一束激光。激光的问世立即受到医学界的极大重视,并很快被用于口腔医学,1964 年即有激光在龋病治疗中的应用研究,1971 年髓病治疗上尝试采用激光。经过数十年发展,多种激光器已经在临床医学的每个学科都找到了用武之地。

光是作为一种利用波的形式移动的电磁能量,其放射能量的基本单位是光子。光子波有两种特性:一是振幅,振幅越大能量越高;二是波长,波长决定了光的传播方式和组织对光的反应。可见光的波长范围为 $380 \sim 780$ nm,而目前在医学领域应用的激光,从波长 193 nm 的准分子激光到波长为 10 600 nm 的二氧化碳激光,涵盖了更广阔的光谱范围。激光具有三大特性:单色性、光束高度定向性和极高的能量密度,其特性通过脉冲或连续波等作用方式,产生的激光生物学作用主要表现为光化

效应、电磁场效应、热效应、压强效应与冲击波效应。

通常根据能量的强弱将激光设备分为强激光器和弱激光器,但医学领域关注的是激光对机体产生的作用,因此将激光照射生物组织后,如果直接导致该生物组织不可逆性损伤,则此受照表面处的激光称为之强激光;若不会直接造成不可逆性损伤,则称其为弱激光。根据激光辐射防护安全的国家标准,激光的 1 类、2 类、3A 类激光为弱激光,3B、4 类为强激光,接触激光设备时可以根据此类别标准,判断其生物学功能和产品的危险度。1 类激光对人类的眼睛不产生威胁。2 类激光的功率小于 1 mW,裸眼直视超过 0.25 秒可引起不适。3A 类激光的功率小于 5 mW,汇聚的光线对眼睛有害。3B 类激光的功率从 5 mW 到 500 mW,直视其光束或反射光线都是有危险的。4 类激光的功率大于 500 mW,其漫反射的光线都对眼睛和皮肤有害,当能量高于 2 W/cm² 时可以引发被照射物体的燃烧。遇到标记有激光警告标记(图 9-1)的设备时需要注意防护。

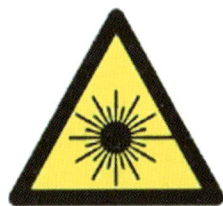

图 9-1　激光警告标记

根据激光器激活媒质(active medium),又称工作介质,所组成的化学元素、分子或多物质组合

来命名其产生的激光。激活媒质根据物质状态特性分四大类：固体、液体、气体和半导体。常见的固体激活媒质有红宝石、金绿宝石（alexandrite）、钇铝石榴石（YAG）晶体等；液体激光器通常采用溶于溶剂中的有机染料作为激活媒质，也有以蒸汽状态工作的；气体激光器是目前种类最多、应用最广泛的一类激光器，以二氧化碳激光器和氦-氖（He-Ne）激光器为代表。半导体激光器是以半导体材料作为工作介质，设备体积小，质量轻，结构简单稳定，是近年来伴随光通讯技术成熟而发展最迅速的一类激光产品，口腔科领域应用的二极管（diode）激光器即属于半导体激光器。

二、激光在口腔医学领域的应用

在口腔医学中激光已有多种应用。软组织切割是激光应用最成熟的领域，二氧化碳激光、铒激光、钕激光、钬激光等多种激光都具有良好的软组织切割和消融能力，口腔颌面部的手术应用激光还能够充分利用激光的凝固止血功能，获得良好的手术视野。铒激光具备优良的切割硬组织能力，无论牙釉质、牙本质还是骨组织，都能被迅速消融，能够用于龋病的治疗。根管治疗中使用铒激光可以清除残髓，消融髓石，杀灭细菌，分解细菌产物，去除机械根管预备形成的牙本质碎屑和玷污层，是根管消毒步骤的理想辅助工具。钕激光通过热凝可在瞬间封闭牙本质小管，治疗牙本质过敏症有一定疗效，还可改变牙釉质的结构，有效增加牙齿对抗脱矿的能力，可应用于儿童龋病预防。铒激光和二氧化碳激光处理的釉质和牙本质表面会产生类似酸蚀的效果，可以增加正畸托槽的黏固，但目前尚无取代传统化学酸蚀的可能。光敏树脂的固化可使用氩激光作为激发光源，固化时间能够明显缩短。钕激光和二氧化碳激光可以在不损伤下方釉质的前提下瓦解正畸托槽黏结树脂。口腔美容医学利用铒激光进行牙龈色素褪色的治疗有良好的疗效，使用二极管激光漂白牙齿效果理想，但并未获得权威机构的认可。激光照射后促进局部黏膜血液循环，可能对口腔溃疡的愈合有益，此治疗技术能否在临床推广应用有待继续研究。

激光不但应用于治疗，还在诊断技术上有一定突破。虽然临床意义不大，但激光在牙齿松动度的测量上曾经有所作为。利用激光多普勒仪可以研究牙龈血流的变化，以评估局部组织愈合条件。对龋齿和牙石的检测则不单纯停留于研究工作，专用的二极管激光设备已经被许多口腔科医师接受，开始进入临床应用阶段。表9-1列出了在口腔医学领域已经获得临床应用的激光种类和主要应用范围。

表9-1 临床应用的激光种类和主要应用范围

激光种类	激光名称	英文名称	波长(nm)	在口腔医学中的主要应用	应用时注意事项
气体激光	二氧化碳激光	CO_2 (Carbon Dioxide) laser	10 600	切割消融软组织，GTR中去除牙龈上皮	避免激光辐射到达牙体硬组织表面，进行活检时需要扩展边缘以防止受检组织结构被破坏
	氩激光	Argon laser	488/515	固化树脂，切割消融软组织，止血，漂白牙齿	防止含色素正常组织因产生高温而气化
	氩氟准分子激光	Argon Fluoride (ArF) excimer laser	193	切割消融硬组织，清除牙石	注意紫外线防护

激光种类	激光名称	英　文　名　称	波长(nm)	在口腔医学中的主要应用	应用时注意事项
	氙氯准分子激光	Xenon Chloride (XeCl) excimer laser	308	切割消融硬组织,清除牙石	注意紫外线防护
固体激光	钕激光	Nd：YAG (Neodymium：Yttrium-Aluminum-Garnet) laser	1 064	切割消融软组织,止血,治疗溃疡,清除龋损,牙周袋清创	避免激光辐射到达牙体硬组织表面,热损伤可达表层下2～4 mm的组织
	铒激光	Er：YAG (Erbium：Yttrium-Aluminum-Garnet) laser	2 940	清除龋损,切割釉质牙本质制备洞型,处理骨和牙骨质,预备根管,牙周袋清创,清除牙石,牙龈去色素	工作时足量喷洒水,防止产热和毒性物质产生,调节适当的功率防止局部升温
	铒铬激光	Er,Cr：YSGG (Erbium, Chromium：Yttrium-Selenium-Gallium-Garnet) laser	2 780	蚀刻釉质,清除龋损,制备洞型,无损切割骨组织,预备根管	硬组织切割时需要足量喷洒水
	钬激光	Ho：YAG (Holmium：Yttrium-Aluminum-Garnet) laser	2 100	切割消融软组织	气化切割功能强,注意非手术区域防护
	金绿宝石激光	Alexandrite laser	337	清除牙石	注意紫外线防护,需要足量喷洒水
半导体激光	二极管激光	Diode laser	655 - 980	牙周袋清创,预备根管,检测龋损牙石	激光辐射到达牙体硬组织表面,牙周袋清创可能导致牙骨质和骨损害,表层下热损害相对较小

三、激光在牙周病治疗中的应用

牙周病基础治疗通常使用手用工具或机动器械清除菌斑和牙石,完成龈上洁治、龈下刮治、根面平整和袋内壁刮治。经典的手器刮治术是高技术敏感性的工作,且需消耗相当多体力,是导致牙周病专科医师效率低下的主要原因。超声和其他机动器械的出现已经革命性地解放了牙周病医师疲劳的双手,设计优良的超声波刮治器经过不断改进已经获得了与传统手器相同的治疗效果。但机动刮治器所产生的噪声和振动不但给患者带来不适,其产生的嘈杂环境也会对牙周病医师的身心健康产生影响。病变的牙周组织经过机械刮治会在根面遗留由感染牙骨质、牙石碎屑、细菌及毒素组成的玷污层;需要使用四环素、柠檬酸、EDTA等处理根面,以清除玷污层、暴露胶原纤维和牙本质小管。

对于复杂的牙周袋和狭窄的根分叉区域等特殊解剖结构区,即使是特殊设计的手器和超声工作尖往往也难以到达这些部位,这类死区中的细菌生物膜的长期存在可能导致牙周病治疗疗效欠佳或频繁复发。化学制剂或药物是辅助机械手段,实现对这些特殊部位进行牙周彻底清创的有效方法之一。但化学方法产生的异常的气味、过敏反应、毒副作用和细菌耐药等问题使其应用有所局限。

激光在治疗时并不产生传统牙科机械骇人的噪声，容易为患者接受；现代激光设备的输出端通常具有灵巧的手柄，其治疗过程短暂，不会增加牙周医师的工作强度。激光照射不产生玷污层，有杀菌和清除毒素的能力，可以部分或全部替代化学制剂和药物在牙周组织的局部应用。柔软而纤细的光纤可以将激光导入牙周袋和根分叉，并通过激光的散射到达机械手段无能为力的死区。鉴于激光的上述优势，虽然目前激光在牙周病领域的应用尚未普及，但针对传统机械手段和化学方法的缺憾，将激光作为辅助工具，既可以提高传统治疗的疗效，同时又降低患者不适感，已经成为近年来牙周病治疗的一个热门改进方向。

1. 清除牙石

清除牙石可能是当前我国口腔科医师在预防和治疗牙周病过程中，工作量最大的一个项目。如果激光在此方面有更加高效的表现，将有助于改善我国牙周病治疗需要严重供求不平衡的现状。

1965年红宝石激光就被尝试用于进行牙石的清除，但在当时无法控制具有气化能力的激光对邻近正常硬组织的损害。尽管钕激光在口腔科领域被大量应用，但对许多研究的总结发现钕激光去除牙石的能力是不足的，无法达到临床需要的机械处理般的效率。准分子激光和金绿宝石激光在牙石清除方面的报道尚不多，其确切功效有待进一步研究。

铒激光发明于1974年，其能量被水分子强烈吸收的特性决定了其特殊的功能。铒激光照射硬组织时，在无机成分吸收能量产生热量之前，水及含水组织已经完成对光能的快速吸收，从而形成爆破性消融。1990年开始针对铒激光清除牙石开展了多项体内外研究，综合多项研究结果发现使用凿形工作尖，采用 $10\sim15$ Hz 的脉冲频率，功率调整到能量密度为 $8\sim1.8$ J/cm^2，工作尖与根面夹角保持 $15°\sim40°$，此时铒激光能够有效地清除龈下牙石，与机械龈下刮治和根面平整比较没有显著性差异，但牙骨质也同时发生一定程度的消融。激光器输出的功率、脉冲频率、脉冲时长都可以调节激光刮治的效果，临床操作需要在效力和安全之间寻找平衡点，过度破坏牙骨质可能干扰牙周膜再生。使用高频脉冲和低功率的铒激光可以提高消融牙石的效率，同时减少牙骨质的丢失，亦不会增加患者不舒适的感觉。临床医师要求激光不但能够清除牙石，还具备根面脱毒和防止玷污层形成的功能。铒激光处理后的根面内毒素含量较传统机械清创明显减少，同时没有检测到因二氧化碳激光或钕激光处理根面而产生的毒性物质。钕激光去除玷污层的能力很强，但其产生的高温会影响临床应用。铒激光在消融牙石的同时不会在根面形成玷污层，但会影响下方釉质的结构，因此铒激光适用龈下牙石的清除而不适处理釉质表面的龈上牙石。

综合分析现有的激光仪器，比对目前的牙周超声波设备，可以判断现阶段昂贵的激光设备并无取代超声工具完成临床龈上洁治的可能，而有可能在龈下牙石的清除中得到应用，并可能实现根面平整和牙周袋内壁刮治同步完成。临床医师在选择具有清除牙石功能的激光设备时，需要考虑激光在牙周洁治和刮治中可能发挥的功效，以综合判断激光仪的应用效果和利用效率。

2. 牙周袋清创

使用激光进行牙周袋清创，包含龈下刮治、根面平整和牙周袋内壁刮治。装备了柔软光导纤维系统的钕激光可以轻易到达牙周袋的深部，技术敏感性相对较低。自20世纪90年代以来，钕激光已经在美国被许多非牙周病专科医师应用于牙周病的辅助治疗。近年来的研究开发热点则转移到铒激光和二极管激光上。其中铒激光在软组织清创和硬组织切割方面都有良好表现，在牙体牙髓病、牙周病和儿童齿科都有广泛应用前景。二极管激光因其激活媒质由不同种类半导体构成,性能有所差异,其中波长 904 nm 的砷化镓(Gallium-arsenide Ga-Ar)激光进行牙周袋清创的功效与钕激光类似。

但是部分学者认为现阶段应用激光进行牙周袋清创并不能替代传统的机械手段,许多研究甚至不支持激光作为器械刮治的辅助手段,理由是虽然激光处理的牙周袋后细菌的数量有不同程度的减少,但并未获得牙周附着水平的额外增加,却可能对牙周膜造成伤害。另外一些文章则支持铒激光等是传统根面平整和袋内壁刮治的有效辅助手段,严格按照操作规范实施的铒激光牙周袋清创不会导致牙骨质、牙本质成分明显的改变,或产生化学性毒物。基础研究发现病变患牙经铒激光处理后,较机械刮治更适合成纤维细胞的黏附,并具有将病变根面去感染和去毒素的功能。虽然没有完全清除细菌的能力,但铒激光仅用低能量即可抑制牙龈卟啉单胞菌和伴放线放线杆菌等牙周致病微生物。有临床研究认为使用铒激光不但较刮治和根面处理更省时省力,还发现激光处理组有明显的探诊出血减少和附着水平增加,其半年的治疗效果与传统机械方法相当。

两类相反的观点可能源于不同研究方案采用的激光种类、功率和作用方式存在差异,牙周病的基础治疗是否需要附加激光处理,确实需要更多的证据来论证,以支持其在牙周病治疗中的推广使用;而激光取代传统机械清创则需要其在安全、疗效、价格成本、操作便利等多方面的综合能力有大幅度超越,当前的市售激光器尚未具备这些特性。

3. 软组织手术

多种激光都具备的切割消融软组织功能在口腔医学领域应用最广泛。能够使用激光进行的牙周手术包括牙龈切除术、牙龈成形术、冠延长术、楔形手术、系带切除术等。早期的牙周病手术中常使

用的是二氧化碳激光和钕激光,这些发射光波长为非可见范围的激光器,通常需要伴随激光同时输出其他可见光线,以辅助手术操作。这两种激光能够减少出血,因此特别适合在血管丰富的口腔组织,尤其是严重出血的牙龈瘤中使用。

虽然一般认为软组织手术使用激光,术中产生的疼痛较少,但没有确切的科学研究支持这种判断,即使美国 FDA 也不允许激光生产者宣称应用其产品时可以减少或不使用局部麻醉。而有理论支持激光术后疼痛相对缓和,理由是经激光照射产生的蛋白质凝结物覆盖在创面,形成类似敷料的结构,同时将感觉神经末梢封闭。有报道激光术后创面愈合较快,瘢痕也小于传统手术刀切割的愈合,但更多的实验结果显示激光术后愈合延迟,瘢痕较大。

龈切术可能是目前牙周病医师最愿意使用激光的手术。相对于传统机械龈切术,激光龈切术具有极好的止血效果,能够提供良好的视野,术后无需使用牙周塞治剂,术后的不良反应较少,牙龈增生复发也很少,但术后创面愈合较慢。

使用激光进行牙龈切除术的步骤并不繁杂,关键是注意安全:术前探诊术区龈袋或牙周袋,设计手术切口,确保余留足够的附着龈;术区消毒后常规局麻,术区周边软组织防护,调整激光仪到适当的功率,启动吸引器,佩戴护目镜,将激光器手柄上的激光尖对准术区组织,启动激光器,运用类似将毛笔的动作重复拂过目标组织,直到获得所需的形态结构。术区产生的消融组织烟气和碎片需要在术中及时清除,由于缺乏接触组织产生力学反馈的感受,术者需要非常小心地控制激光的辐射区域,术后创面表现出的焦痂形态与通常的手术结果差别巨大,有必要向患者解释说明,并使用止痛药和抑菌漱口水。术后一周复诊对术区愈合进行评估。

4. 激光在牙周病治疗中其他可能的应用

在牙周病治疗中还有多种应用激光的可能:

使用激光均匀去除牙周翻瓣术后切口附近的上皮组织，以实现替代屏障膜，抑制上皮优先占据根面，从而获得牙周组织再生的效果，但此方法没有其他类似的报道，其科学性和可行性并未获得更多证据的支持。

因种植体周围炎等原因导致部分丧失骨结合的种植体，通过使用机械方法清创可以清除种植体周围的纤维组织和炎性肉芽组织，但只有使用激光才有可能清除暴露的种植体表面的污染物，同时结合 GBR 技术，从而有可能获得新的骨再生和骨结合，挽救濒临失败的种植体。

临床外科尝试应用激光对组织进行焊接，目前尚未获得理想稳定的结果，此方面实验的成功将为引导组织再生术中膜材料固定及牙周手术缝合提供新途径。

5. 光敏抗菌系统

19 世纪 90 年代，细菌学家 Paul Ehrlich 发现多种致病菌能够吸收特定的染料，其靶向抑菌的思路为现代化学疗法奠定了基础，促进了抗癌治疗的发展。利用卟啉及其衍生物等物质的光敏作用治疗肿瘤的技术被称为光动力疗法（photodynamic therapy，PDT）。由于血卟啉对癌细胞的特殊亲和作用，使其能够较长时间地在癌细胞中潴留，而激光的照射能够激发癌变组织中的血卟啉产生荧光，可应用于肿瘤的早期诊断；波长 630 nm 附近的激光能够为卟啉及其衍生物大量吸收，并产生破坏癌细胞的氧自由基，实现对肿瘤的靶向治疗。除肿瘤细胞之外，多种真菌、病毒和细菌都可以是光敏抑制的对象，它们引发的疾病均可使用 PDT 进行治疗。

1992 年，Wilson 首次将光敏剂与低强度激光联合应用，进行了针对口腔微生物的抑菌实验。而早在 20 世纪初已经有亚甲基蓝光敏剂能抗微生物、抗病毒及抗原虫的报道，近些年来更多文献报道了关于光动力抗菌的机制和应用，尽管存在不同

的命名方法，如光动力抗菌化疗（photodynamic antimicrobial chemotherapy，PACT）、抗菌光动力治疗（antimicrobial photodynamic therapy，APDT）等，但它们实质上与本文介绍的光敏抗菌治疗都是相同的。许多研究表明低功率激光的光敏作用是杀死各种微生物的有效方法，这种治疗避免了应用抗生素而导致的耐药性或不良反应的产生，可以通过局部应用染料，选择性地通过结合细胞壁部分例如脂多糖和细胞膜而将细菌染色，随后局部应用的激光被染料分子吸收，引起染料的电子激发态跃迁，能量转移到环境的分子氧中导致氧自由基产生，破坏细胞壁和 DNA，同时失活细菌毒素，实现快速的杀菌效果。此方法尤其适合染料和激光能够直接达到病损部位的口腔感染性疾病的治疗。

目前已知的具有光敏作用的化合物超过 400 种，根据其基本结构分为三大类：三环染料、四吡咯和呋喃香豆素。三环染料亚甲基蓝的吸收峰值波长是 666 nm，可以使革兰阳性和革兰阴性口腔细菌致敏，而被低能量激光杀死。在这种系统中，激光功率极低，其产生的低能量不会对机体细胞产生热损伤和其他不良反应损害，而光敏剂亚甲基蓝长久以来一直作为外科手术使用的染色剂，其在口腔局部应用的安全性毋庸置疑。虽然单纯的低功率激光对细菌无杀灭作用，亚甲基蓝的杀菌效果并未获得临床认可，但研究表明细菌在体内和体外均对此染色剂引发的激光光敏作用易感。实验证实常见的牙周致病菌牙龈卟啉单胞菌、具核梭杆菌等生物膜的形成都能够被光敏抗菌系统抑制，且光动力还能破坏革兰阴性细菌的内毒素、蛋白酶等毒力因子。

根据上述染料类化学物质对特殊波长光所具备的高效吸收能力，实施具有靶向调控的以激光为光源的光动力杀菌治疗方案——光敏抗菌系统已经被开发，其临床远期疗效正在观察随访中，从目前获得的资料判断，光敏抑菌系统是牙周基础治疗

的有效辅助手段,其功效与局部药物治疗类似或更佳。动物实验证实光敏抑菌系统可以明显减少牙槽骨的丧失,而临床研究发现应用 PDT 可以显著性减少牙周维护阶段中探诊出血的阳性率。

现阶段已经有获得认证的光敏抑菌系统(图 9-2)上市,其基本组成是光敏剂 0.01% 的亚甲基蓝染料溶液和连续波二极管激光光源,其专用激光仪的输出激光波长为 660～675 nm,功率为 0.1～0.14 W。

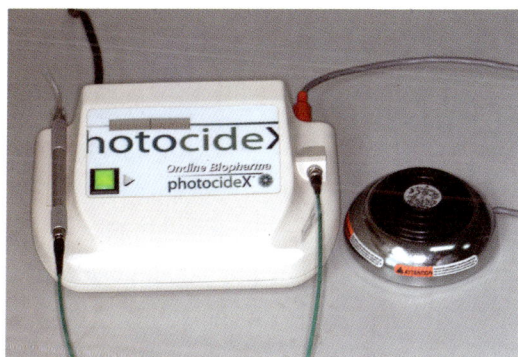

图 9-2 光敏抑菌系统

具体操作步骤如下:

牙周炎患者按照常规首先进行龈上洁治、龈下刮治等牙周基础治疗。

对愿意接受光敏抗菌系统治疗的患者,在治疗前先要询问其是否有甲基丙烯酸甲酯或亚甲基蓝的过敏史。

患者佩戴好专用防激光护目镜(图 9-3)。

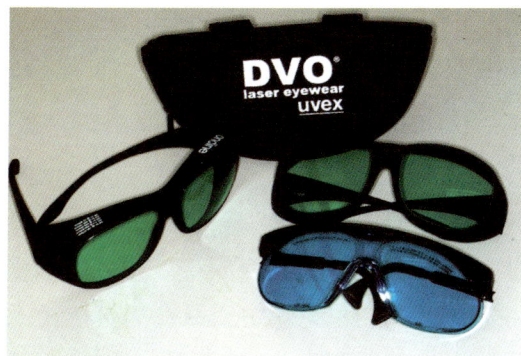

图 9-3 激光防护眼镜

在选择确定需要治疗的牙位后,在患牙的牙周

袋内灌注光敏剂亚甲基蓝染料,使其充满整个治疗区域(图 9-4)。

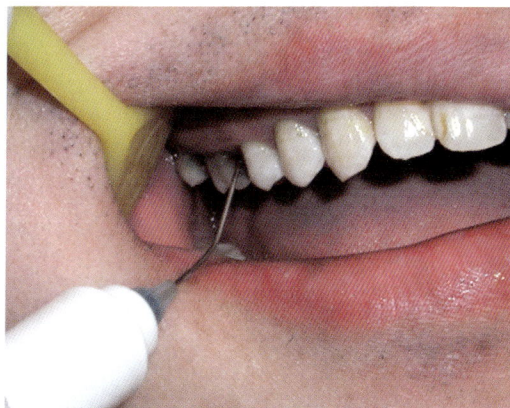

图 9-4 牙周袋内灌注光敏剂

在激光仪的手柄上安装一次性使用的激光扩散尖。

操作医师佩戴同样的护目镜。

将激光扩散尖放入牙周袋底部(图 9-5),运用脚踏开关启动激光仪,激光发射 1 分钟后自动停止。

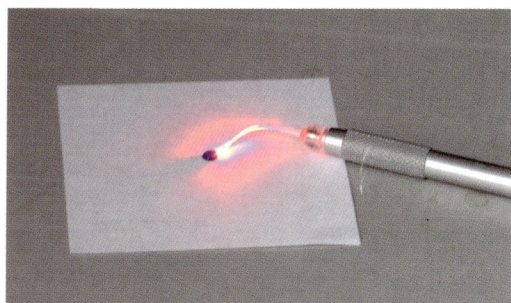

a. 激光扩散尖

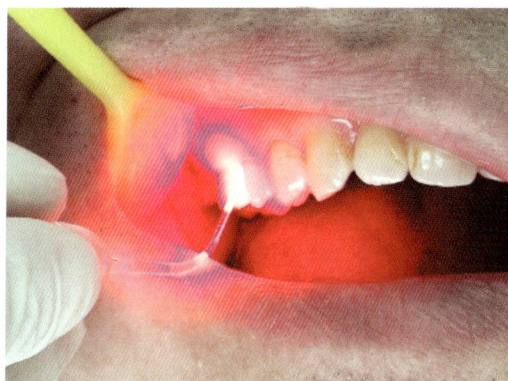

b. 激光扩散尖放入牙周袋底部,发射激光

图 9-5 激光发射

更换部位继续治疗。由于激光在牙周袋内具有散射作用,因此每颗患牙只需要颊舌或近中、远中两个部位的治疗。

结束治疗后可以选择使用3% H_2O_2进行牙周袋冲洗。

临床应用光敏抗菌系统可能产生的不良反应及其相应的防护方法如下:

1) 使用激光作为光源的光敏抗菌系统,根据使用的激光种类和功率可能产生各种由于激光应用不恰当而引发的并发症,具体防护方法详见本章使用激光的注意事项。

2) 光毒性不良反应有类似晒伤的表现,是黏膜等组织过度暴露于激光辐射后的急性反应,部位确定范围集中,如果系统使用的激光功率足够小,机体能够迅速恢复受损的组织。

3) 光变应性反应通常有磺胺类、四环素类、喹诺酮类药物引发,可为变态反应的各种临床表现,发生率很低,可以从患者的药物过敏史中获得相关信息,避免在激光治疗的同时使用此类药物。

4) 各种微生物由于种属差异而存在细胞壁通透性不同,因此它们对同类光敏剂具有不同的易感性,可能导致菌群失调、口腔微生态紊乱。选择易吸附致病菌的染料是解决方法之一。

6. 使用激光的注意事项

因为激光可能对人体皮肤、眼睛等造成伤害,所以安全使用是激光应用中必须遵循的原则。

激光使用中最重要的是保护患者、医生及助手的眼睛。必须使用针对特定波长激光设计制作的专用的护目镜,不能用其他眼镜替代,不能与不同类型的激光护目镜混淆使用。波长在780 nm到2.5 μm的可见光和近红外光激光如果直接照射瞳孔,即使是毫瓦级的激光经过晶状体聚焦后到达视网膜,也能致视网膜感光细胞凝固变性坏死而失去感光的作用,不可逆的视觉损害将在瞬间发生。波长大于2.5 μm的远红外波长激光则几乎全部被角膜吸收,对眼睛的损害主要表现为角膜损伤,产生疼痛,异物样刺激、怕光、视力下降等症状。波长小于400 nm紫外激光不但可能造成皮肤和黏膜细胞的恶变,也同样对角膜和晶状体有损伤,此激光几乎全部被眼的角膜和晶状体吸收,导致晶状体及角膜混浊形成白内障。而这些波长范围超过可见光的激光,其对于人类肉眼的非可见性使其危害更加隐蔽,尤其需要提防。国外有学者将波长大于1.4 μm的激光称为"眼睛安全"激光(eye-safe lasers),因为这类波长的激光能够被晶状体削弱,而减少对视网膜的侵害。但这也只是相对的视网膜安全,高功率或长时间的暴露仍然会造成严重永久性损害。

通常激光应用于口腔局部病变组织,其周边的正常组织就需要得到适当的保护,口镜及其他器械的金属部分都可能反射激光,在非靶部位产生作用,为此喉、腭、舌等口腔内组织都需要遮盖性防护,可以采用的器材有湿纱布、塞治剂、橡皮障等。

具有烧灼切割软组织能力的激光通常都产生一定量的烟气(plume),可以造成潜在的生物危害,必须随时使用强力吸引设备将其及时清除,防止吸入呼吸道对人体造成伤害。

由于激光可能会产生高温,在任何可燃易爆的环境中使用都是非常危险的,因此当使用高功率激光时,口腔科诊室中装备的酒精灯、氧气瓶等设备和材料需要进行必要的防护。

标准的激光设备具有联锁装置(interlock),此设备能够在诊室门被意外打开时及时切断激光,防止第三者受到伤害,此系统在设备安装时不应被忽略。

按我国国家标准GB7247激光辐射防护安全要求,激光设备分四类,它们对机体的损伤逐级增大,它们的级别与产生的激光级别互相对应:1类激光器是即使直视其产生的光线也不会损害眼睛的,是最安全的无害免控激光器;2类激光器是低功率激光器,眼睛若偶尔接触其产生的激光不会造成损伤,对皮肤无热损害;3 类激光器是中功率激光器,直视聚焦的激光光束会造成眼损伤,对皮肤尚无热损伤;4 类是最危险的大功率激光器,不但其发出直射光束及镜式反射光束对眼和皮肤有损伤,而且其漫反射光也可能给人眼造成严重的损伤。

国外对于激光的评级并不只限于激光的功率、波长等物理参数,人体接触激光的可能性也是评估的标准,隔离装置完善的高功率激光也可能获得低级别的危险度评估。因此即使是低级别的激光设备也应该严格按照说明书进行操作,才能保证操作者和患者的安全。3 类和 4 类激光器的操作者需要经过特殊的培训,必须有严格的制度对激光器进行管理和使用,没有钥匙的其他人员不能启动激光设备。激光器需安放在安装有明亮光照的房间内,以使在场人员的瞳孔缩小,万一激光光束射入眼睛时,可以减少透射到视网膜上的进光量。而房间还需要同时对外遮光,防止有害激光束向外泄漏。

（李超伦）

参 考 文 献

1　AAP（The American Academy of Periodontology）. The Research, Science and Therapy Committee of the American Academy of Periodontology, Cohen RE, Ammons WF. Revised by Rossman JA. Lasers in periodontics（Academy report）. J Periodontol, 2002, 73, 1231 - 1239

2　Chondros P, Nikolidakis D, Christodoulides N, et al. Photodynamic therapy as adjunct to non-surgical periodontal treatment in patients on periodontal maintenance: a randomized controlled clinical trial Lasers in Medical Science, 2009, 24: 681 - 688

3　Dederich DN, Bushick RD. ADA Council on Scientific Affairs and Division of Science; Journal of the American Dental Association. Lasers in dentistry: separating science from hype. J Am Dent Assoc, 2004, 135: 204 - 212

4　Feist I, Micheli G, Carneiro S, et al. Adhesion and growth of cultured human gingival fibroblasts on periodontally involved root surfaces treated by Er: YAG laser. J Periodontol, 2003, 73: 1368 - 1375

5　Frentzen M, Braun A, Aniol D. Er: YAG laser scaling of diseased root surfaces. J Periodontol, 2002, 73, 524 - 530

6　Ishikawa I, Aoki A, Takasaki AA. et al. Potential applications of Erbium: YAG laser in periodontics. J Periodont Res, 2004, 39: 275 - 285

7　Kimura Y, Wilder-Smith P, Yonaga K, et al. Treatment of dentine hypersensitivity by lasers: a review. J Clin Periodontol, 2000, 27: 715 - 721

第十章　牙周整形和美学外科

对自然牙、修复体以及种植牙来说，牙龈组织就像一个镜框。如果一幅完美的照片配上一个缺损或不协调的框架，美观效果会大受影响。

牙周病学与其他口腔分支学科一样，美容学在其中占重要的一部分。近十年来牙周外科整容术根据广大民众的需求，也随着牙周材料和治疗技术的改进，迅速发展成熟。从简单的牙龈切除术，发展成为一门完整的外科整容系列手术。这些新的技术不但增进了牙龈健康，更重要的是促进了牙齿、唇、牙龈相依协调的关系。这门发展很快的技术不仅可改变牙龈的高度，还会改变不正常的牙龈轮廓、变色牙龈、种植牙所致软组织缺损、牙根敏感、牙龈萎缩等。由于手术简单可行而效果完美，日益受到越来越多的患者的认可和喜爱。这种现代牙周外科整容术不仅在颌面部治疗技术上开辟了新的领域，而且对整体口腔治疗计划的制订和治疗顺序起关键性作用。

早在 20 世纪 30 年代，就有学者提出对上颌前牙牙龈进行修整从而达到美观的效果。但是直到 80 年代，在牙周病学界才逐渐提出美容牙冠延长术（cosmetic crown lengthening surgery）。从 90 年代中期开始，这类文献报道开始增加。许多医师逐渐将传统的牙周手术方法应用于牙周美容手术。比较典型的例子是牙根覆盖术。最初该手术主要用于修复缺损的牙龈而达到健康、完整的牙龈效果。近年来，牙龈覆盖术已成为广泛应用于牙周美容的手术之一。

随着时间的推移，牙周手术技术的改进，该领域里新的词汇也不断产生。Miller 在 1988 年首次提出牙周美容手术。在此之后，该学科得到不断发展和完善。

1996 年 World Workshop 重新将膜龈手术命名为牙周成形术（periodontal plastic surgery），包括牙周 - 修复体矫正术（periodontal-prosthetic corrections）、牙冠延长术、牙槽嵴增高术、牙周美容术（esthetic surgical corrections）、裸露根面的覆盖、龈乳头的重建、种植体周围牙周美容修复术（esthetic surgical correction around implants），及正畸治疗中未萌出牙的暴露（surgical exposure of unerupted teeth for orthodontics）。

传统的牙周手术主要注重功能改善。与其不同的是，新时代的牙周美容术不仅强调功能的改善、而且注重美观，也就是说，牙周美容术不仅提高功能而且增进口腔卫生和健康。对许多病人来讲，这类手术常常会改变她/他们的人生、增强其自信心和社交能力。

在进行牙周美容手术治疗前，对整体牙颌面组织结构的检查、分析、记录极其重要。耐心听取患者的主诉、对美容的期望，从对话中观察患者面部及口腔的协调性和缺陷以及对美观的影响。例如，上唇对牙齿及牙龈的暴露有限制作用。唇的形状、放松微笑及大笑时的位置都应准确记录。

在制定一个合适的治疗方案前，完整和准确的采集患者资料十分重要。

首先要了解患者的主诉。主诉可包括疼痛、红肿、功能丧失、对美观不满等。

患者全身健康状况的记录。可据此评价患者是否适合这些牙科治疗及是否需要采用术前抗生素治疗。比较常用的方法是术前应用抗生素,以预防细菌性心内膜炎。有些药物具有刺激牙龈增生、肥大的作用,如苯妥英钠、环孢霉素和钙离子通道拮抗剂等。这些药物会影响治疗效果。对未经控制的糖尿病患者、吸烟者、免疫抑制患者要特别注意。这些患者对牙周病有易感性,而且往往会影响手术效果。对使用抗凝药物的患者,最好在术前调整或停止该药,以免术中和术后出血。

还应在治疗前对下列各种情况做记录。

口外检查:

微笑、放松、讲话和大笑时嘴唇的高度,牙龈暴露的程度。

面部是否对称。

面部高度、面部和牙中线的位置。

嘴唇的高度和厚度。

口内检查:口内检查往往是在细致地临床检查配合 X 线片中进行。

牙体的情况:有无龋病、根折,牙髓的情况的有无。

牙龈缘和牙齿是否协调。

牙冠的形状和长度。

左右侧牙龈缘是否对称、有无增生、缺损或萎缩。

附着龈的宽度和厚度。

牙槽骨的高度。通常用 X 线片来判断。

临床口内口外照片记录极为重要。有时一张照片胜过千言万语。

在获取临床资料之后,下一步是通过对这些资料的分析而做出准确的诊断。这个诊断也包括对其病因的推测及判断。诊断决定了以后的治疗计划。有时只需要单学科治疗,如牙周科、修复科、正畸科、牙体牙髓科、颌面外科等。而更多的情况是结合多学科综合治疗,从而达到满意的疗效。建立一个完整的、系统的诊断和治疗计划,对将来疗效的预计和疗效的长期稳定至关重要。例如对"露龈笑"的诊断就是一个典型的例子。它可能是由于牙龈肥大、牙齿延迟萌出(altered or delayed passive eruption)、临床牙冠较短、上颌骨纵向过长或者上唇较短等原因而引起。只有准确地判断出病因,才能够得到正确诊断。只有制订系统的诊断和治疗计划,对将来疗效的预计和疗效的长期稳定才有保证。

牙周外科整容术大体分三大类:切除术、增高术以及保存术(见表 10-1)。

表 10-1　牙周外科整容术分类

切除术	增高术(牙根覆盖术)				保存术
	转移植瓣(pedicle soft tissue grafts)	游离瓣(free soft tissue graft)	转移瓣结合人工材料	骨缺损修复术	
牙龈切除术(gingivectomy)	侧向转移植瓣(laterally positioned pedicle flaps)	游离龈移植瓣(free gingival graft)	引导组织再生(guided tissue regeneration, GTR)覆盖牙根术	结缔组织修复骨缺损术	椭圆形修复体-诱导牙龈再生(guided gingival regeneration, GGR)
牙龈成形术(gingivoplasty)	双乳头侧向转移植瓣(double papilla laterally positioned flap)	结缔组织移植瓣(connective tissue graft)	无细胞上皮覆盖牙根术(AlloDerm® acelluar tissue graft)	骨组织修复骨缺损术	拔牙创保存术
牙冠延长术(crown lengthening)	冠向转移植瓣(coronal reposition flap)		釉基质蛋白(enamel matrix proteins)		

一、切 除 术

切除术（resective therapy）是通过手术的方法，去除过多的暴露牙龈或重新对牙槽骨塑形，而创造出均匀、协调的龈缘，为义齿的修复、种植牙的修复以及整体美容效果，提供框架和基础。

牙冠延长术（grown lengthening surgery）是临床上最常见的牙周手术之一。

临床牙冠（clinical crown）是指牙槽嵴顶冠向的牙体部分。由于牙折、根面龋等原因使临床牙冠太短而影响修复体的制作，如果此时能将临床牙冠延长，为制作修复体创造条件，则可以尽可能地保留牙齿。临床牙冠延长的方法包括牙周手术和正畸治疗。牙周手术即为牙冠延长术，是通过手术的方法，根向移位龈缘位置、暴露健康的牙齿结构，使临床牙冠加长，从而有利于牙齿的修复或解决美观问题。

修复科医师常常对以下情况感到束手无策：折断或创伤的牙齿、严重延迟萌出、部分萌出（delayed passive eruption）、磨损以及不良修复体等。因此，在修复前，牙周暴露或预防性牙冠延长手术非常必要。牙冠延长术的基本原理是利于根向复位瓣术结合骨切除术，降低牙槽嵴顶和龈缘的水平，从而延长临床牙冠，保持正常的生物学宽度。如果只做牙龈切除术，没有考虑生物学宽度，则牙龈往往又重新生长至术前水平，或在修复体完成后出现牙龈增生、红肿、牙槽骨吸收及牙周袋形成等炎症表现。这类手术需要遵循各种生物学原则，并且要与周围的修复牙和正常牙组织相协调。

从龈沟底到牙槽嵴顶的距离称为生物学宽度（bioligical width），包括结合上皮和牙槽嵴顶冠方附着于根面的结缔组织，宽度为 2 mm 左右，正常情况下是恒定的。牙冠延长术的基本原理是利于根向复位瓣术结合骨切除术，降低牙槽嵴顶和龈缘的水平，从而延长临床牙冠，保持正常的生物学宽

度。如果只做牙龈切除术，没有考虑生物学宽度，则牙龈往往又重新生长至术前水平，或在修复体完成后出现牙龈增生、红肿、牙槽骨吸收及牙周袋形成等炎症表现。

1. 手术指征

(1) 改变"露龈笑"

"露龈笑"可由多种因素引起。根据不同的病因制订相应的治疗计划。在手术前一定要注意：① 牙龈缘的位置与釉牙骨质交界处（CEJ）及牙槽骨的关系。② 牙冠、牙根、牙槽骨的关系。③ 上唇的大小和形状。④ 上下唇在说话、笑和休息时的位置。

(2) 暴露被覆盖的临床牙冠，恢复或重建牙齿的生物学宽度。（见图 10‑1）

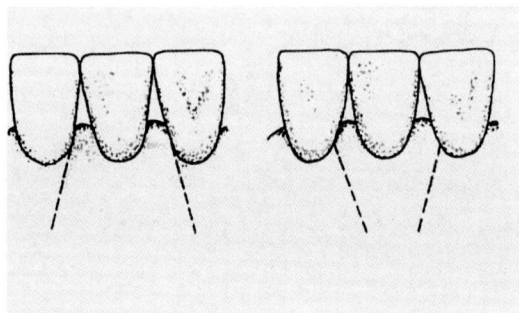

图 10‑1　牙周手术切口及牙冠增长术

该手术可帮助解决以下病变：① 龈下根面龋。② 龈下根折。③ 龈下不良修复体。④ 无法准确取印模以及修复根面位于龈下的牙冠缺失。

2. 手术的基本原则

牙冠延长术又称根向移植瓣及牙槽骨修整术。根据生物学宽度的原则，从正常牙槽骨嵴到根折线或者牙根龋坏处，至少要有 4 mm 的距离。为了使牙龈缘建立在新的根向位置，必须进行牙槽骨修整。不仅对患牙要修整，而且对周围正常牙的牙槽骨也必须要进行修整，以形成逐渐减低或逐渐增高的骨和软组织移行结构和外观。在术后牙周组织

的修复稳定后，牙龈缘可覆盖 2～3 mm 的根面。通过手术获得的临床牙冠既为修复创造了良好的条件，也可改善"露龈笑"，从而达到美观效果。同时还可重新建立牙齿的生物学宽度。

因此，不难看出该手术的缺点，为了达到牙龈缘位置根向移动的目的，会丧失较多的正常牙周组织。

值得提醒的是，为了获取美观协调的效果，修整牙槽骨和牙龈组织时，一定要注意牙列的左右对称。

3. 手术方法

术前应消除牙龈炎症，并能较好地控制菌斑。估计手术去骨后龈缘复位的位置，设计切口。如为前牙，应注意使术后龈缘位置与邻牙相协调，切口位置应遵循牙龈的生理外形，中线两侧牙齿的龈缘位置要左右对称，还应注意中切牙、侧切牙及尖牙的牙龈高度。一般而言，中切牙的牙冠高度为11～13 mm，尖牙与中切牙的牙龈高度一致，侧切牙的龈缘略偏向远中。

1）切口：用 12B 或 15 号刀片做内斜切口。颊舌侧的切口位置根据所设定的新牙龈缘而定，但要考虑牙龈的厚度和宽度。如果牙龈较薄、附着龈带较窄，内斜切口应靠近牙冠，以确保新牙龈位置有足够的附着龈。切口应按照正常牙龈缘曲线。

2）分离：用骨膜分离器将全部牙龈和骨膜从骨表面分离，一直将牙龈黏骨膜瓣分离超过膜龈联合线，使松弛的龈瓣可以向根方移位。

3）修整：对牙槽骨的修整是为了去除少量骨组织，并重建牙槽骨的正常曲线。手术采用中等（♯6）圆钻和骨凿等器械。

4）缝合：用缝线将全厚瓣缝合固定于根方新的位置，由于通常会有术后牙槽骨裸露，用牙周塞治剂短期覆盖手术创面，有保护手术区，减少疼痛的效果。

4. 注意事项

牙冠延长术的主要缺点是丧失正常牙周组织和可出现牙齿对冷热敏感的现象。

术后的康复至少需 6 周以上，牙龈才能基本上恢复和稳定。在此之后，修复科或者其他学科的结合治疗即可开始。

牙冠延长术后不宜过早制作修复体，应待组织充分愈合，重建后再开始。一般术后 4～6 周组织愈合，龈缘位置基本稳定，但在术后 6 周至 6 个月时，龈缘会有小于 1 mm 的退缩。因此最好能在术后 1～2 周先戴临时冠，6 周后再开始制作永久修复体，涉及美容的修复体应至少在术后 2 个月开始，以免干扰组织愈合，或组织愈合稳定后修复体边缘暴露，影响美观。

通过正畸机械牵引也可达到增加临床牙冠的目的。此方法最大优点是可避免损伤正常周围牙周组织。主要缺点是整个治疗计划需要较长时间才能完成。牵引以及固定往往需要 4～6 个月的时间。一般只适合单个牙，对多个牙的牵引比较困难（图 10-2、10-3）。

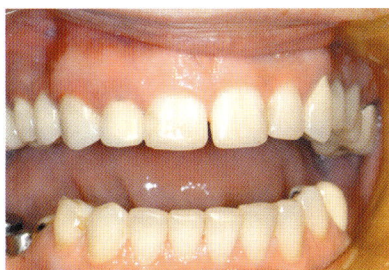

a. 术前过多牙龈覆盖牙冠，固定修复冠均在龈下 2～3 mm 并破坏了生物学宽度

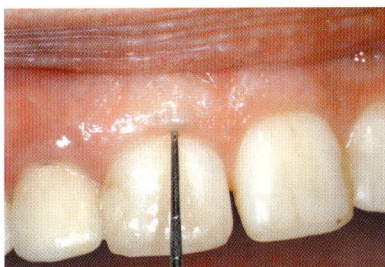

b. 探针确定釉本质交界处（CEJ）

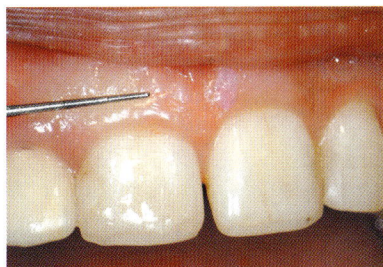

c. 确定牙冠高度

d. 用牙线确定左右侧对称

e. 做记号

f. 随着记号，用 15B 刀内斜向切口

g. 连续切口

h. 翻全上皮瓣，暴露牙槽骨，修整牙槽骨

i. 丝线缝合

j. 术后三周

k. 修复后一年

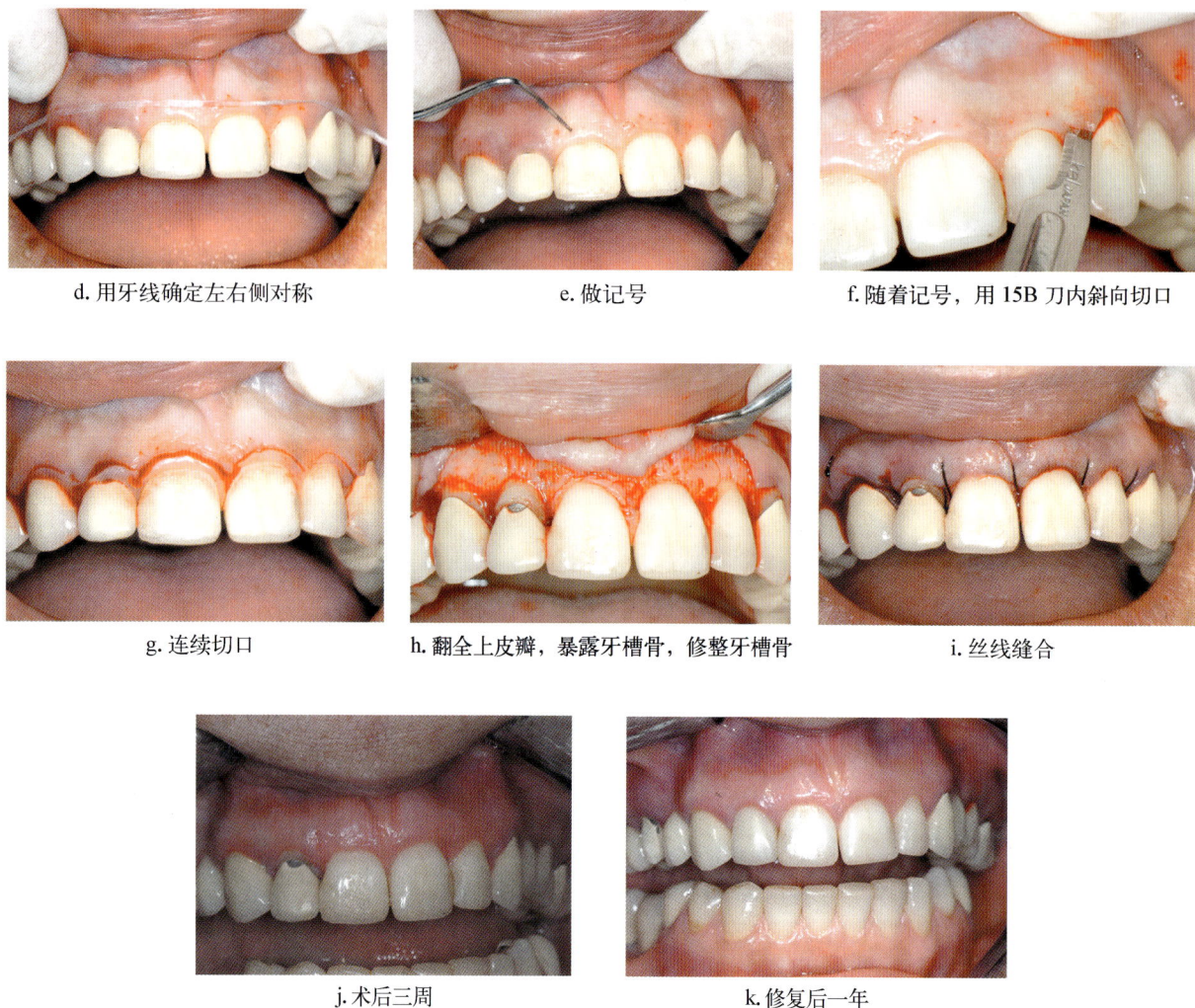

图 10 - 2　正畸牵引牙冠增长方法

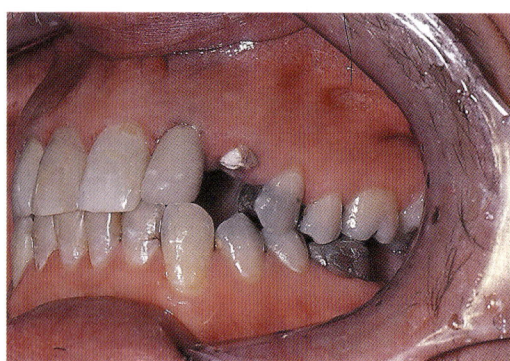

a. 左上尖牙折断

其断裂处延伸至龈下 3 mm。但牙根较长而且健康，因此有必要保留及修复。为了保留相对完好的牙龈高度、增加临床牙冠高度以利于修复，选用正畸牵引牙冠增长方法

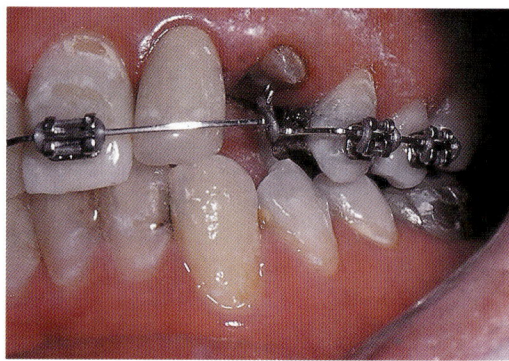

b. 完成根管治疗后，将一根金属桩固定在根管内。然后靠邻牙为基牙进行牵引

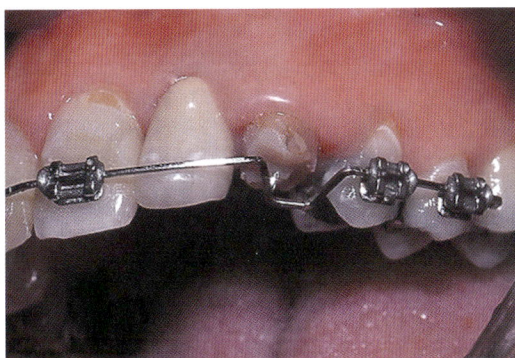

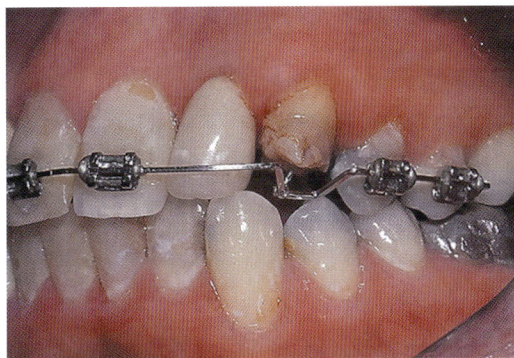

c.断根逐渐被牵引出　　　　　　　　　　d.有了足够的牙体结构后，固定3~4个月

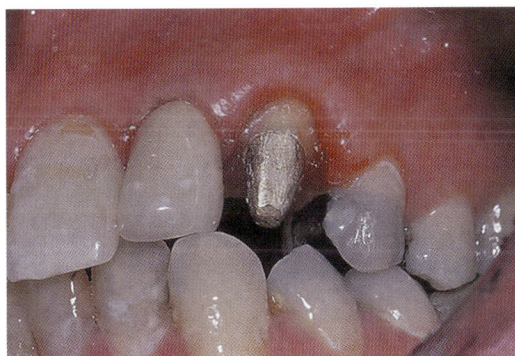

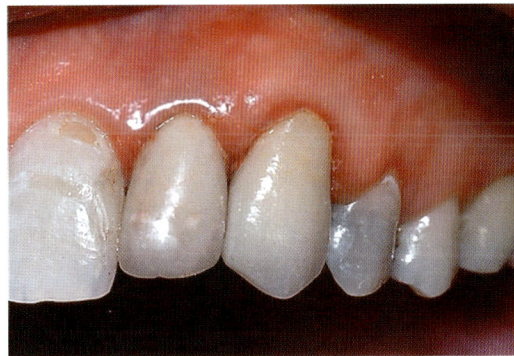

e.新牙冠的预备　　　　　　　　　　f.修复后的新牙冠

图 10−3　非手术方法增加牙冠

二、增 高 术

在健康状况下，牙龈缘是位于釉牙骨质交界处牙冠方向 1～3 mm 处。从龈缘到膜龈黏膜交界处，是粉红色、角化质牙龈组织区。这类龈组织不但坚实，而且紧紧地贴护在牙齿和牙槽骨表面上，对牙周组织起重要的保护作用。此牙龈组织区叫做附着龈。

牙龈退缩通常指的是从龈缘往根尖方向的缺失。如果任其发展，牙龈退缩会导致牙根暴露、增加龋齿的易感性、温度敏感、难以清洁以及影响美观。大多数情况下，至少应有 1～2 mm 附着龈才可以保持牙周组织的健康状态。偶尔如果口腔卫生好，没有附着龈，活动的黏膜也可维持较长时间而不发生萎缩。然而，为了改变牙龈的位置、形状及附着龈的高度，软组织移植术是必须的。

牙周移植瓣是迄今为止最广泛的牙周手术技术。该技术不但可用于牙周美容手术，还被广泛运用于牙周袋消除术、唇系带切除术等。

以下是软组织移植术的指征：

① 附着龈缺失或过窄：由于附着龈的缺失而影响口腔卫生、导致牙龈炎症。通常可由高位唇系带或者前庭沟过浅所致。

② 进行性的牙龈退缩。

③ 缺失牙修复区，特别是固定修复牙冠须要延伸至龈下。通常的原则是至少要有 5 mm 角化质牙龈（2 mm 宽游离龈和 3 mm 角化附着龈）。对部分活动义齿的基牙，如果缺少附着龈也是手术的适应证。

④ 牙龈退缩发生在患者关注的美容区。

⑤ 以上情况发生在青少年患者。对年轻患者要尽快采取手术治疗，可防止严重的后果。如尽早诊断和矫治唇系带过高。

⑥ 正畸患者：在正畸治疗前，常规需做全面的牙周检查。如果有牙龈退缩或附着龈缺失，一定要先手术治疗才能做正畸。否则牙龈缺失会不断加重、影响牙周组织、导致骨缺失。

增高术（augmentation therapy）是通过手术技能，修复由于拔牙、牙周病、不良刷牙习惯以及多次修复等所造成的缺陷。这些缺陷包括软组织和骨组织缺陷。

牙龈的退缩程度根据 Miller 的分类法进行记录和诊断，以确定手术的方法并判断术后的效果

（见图 10-4）。

龈缘退缩未达到膜龈联合处，邻面无牙槽骨或软组织的丧失。

龈缘退缩达到或超过膜龈联合，但邻面无牙槽骨或软组织的丧失。

龈缘退缩达到或超过膜龈联合，邻面牙槽骨或软组织有丧失，位于釉牙骨质界的根方，但仍位于唇侧退缩龈缘的冠方。

龈缘退缩超过膜龈联合，邻面骨丧失已达到唇侧龈退缩的水平。

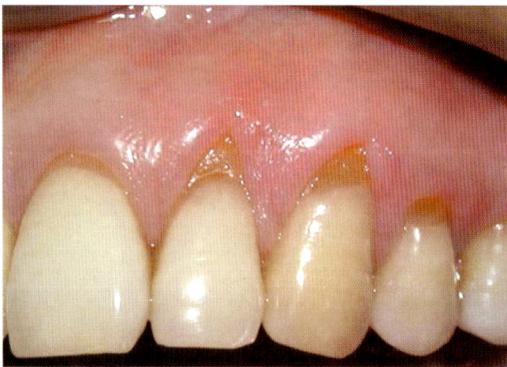

a. Ⅰ度牙龈退缩

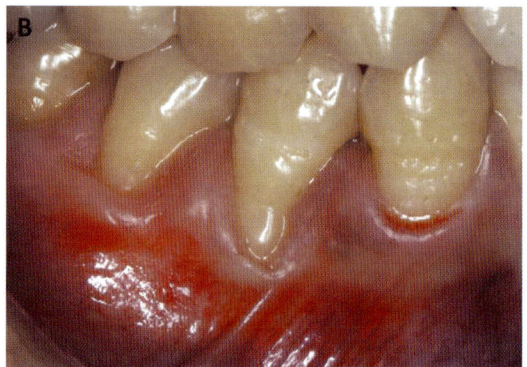

b. Ⅱ度牙龈退缩

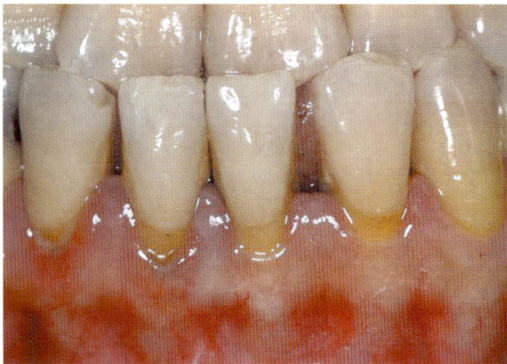

c. Ⅲ度牙龈退缩

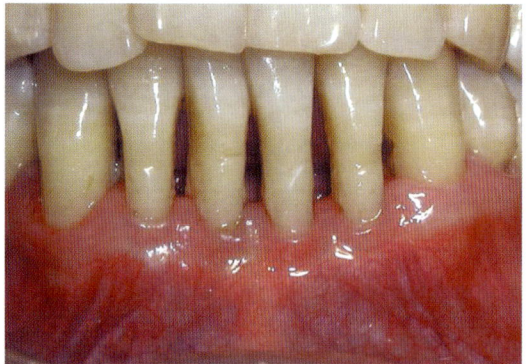

d. Ⅳ度牙龈退缩

图 10-4 Miller 分类法记录牙龈的退缩

对增高术，或者称牙根表面覆盖术的病例，所有的牙根表面均需要仔细处理。

其目的在于：① 彻底清除菌斑和牙结石。② 平整牙根表面。③ 暴露牙本质的纤维小管。④ 牙根表面牙本质脱矿。

根面处理的方法有以下几种：

① 器械处理：用洁牙器械彻底洁治。对明显的牙根表面不平之处，常常需要高速金刚钻石车针，将高低不平的牙根表面磨平，完全暴露牙本质的纤维小管。

② 化学处理：常用的药品有 3 种：① 第一种是柠檬酸。② 第二种是四环素。这两种药品的

pH值均≤1,因此能达到处理牙根表面和脱矿的作用。③ 第三种是EDTA。此药品最大优点是pH值为中性。因此能达到既处理牙根表面,又能保护周围软组织的作用。

根面处理一般是在翻瓣之前进行,以避免酸烧伤周围正常组织。通常术前要询问患者是否有对该药的过敏史。药品通常用小棉球涂抹在暴露牙根表面,时间是1～2分钟,之后立即用水冲洗,去掉不适的味道。

1. 转移植瓣术(pedicle soft tissue graft surgery)

该手术最早被用于牙周美容手术。如果有足够的附着龈,该手术仍被认为是现代最常用的牙周美容手术。缺点是有可能造成供区牙龈萎缩。因此在选择病例中要掌握好适应证。

(1) 侧向转移植瓣术(laterally positioned pedicle flap)

该手术的目的是用侧向转移瓣来覆盖暴露的牙根。为了避免供区的牙龈萎缩,往往采用黏膜瓣的方法。即在保留骨膜的同时,将带有上皮的瓣转移到暴露的牙根表面,从而达到覆盖暴露牙根的目的(见图10-5、10-6)。

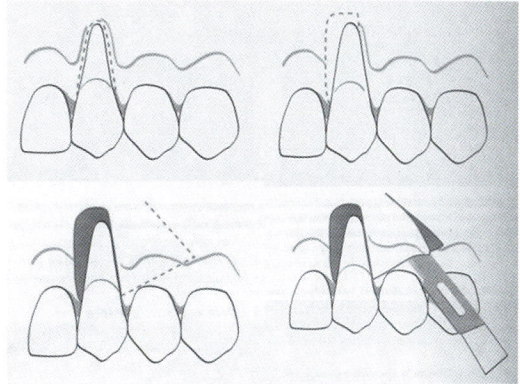

图10-5 侧向转移瓣术

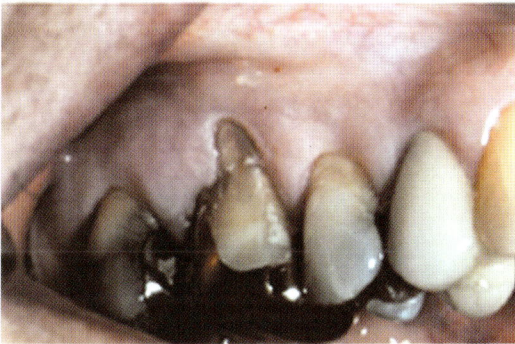

a.右上第一磨牙近中根牙龈萎缩及龋坏。其周围牙龈健康、丰厚。因此选用近远中双乳突侧向转移植瓣术

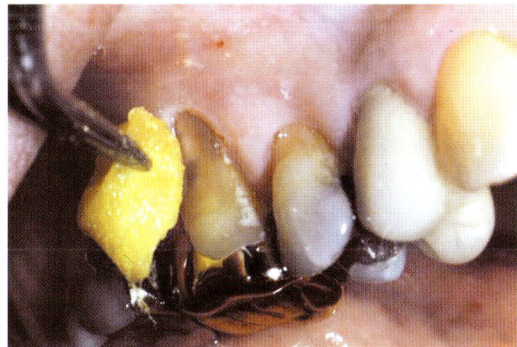

b.四环素根面处理

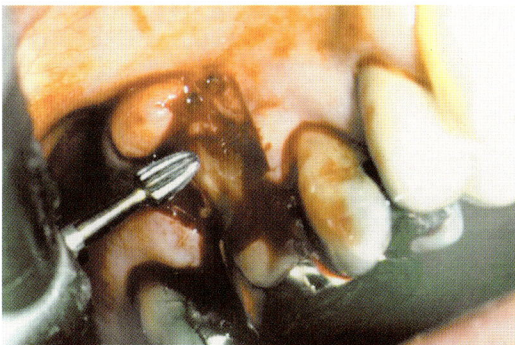

c.清洁并平整根表面

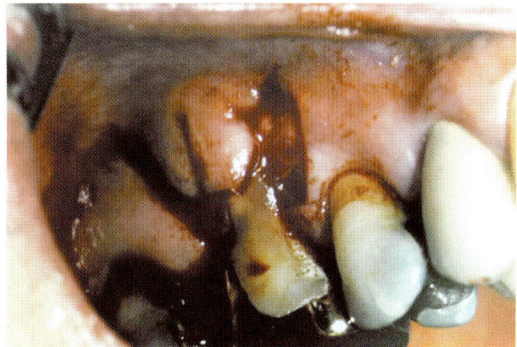

d.从萎缩根面的近中和远中分别获得双乳突侧向转移植瓣。小心移向牙根表面

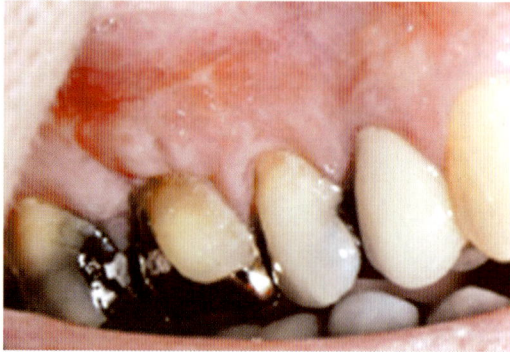

e.将双乳突侧向转移瓣缝合并固定在萎缩的牙根表面

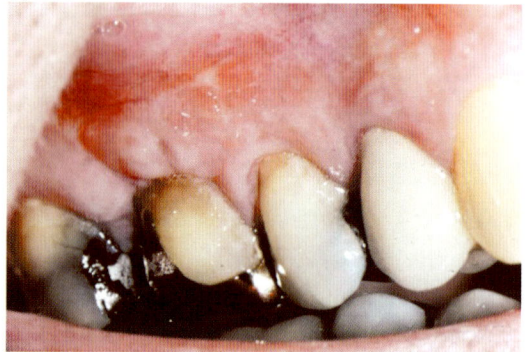

f.术后3周愈合情况

图 10-6 侧向转移植瓣术

手术方法：① 受瓣区的准备：沿着暴露牙根周围的龈缘 0.5～1 mm 处作一"V"形或"U"形切口，去除切下的龈组织，刮治及平整根面。如患牙根面过突，应适当修平，以利于瓣贴合，易形成新附着。② 供瓣区的准备：供瓣区应有较宽的附着龈，较少的骨缺损，没有骨开窗或骨开裂。全厚瓣和半厚瓣均可使用，半厚瓣有利于供瓣区的愈合，减少供瓣区唇（颊）侧牙槽骨高度降低的风险；但如果牙龈较薄，就需使用全厚瓣。在距受瓣区包括两个牙龈乳头的范围内做水平切口，在水平切口远离受瓣区一侧的健康牙龈上做垂直于骨面的纵行切口，长度以能侧向转位后完全覆盖根面为准，可稍延长做松弛切口，以增加瓣的活动性，便于转移。翻起半厚瓣或全厚瓣，将此瓣侧向转至受瓣区覆盖根面。③ 缝合固定：将转移瓣的龈乳头与舌侧乳头对齐，即可缝合。用间断缝合将转移瓣与邻近的牙龈缝合固定，为防止瓣滑向根方，再用悬吊缝合。受瓣区放置塞治剂，供瓣区裸露的创面放置油纱布、碘仿纱布或锡箔后，放置塞治剂。1 周后去敷料，拆线。

（2）双乳突侧向转移植瓣术（double papilla laterally positioned flap）

该技术是上一种方法的改良。侧向转移植瓣分别从近中、远中两个方向同时转移瓣。两个瓣结合起来达到牙根覆盖治疗作用。但这需要暴露牙根的两侧较健康的牙龈组织。该方法的术后缝合有一定难度。

（3）冠向移植术（coronal reposition flap）

方法和原理与上面手术类似但手术切口不同。在牙冠的线角处做纵形切口。与以上的方法相同翻开黏膜瓣。黏膜瓣一直向根方向分离超过膜龈联合线。将黏膜瓣向冠方向移动复位。最后用缝线将黏膜瓣固定。

2. 游离移植瓣术（free soft tissue graft surgery）

（1）游离龈移植瓣术（free gingival graft）

早在 20 世纪中期，以增加附着龈为目的的手术就有所报道。1957 年，Friedman 首次描述了修复附着龈缺失的手术。1963 年，Bjorn 详细报道了用游离龈移植瓣术将黏膜改变成角质附着龈，经过多次修改完善，Sullivan 和 Atkins 在 1968 年发表的文章里详细讲述了游离龈移植瓣术。此技术至今仍被广泛应用于临床手术中。

该手术的优点有：高成功率；技术简易；一次手术可治疗多个牙齿；一次性手术可完成牙根覆盖；可用于两期牙根覆盖术的第一期手术。

缺点是：具有两个手术区；牙根覆盖成功率不稳定；术后有较明显的不适症状；易发生术后出血。

① 手术步骤

A. 术前准备：以减少炎症和出血为主要目的。术前一至两周内，应完成常规的口腔卫生指导和洁牙。患者在医生的指导下，应停止服用所有可能导致手术出血的药物，如阿司匹林、苦莫定、维生素 E 等。术前还需取上颌印模，用真空抽缩器制作一个上腭保护套。它可以覆盖腭部供瓣区创面，起到防止术后出血和使患者舒适的作用。

B. 手术方法（图 10-7）：除非有禁忌证，通常情况下供体（腭部）和受体（牙龈缺失区）手术区，均先用局部表面麻醉，然后进行局部注射浸润麻醉。

首先是受瓣区准备。先预备受瓣区的优点是可以精确地测定瓣的大小和形状；减少游离瓣在体外的时间。对暴露的牙根表面应彻底的刮治，去除暴露的牙骨质。对高低不平的根面要用钻头或手用器械进行平整。牙根表面的处理一般用柠檬酸（pH=1）、四环素或 EDTA 制剂，使根面脱钙、去除细菌毒素、暴露胶原纤维，以有利于软组织瓣与根面的贴合。

用 15 号刀片首先在膜龈交界处做一个水平切口。切口长度比需要植瓣区长 2～3 mm。龈缘的牙龈需要保留，但必须将上皮去掉。去上皮可用 15 号刀片或者用金刚砂石钻。用锐分离法，将黏膜与下面的骨膜分开。黏膜瓣（split thickness 或 partial thickness）包括口腔上皮和下层的结缔组织。

为了保证游离瓣固定不动，应去除所有受区创面的上皮、肌肉及结缔组织纤维。根据受体的大小和形状，将一张无菌锡箔纸剪材为样本，然后转移至腭部以决定供区游离瓣的大小。之后受区创面用湿润纱布覆盖。

尽管大多数医师都从腭部取瓣，但上颌远中上颌结节处也可作为供瓣区。如用腭部作为供区，最好的区域是尖牙和磨牙之间。如过于靠近中，组织瓣会含有很多脂肪组织。如过于靠远中组织瓣则会含有较多腺体组织。过多的脂肪和腺体都会在术后变形缩小，从而影响最终手术效果。因此，在缝合前，应用手术刀和剪刀去除多余的脂肪和腺体组织。

根据之前准备好的锡箔纸样本，或者用牙周探针测定，用 15 号手术刀片画出瓣的大小形状。去掉锡箔纸后，将刀片以近于平行腭部表面角度切入，随后再用组织镊将瓣轻轻地提起的同时，刀片将上皮瓣从深部的脂肪结缔组织锐性分离。

离体后的游离瓣一定要保持湿润，而且应尽快与受区缝合。为了减少拆线的不适，一般医师都采用 5-0 的可吸收肠线。用缝线将游离瓣固定后，用湿润的纱布在瓣上轻轻加压 5 分钟。这样会帮助纤维蛋白凝块形成以防止血肿出现。否则会导致游离瓣坏死或手术失败。也可用牙周塞治剂覆盖游离瓣一周，以达到固定作用。将制作好的上腭保护套戴上，以保护腭部供瓣区，并达到止血的目的。

C. 术后处理：术后注意事项主要是避免并发症。患者要充分理解对游离瓣任何的移动都将会导致手术的失败。在至少一周内，禁止在游离瓣术区周围加压、刷牙。轻微的触碰取瓣区（供区）会引起出血。如果发现有大量出血，可在腭部供瓣处用湿润的纱布或茶袋加压 20 分钟。正常情况下一般不会有重度疼痛。但在术区周围肿胀和呈现青紫颜色较为常见。适当服用止痛药物和使用具有抑菌效果的洗必泰漱口液（每日两次）。

正如其他医学治疗方法一样，游离龈移植瓣手术也具有优缺点。其优点是：手术成功率高，而且一次手术可完成多个牙齿的修复。对于牙周病医师来讲，熟练掌握局部口腔解剖和生理极其重要，从而可避免对重要血管和神经的永久性破坏。该手术最大的缺点是需要两个手术区。

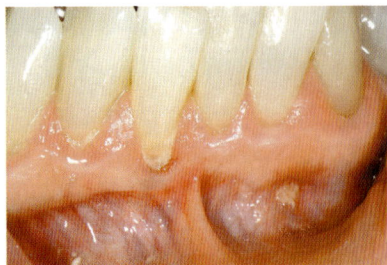

a.牙龈萎缩，附着龈丧失，唇系带牵拉

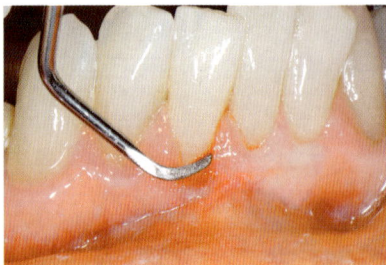

b.彻底根面刮治

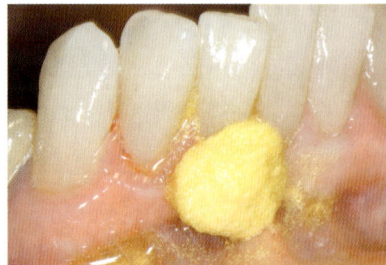

c.四环素根面处理

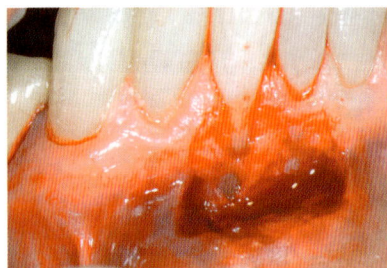

d.翻瓣（部分厚度瓣）

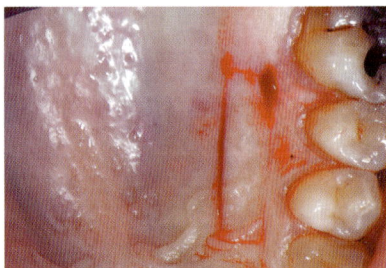

e.供区获取全厚上皮组织片

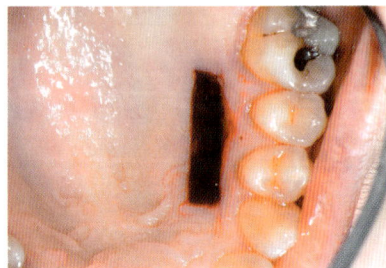

f.取瓣后的供区

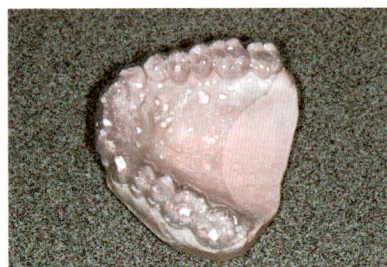

g.用模型制作保护器

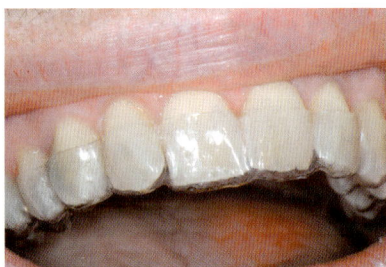

h.患者戴上保护器（唇侧观）

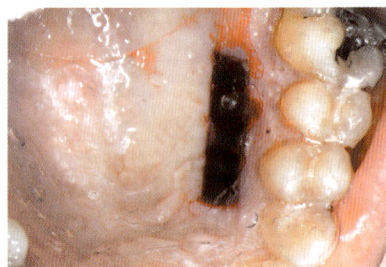

i.保护器保护创面

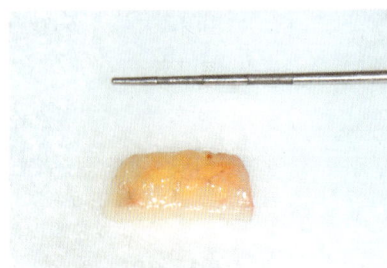

j.游离龈移植瓣

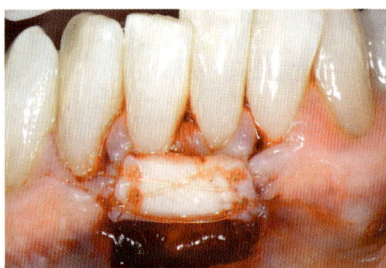

k.缝合游离龈移植瓣

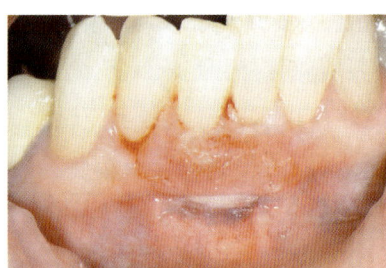

l.术后1周愈合情况

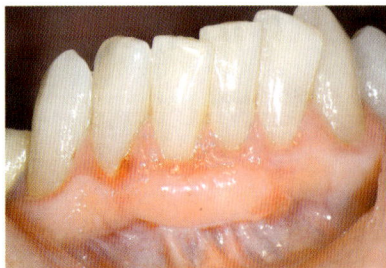

m.术后6周愈合情况

图10-7　游离龈移植瓣术

（2）结缔组织移植瓣术（subepithelial connective tissue graft）

在多种牙周手术中,怎样选择最适合的手术方法？主要是根据其部位、形态和牙龈退缩的程度。然而,结缔组织移植瓣术是最常用和成功率最高的方法之一。但该手术对术者的设计构思、手术技能要求较高。该技术结合游离结缔组织移植瓣和转移瓣的优点,从而达到覆盖牙根表面的效果。从牙龈的颜色来讲,该手术可达到较为满意的效果(见图 10-8)。

受区和供区的手术均在局部麻醉下进行。局部麻醉药物最好含有血管收缩剂(如肾上腺素)。

① 受区：首先对受区牙根表面进行彻底的刮治,然后可用化学制剂(如柠檬酸、四环素、EDTA 等)进行根面处理,以彻底去除菌斑、脱钙及平整根面。

手术方法：先在牙龈退缩的最根端做水平切口,然后向近中和远中伸展至少离退缩区一个半牙。保持邻间牙龈乳突完整,同时去除表面上皮。为了让龈瓣有足够的伸展,通常会两边做纵行切口,然后将黏膜瓣翻开以做好接受游离瓣的准备。

② 供区：一般选择硬腭从尖牙到第一磨牙之间。其长度大小及厚度与腭部解剖相关。最快和最有效的检查方法是用探针在局麻后,直接探测。能获得的结缔组织大小也受到一些重要解剖结构的限制。在腭部远中区,要特别注意腭大孔及向近中方向延伸的腭大、腭小神经血管束。从统计数据上看,此结构至磨牙和双尖牙的釉牙骨质交界处有 7~17 mm 距离。因此,腭部较高的患者是比较理想的。腭部近中区,在尖牙远中要注意从正中切牙孔延伸出来的血管束,如果破坏了此结构,会导致术后出血及感觉麻木。

A. 手术方法：通常用 15 号刀片在距离牙龈缘 4~5 mm 处,做一水平切口。以内斜线方向向内做切口,并尽量将结缔组织留在骨面上。再在冠方做一个距水平切口约 2 mm 且相平行的切口,这个切口距离牙龈缘至少有 1 mm 以上,否则会导致牙龈萎缩。用锋利的骨膜分离器,将结缔组织从骨面上分离,然后,小心地从骨面和牙龈瓣之间将结缔组织游离瓣取出。将此结缔组织瓣置于生理盐水中,暂时保存。之后,尽快用缝线将腭部的切口缝上。为了避免过多的出血,可在切口周围再注射少量的含肾上腺素的局部麻醉药,也可用直接加压的方法止血。

为了避免术后出血及不适,上腭供区通常会做一个保护套,或者用牙周塞治剂覆盖。患者需戴上保护套或保留牙周塞治剂至少一周。

所获得的结缔组织游离瓣通常不规整,一般需要修整大小及厚薄,同时也要去掉上面的少量上皮组织。尽快修整后,结缔组织游离瓣仍置于生理盐水中保存。

将结缔组织游离瓣置于受体牙根表面。为了防止结缔组织游离瓣活动,用可吸收缝线将其与受体区和邻间龈乳头缝合。如果上皮瓣有张力不能完全覆盖结缔组织游离瓣,不用过分担心,多层组织会在 6~8 周内自行调整、愈合。术后注意事项参照游离瓣移植手术。

长期随访研究证实,结缔组织游离瓣术既能覆盖牙龈退缩后暴露的牙根面,又能增加附着龈的宽度。根据 Miller 分类,对第一类和第二类的牙龈退缩,此方法可达到 100% 的覆盖率。对第三类和第四类退缩,其术后效果尚不稳定。

B. 优点：结缔组织游离瓣术后颜色非常正常和协调；供区和受区愈合都比较快；患者术后较少不适。

C. 缺点：受供区组织大小厚薄受限制；供区组织的并发症。

D. 禁忌证：如果需要改变牙龈组织的颜色,不适合采用结缔组织游离瓣术；如果患者的腭部组织太薄,此方法也不合适。但可选取另外的供区,如上颌节处。

总之,在牙周手术中,结缔组织游离瓣术是一种技术要求较高的手术。因此在术前需要对相关解剖进行全面的认识和了解。

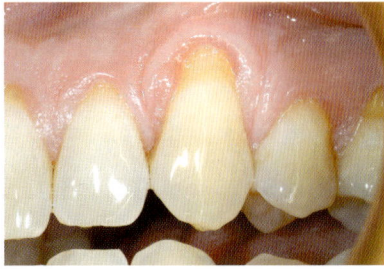

a. 尖牙牙龈萎缩并丧失附着牙龈

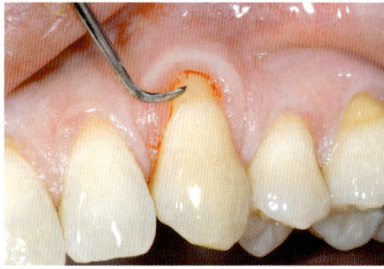

b. 彻底根面刮治

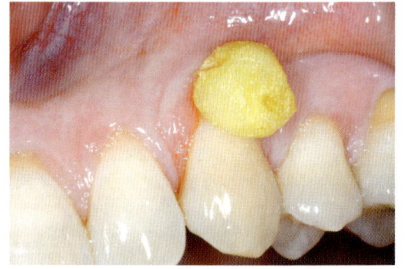

c. 四环素处理根面 2 分钟

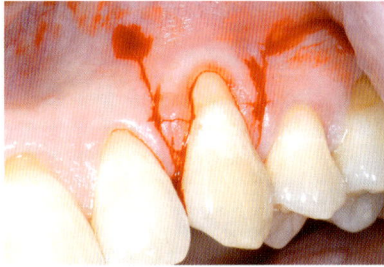

d. 龈沟及纵形切口

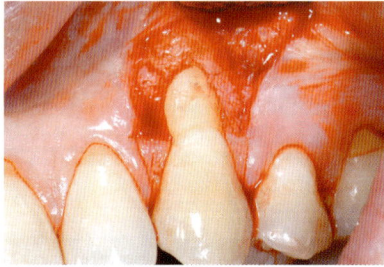

e. 翻瓣（部分厚度瓣）

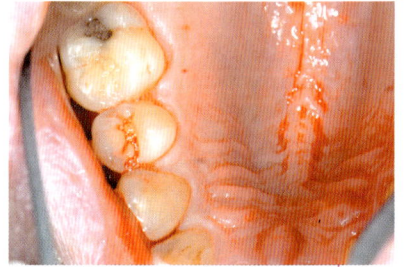

f. 游离结缔组织瓣供区

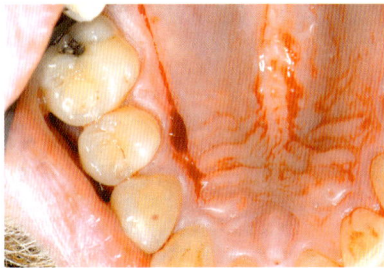

g. 切口

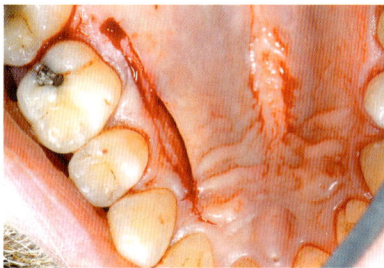

h. 然后将上皮与结缔组织瓣分开

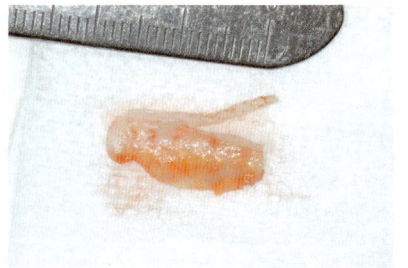

i. 取出结缔组织瓣，并去除上皮组织

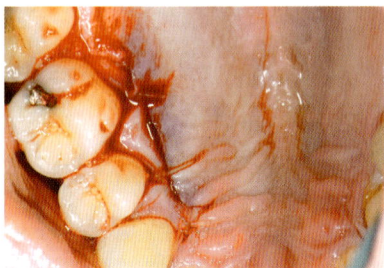

j. 用自吸收的肠线缝合

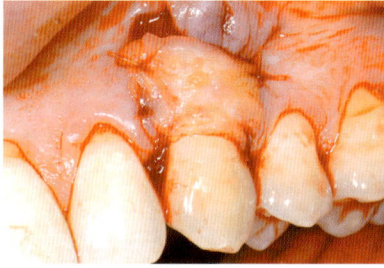

k. 用自吸收的线将结缔组织瓣缝合在牙根表面

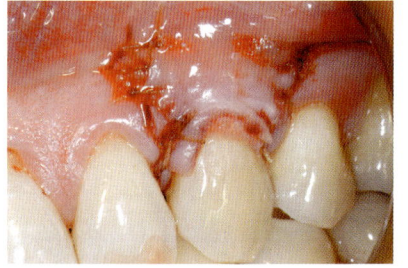

l. 将上皮瓣覆盖在结缔组织瓣上，并严密缝合

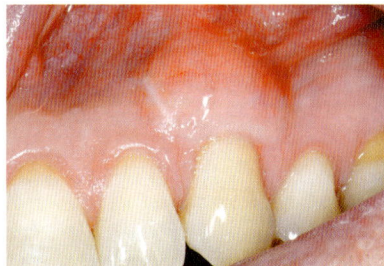

m. 术后 8 个月愈合情况

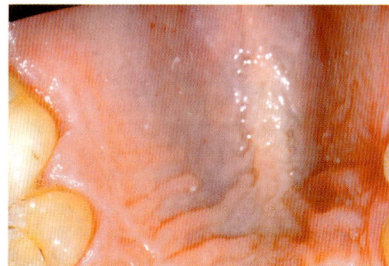

n. 供区 8 个月愈合情况

图 10-8　结缔组织移植瓣术

3. 转移瓣结合人工材料

近年来,研究人员和临床医师们都在寻找各种材料能够代替自身组织。以下的几种手术法均是由冠向移植瓣术结合不同材料的手术。其最大优点是免去了第二手术区。

（1）引导组织再生（GTR）覆盖牙根术

引导组织再生（guided tissue regeneration, GTR）最初来源于对牙周病骨缺损的组织再生。近年来有许多用类似的方法达到覆盖牙根的目的的报道。从而用于治疗牙龈萎缩。通常是用可自解、吸收的胶原生物膜。同样具有避免腭部供区和手术简单的优点。缺点是材料费用较高。近期文献指出此方法成功率高。因为此方法可能提供与牙槽骨、牙周纤维、牙骨质的连接。短期疗效比较好。然而,长期效果不如结缔组织瓣。

（2）无细胞上皮瓣覆盖牙根术（AlloDerm® acelluar tissue graft，ADCT）

尽管多种牙周手术,如游离龈移植瓣术、结缔组织游离瓣术均能达到增宽附着龈、牙龈覆盖并且美容的效果。但最大的缺点是需要第二个手术区（供区）。

无细胞上皮瓣覆盖牙根术是采用特殊处理后的无细胞上皮组织,修复多个牙龈退缩区。由于没有第二个手术区（供区）,可最大限度的减轻术后不适、疼痛。

无细胞上皮瓣（AlloDerm®）是从人体组织上皮获得,通过化学试剂加工处理而得到的。其去除了所有上皮和上皮下的细胞,但保留了具有生物学活性的基层,包括胶原、弹力纤维、血管通道、具有生物学活性的蛋白质等。这种蛋白质又具有支持自然血管再生、细胞重建、组织修复之功能。大量的研究表明该组织在临床上非常安全可靠,9年共250 000例病例中,无一例感染疾病和病毒的报道。

除了没有供区手术以外,手术适应证、术前准备、牙根表面处理、手术切口、缝合等均与结缔组织游离瓣术相同。

无细胞上皮瓣的准备和使用（图10-9）：

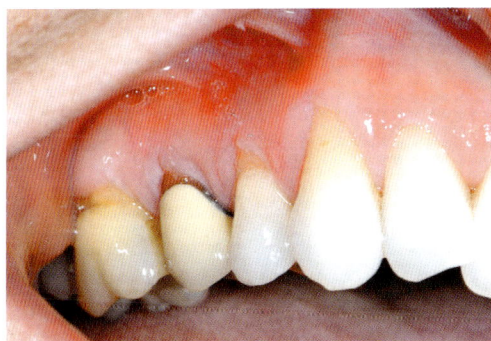

a. 牙龈萎缩、附着牙龈丧失

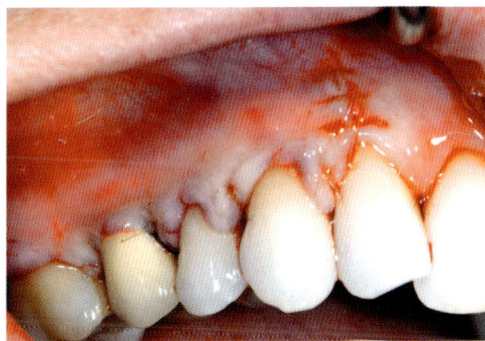

b. 用自吸收缝线缝合

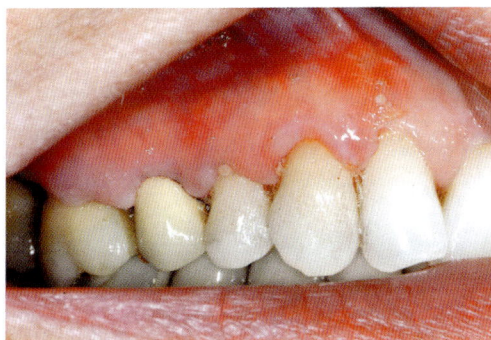

c. 术后3周愈合情况

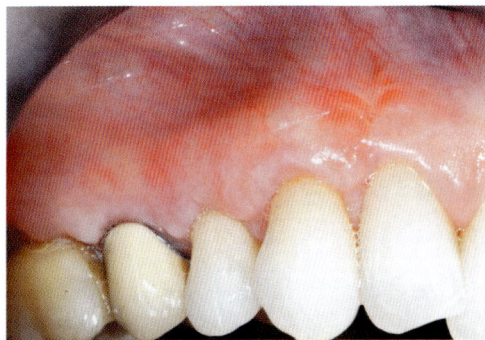

d. 术后10周（正面观）

图10-9　无细胞上皮瓣覆盖牙根术

无细胞上皮瓣可在冰箱内保留两年。在准备使用时，将 ADCT 置于消毒生理盐水中至少10分钟，但不超过 4 小时。可用锐利的手术刀片将 ADCT 切割成适当形状。ADCT 膜具有两个非常不同的表面：基底膜和结缔组织。将少量血液放在其表面即可区分开。在不渗透的基底膜，表面平滑。而在结缔组织面，表面粗糙并吸收血液。制造公司建议手术时将基底膜面朝上放置缝合。但许多研究表明无论朝上或朝下，手术的结果相同。

无细胞上皮瓣的愈合与其他手术瓣有所不同。较显著的血管再生出现在术后 1 周以后。细胞的再生和组织的修复要持续 3～6 个月。这个修复过程比一般牙周瓣手术长。

实践证明，该材料对自然牙、种植牙增宽附着龈、牙根表面的覆盖成功率非常高。该方法虽然能够达到覆盖牙根的目的，但对增宽附着龈的效果很有限。

釉基质蛋白（enamel matrix proteins，Emdogain gel®）是从猪牙胚胎中提取出来的蛋白质。大量基础实验和临床病例证实该蛋白质具有对人牙周组织（牙槽骨、牙周纤维韧带、牙骨质）的再生作用。近年来，除了釉基质蛋白被用于对牙周病所致骨缺损的再生，也被用于牙龈萎缩的治疗——牙根覆盖。同时还进一步发现，釉基质蛋白对一般伤口的愈合也有促进作用。

该手术与前面人工材料方法近似。同样具有手术简便、创伤小、无第二手术区、疗效好的优点。最大缺点仍然是费用较高（见图 10 - 10）。

4. 骨缺陷修复术

骨缺陷修复术常常是为了种植牙达到自然美观的疗效而进行的。

部分及全部牙缺失后，牙槽骨会自然吸收。用固定方法修复重建牙齿后，往往会缺少牙龈乳突而产生美观上的失败——黑三角。

骨缺损可由多种形式引起。比如出生缺陷、外伤、肿瘤、拔牙、严重的牙周病和脓肿等。术前诊断治疗计划的制订非常关键，通常是由手术医师和修复科医师共同商讨而制定出来。需要注意以下几点：① 骨缺损的大小容量；② 什么样的瓣或者种植体；③ 选择供区；④ 手术次数和顺序；⑤ 临时修复体的设计；⑥ 手术导板的设计；⑦ 对颜色的预测及周围组织的协调。

（1）结缔组织修复骨缺陷术

1）折叠法：该方法是将组织瓣的上皮去除。然后折叠缝合在缺陷部位。只适合用于中小型骨缺陷。

2）带蒂结缔组织转移瓣：取瓣方法与游离结缔组织瓣近似。不同的是只分离远中端，而将远中组织移向缺陷部位同时保持近中端的连接。这样的连接保持了结缔组织瓣的血供，增加了成功的概率。该方法也常用于种植牙及骨缺损的综合治疗上。此方法可用于中型的骨缺损。

（2）骨组织修复骨缺陷术

通过植骨的方式修复骨缺损也是口腔上外科常用的手段。骨的来源大致有：自体骨、异体骨、异种骨、人工合成骨等。自体骨有来自颌面部如颏部、下颌支。如需要更多的骨，通常可从髂骨或腓骨上取。详细手术请查阅有关专著。

三、保 存 术

上颌前牙在拔除后，周围的牙槽骨都会发生程度不同的吸收。由于这牙槽骨的吸收也不可避免的引起牙龈的萎缩及变形。为重建牙齿而达到自然和功能好的疗效增加了难度。保存术是由手术结合骨代替材料的方法，尽量保留拔牙后所留下的软组织和骨组织。为将来重建、修复以及种植牙创造良好美观的条件。

非创伤拔牙对治疗是否成功及长期美观疗效极其重要。每个手术医师不但应有熟练的临床技能，更重要的是要能周密计划、耐心操作。否则拔

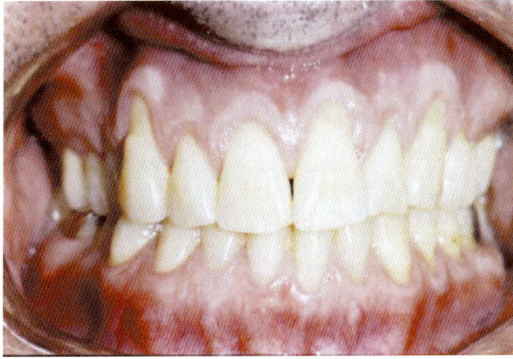

a. 釉基质蛋白覆盖牙根术

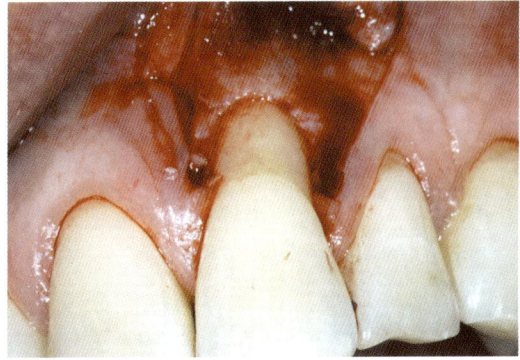

b. 切口并翻瓣（部分厚度瓣）

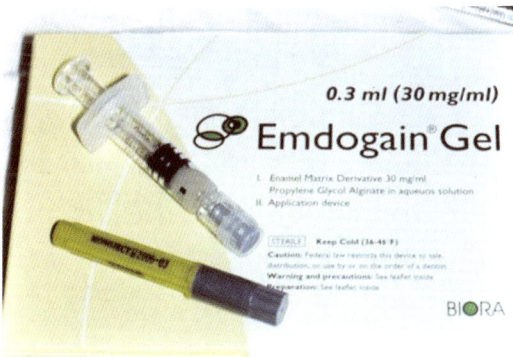

c. 釉基质蛋白（Emdogain Gel）材料

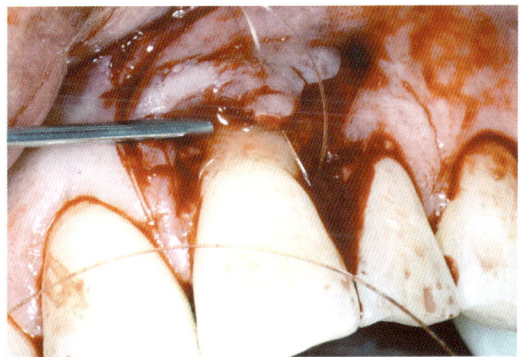

d. 在缝合前将釉基质蛋白胶剂涂在牙根表面

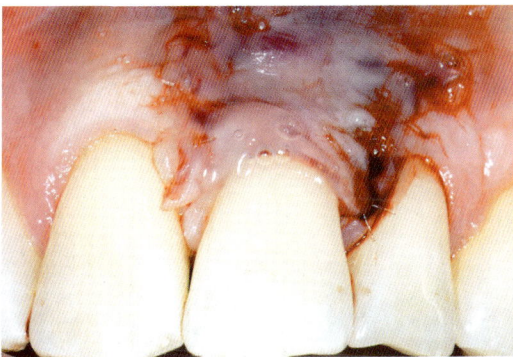

e. 用自吸收缝线缝合

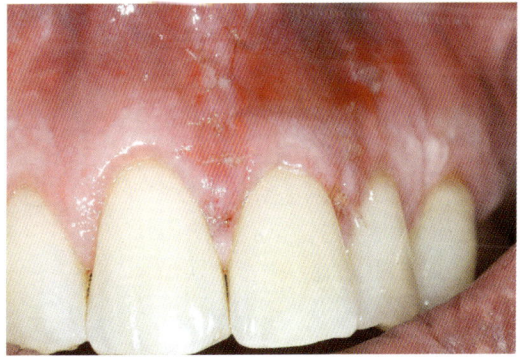

f. 术后 1 周愈合（正面观）

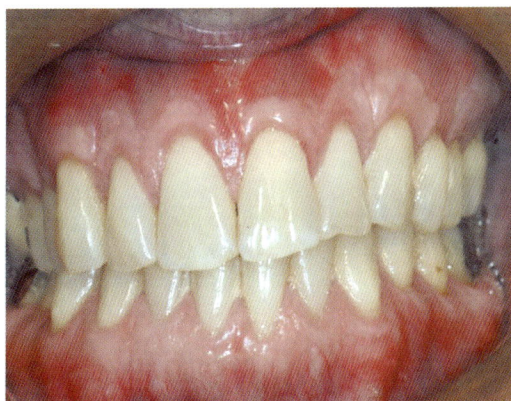

g. 术后 1 年愈合（正面观）

图 10-10　釉基质蛋白覆盖牙根术

牙的创伤会导致过多的骨缺陷,给将来的修复增加很多困难,甚至永远不能达到满意的美容效果。

1. 椭圆形修复体——诱导牙龈再生（guided gingival regeneration，GGR）

上颌前牙在拔除后,牙槽骨会发生程度不同的吸收。其主要原因是牙龈和牙槽骨丧失了支撑。椭圆形修复体技术是采用非手术方法,在拔牙后立即将活动、暂时的修复体(椭圆形修复体)放入牙槽窝,这样能保持、诱导牙龈和牙间乳突外形,为未来的修复创造条件(见图 10-11)。

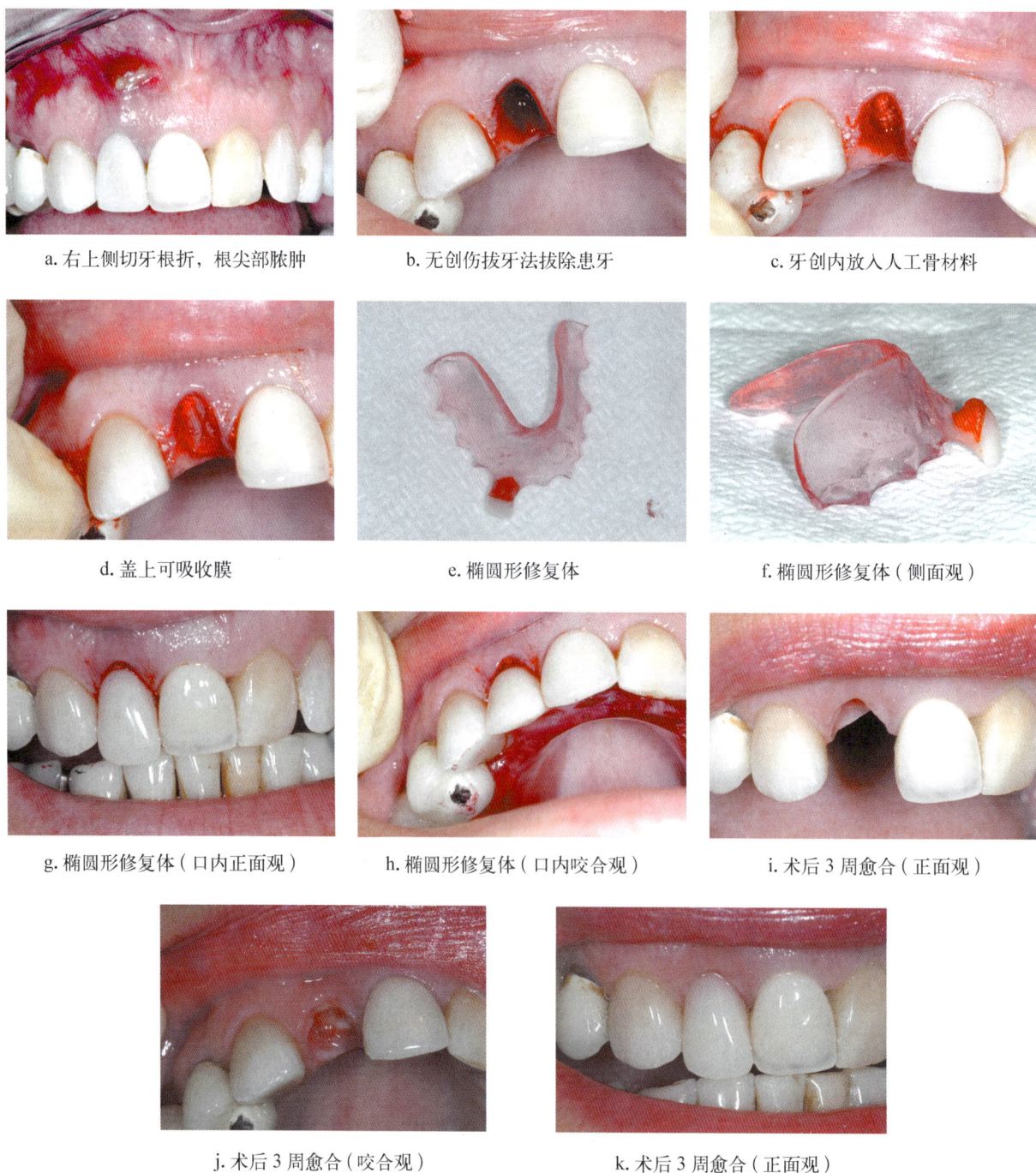

a. 右上侧切牙根折，根尖部脓肿

b. 无创伤拔牙法拔除患牙

c. 牙创内放入人工骨材料

d. 盖上可吸收膜

e. 椭圆形修复体

f. 椭圆形修复体（侧面观）

g. 椭圆形修复体（口内正面观）

h. 椭圆形修复体（口内咬合观）

i. 术后 3 周愈合（正面观）

j. 术后 3 周愈合（咬合观）

k. 术后 3 周愈合（正面观）

图 10-11　椭圆形修复体诱导牙龈再生

该方法手术要点是：① 尽量非创伤性拔牙。一般情况下尽量不手术翻瓣。运用精细器械，如牙周增楔器（periotome）。② 牙拔除后，在牙槽窝内立即植入骨代替物。③ 表面覆盖可吸收膜。④ 严密缝合。⑤ 椭圆形修复体。将一般临时活动义齿的牙根处加高并做成椭圆形修复体。这椭圆形修复体可伸入拔牙创内与骨代替物一起支撑牙槽骨和牙龈。⑥ 术后用抗生素10天。

这椭圆形修复体可伸入拔牙创内与骨代替物一起支撑牙槽骨和牙龈。正因为有骨和椭圆形修复体的支撑，减少了牙槽骨的吸收。从而保存了牙周、牙龈乳突及骨组织的自然形态。为下一步成功固定修复或种植牙修复创造了良好的条件。

2. 拔牙创保存术

牙齿拔除后，为了防止或者减少骨吸收，临床上通常用骨代替物充填拔牙创，然后用结缔组织瓣或者可吸收的生物膜覆盖。以下病例适宜拔牙创保存术：① 骨缺损过多不宜做即刻牙种植，如严重牙周病患者。② 18岁以下的青少年恒牙缺失。种植牙一般需要在生长稳定后进行。③ 正畸治疗过程中的缺牙。④ 上前牙的拔除。为了保存现有的牙槽骨高度，为将来固定桥修复或种植牙创造条件。

拔牙创保存术不但保存了牙槽骨高度，更重要的是保存了牙龈组织的高度和牙乳突的外形。有了良好的骨基础和软组织形态，为完美的修复缺损牙齿提供了先决条件。因此，拔牙创保存术在临床上越来越多的运用。

牙周组织美容术随着多学科的交流、发展得到广泛的推广。在临床上各种病例中，要想达到外形上的美观、功能上的完美一定需要几个专业医师的共同探讨。在治疗前，最重要的一点是制订一个较完整的治疗计划。然后选出具体手术治疗方法。在诊断和治疗上遵循科学文献、生物学规律。最后的治疗效果一定会给患者带来更美丽、健康的笑容，增加自己对生活和社交的自信心。

四、系带修整术

系带是黏膜折叠所形成的，其中包含一些肌纤维。系带将唇、颊或舌连接于牙槽黏膜和牙龈及其下方的骨膜。如果系带附着位置过于靠近龈缘，则当唇、颊运动时可牵拉龈缘，使该处易堆积菌斑等刺激物，妨碍正常的刷牙，较易形成或加重牙周袋。系带问题一般发生在上下颌中切牙、尖牙和前磨牙的唇（颊）侧，下颌舌侧较少见，可通过系带修整术（frenotomy）或系带切除术（frenectomy）来解决。前者是将系带切断以后改变其附着位置，不妨碍龈缘；后者则将系带连同它与骨面的联系一起切除，例如上中切牙之间因粗大的唇系带相隔而出现较大间隙时可用这一手术。一般情况下，系带修整术可以满足牙周治疗的需要。

系带修整术手术方法（见图 10 - 12）如下：① 局部浸润麻醉。② 用止血镊夹住系带，镊喙方向直指移行沟。③ 在镊喙的上、下两侧各作一切口直达移行沟。两切口之间呈"V"形，止血镊所夹部分被切除，暴露了下方附着于骨面的纤维组织。④ 钝剥离创口下的纤维组织，使系带完全松弛，创口呈菱形。⑤ 沿系带纵形方向作间断缝合，如中间张力大，可作褥式缝合。压迫止血。一般不用牙周塞治剂。⑥ 1周后拆线。

目前还发展了另一种更为简单，创伤更小，术后瘢痕形成少的系带修整术，手术方法：① 局部浸润麻醉。② 从系带附着处沿系带做一纵形切口，切口稍长于附着位置改变的距离。③ 钝剥离切口下的纤维组织，使系带完全松弛。

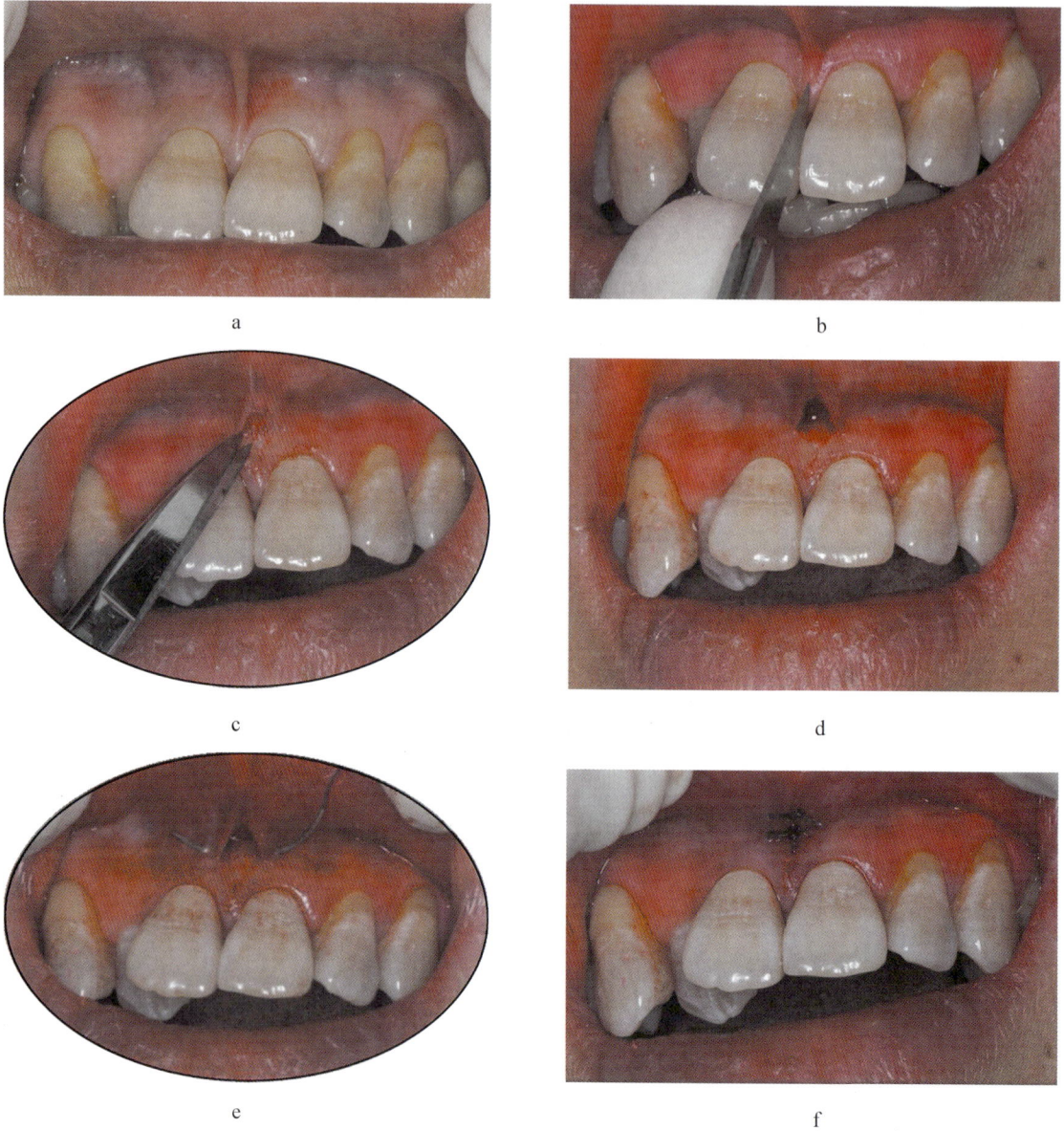

图 10 - 12 系带修整术

④ 在新的系带附着位置处,将系带与骨膜缝合固定。然后将切口间断缝合。⑤ 压迫止血,1 周后拆线。

(毛尔加 束蓉)

参 考 文 献

1 Abrams L. Augmentation of the deformed residual edentulous ridge for fixed prosthesis. Compend Contin Educ Gen Dent, 1980, 1(3): 205 - 213

2 Allen EP. Improved technique for localized ridge augmentation. A report of 21 cases. J Periodontol, 1985, 56(4): 195 - 199

3 Allen EP. Surgical crown lengthening for function and esthetics. Dent Clin North Am, 1993, 37(2): 163 - 179

4 Bahat O, Deeb C, Golden T, et al. Preservation of ridges utilizing hydroxyapatite. Int J Periodontics Restorative Dent, 1987, 7(6): 34 - 41

5 Bjorn H. Free transplantation of gingival propria. Swed Dent J, 1963, 22: 648 - 689

6 Dempster WI, Adams WJ, Duddles RA. Arrangement in the jaws of the roots of teeth. J Am Dent Assoc, 1963, 67: 7

7 Friedman N. Mucogingival surgery. Texas Dental journal, 1957, 75: 358 - 362

8 Garber DA, Salama MA. The aesthetic smile: diagnosis and treatment. Periodontol 2000, 1996, 11: 18 - 28

9 Garguilo A, Wenz F, Orban B. Dimensions and relation at the dentogingiva junction in humans. J Periodontol, 1961, 33: 261 - 267

10 Goldman HM. Gingivectomy. Oral Surg Oral Med Oral Pathol, 1951, 4 (9): 1136 - 1157

11 Goldman HM. The development of physiologic gingival contours by gingivoplasty. Oral Surg Oral Med Oral Pathol, 1950, 3(7): 879 - 888

12 Harris RJ. Acellular dermal matrix used for root coverage: 18 - month follow-up observation. Int J Periodontics Restorative Dent, 2002, 22(2): 156 - 163

13 Hurzeler MB, Weng D. Functional and esthetic outcome enhancement of periodontal surgery by application of plastic surgery principles. Int J Periodontics Restorative Dent, 1999, 19(1): 36 - 43

14 Khoury F, Happe A. The palatal subepithelial connective tissue flap method for soft tissue management to cover maxillary defects: a clinical report. Int J Oral Maxillofac Implants, 2000, 15(3): 415 - 418

15 Kirkland O. Surgical flap and semiflap technique in periodontal surgery. Dent Digest, 1956, 42: 125 - 129

16 Kozlovsky A, Tal H, Lieberman M. Forced eruption combined with gingival fiberotomy. A technique for clinical crown lengthening. J Clin Periodontol, 1988, 15(9): 534 - 538

17 Krause Sk, Jordan RE, Abrams L. The dentition: it's alignment and articulation. In Dental anatomy and occlusion, Baltimore, Md: Williams and Wilkins, 1969: 226 - 228

18 Langer B, Calagna LJ. The subepithelial connective tissue graft. A new approach to the enhancement of anterior cosmetics. Int J Periodontics Restorative Dent, 1982, 2(2): 22 - 33

19 Miller PD Jr. A classification of marginal tissue recession. Int J Periodontics Restorative Dent, 1985, 5(2): 8 - 13

20 Miller PD Jr. Regenerative and reconstructive periodontal plastic surgery. Mucogingival surgery. Dent Clin North Am, 1988, 32(2): 287 - 306

21 Modica F, Del Pizzo M, Roccuzzo M, et al. Coronally advanced flap for the treatment of buccal gingival recessions with and without enamel matrix derivative. A split-mouth study. J Periodontol, 2000, 71(11): 1693 - 1698

22 Nabers CL. Repositioning the attached gingival. J Periodontal, 1954, 25: 38 - 39

23 Nemcovsky CE, Artzi Z. Split palatal flap. I. A surgical approach for primary soft tissue healing in ridge augmentation procedures: technique and clinical results. Int J Periodontics Restorative Dent, 1999, 19(2): 175 - 181

24 Orban B. Indications, technique and post-operative management of gingivectomy in the treatment of periodontal pockets. J Periodontal, 1941, 12: 89

25 Sullivan HC, Atkins JH. Free autogenous gingival grafts. I Principles of successful grafting. Periodontics, 1968, 6: 121 - 129

26 Tal H. Relationship between the interproximal distance of roots and the prevalence of intrabony pockets. J Periodontol, 1984, 55(10): 604 - 607

27 Tinti C, Vincenzi G, Cortellini P, et al. Guided tissue regeneration in the treatment of human facial recession. A 12 - case report. J Periodontol, 1992, 63(6): 554 - 560

第十一章 口腔种植学

第一节 口腔种植技术

一、牙科种植体的生物学基础

使用种植体替代缺失牙一直是患者和口腔医师的共同愿望。曾经有两种特殊类型的种植体在临床上应用,它们是骨膜上种植体和叶状多孔种植体。但这两类种植体系统都没有获得成功,因为它们都没有实现骨组织与种植体的直接结合。现代种植系统是在商业化纯钛金属发明后才获得成功的,因为这些系统实现了 Brånemark 命名的骨整合(osseointegration),即骨组织与种植体的真正结合;或者获得了由 Schroeder 命名的功能性强直(functional ankylosis)。

骨整合代表的是骨与种植体间的直接结合,两者之间没有软组织层存在(见图 11-1)。直接结合的发生仅可能在骨组织与具有特殊性能的金属钛之间产生。钛是一种活性金属,在空气和水电解质中其表面会自然形成一层致密的氧化膜。这种化学反应产物成为防止金属分解的有效屏障。虽然氧化钛与活性组织间结合的确切机制未被人们完全认识,但通过分子和生化研究,部分可能的机制已经被人们了解。

研究发现,在氧化钛的表面,每平方纳米含有四或五个酸性和碱性反应基团。另一侧组织的精-

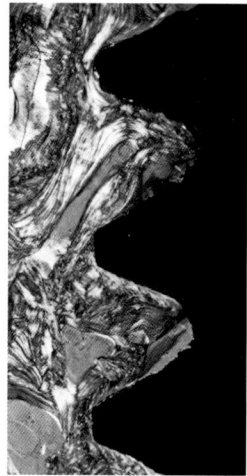

图 11-1 牙槽骨与商业化螺旋型纯钛种植体表面的直接结合

甘-天门冬氨酸(Arg-Gly-Asp)三肽中的氨基酸分子大小约 $0.1 \sim 0.2$ nm^2,因此当组织的氨基酸在氧化钛表面伸展时,大约 4 个氨基酸分子可以与无机金属表面存在的基团发生理想配对。由电光子分光光谱分析发现钙离子和磷离子能够化学性吸附于肽表面的氧化层。其黏合机制也可以用静电引力原理来解释:磷酸钙并未沉淀于金属基层内,二价钙离子加入质子后与氧结合,而磷酸与金属表面原子形成二价链接,在有机配体存在的情况下,氧作为两性离子其特性可产生这些选择性的反应。这种简单的静电引力模式被证实在理解骨整合的真实机制过程中是一项有力工具。钛表面的自然氧化物是机体活组织黏附促进因子的受体,这些受体可以通过近距离或远距离的作用,实现与黏附促进因子的反应。除了具有良好的生物相容性外,纯钛也具备良好的机械性能,其作为体内的种植体可以提供良好的抗屈服强度和抗疲劳强度。

二、牙科种植系统

当前全球有多种种植系统应用于临床,而其中绝大多数都源于两类不同的系统,即 Brånemark 种植系统和 Straumann(ITI)种植系统。前者是一种螺钉样种植体,而后者是粗糙表面的一段式种植体。过去曾经对于两套种植系统有许多争论,即种植体是否需具备粗糙表面? 是否可以为一段式设计? 植入过程是否需要软组织完全覆盖种植体? 长期的研究发现无论种植体是一段式或两段式,无论其植入过程是埋入式或非埋入式,都可以获得相同的效果——长期成功。而关于种植体的表面,当前几乎所有的种植系统提供的都是粗糙表面的种植体,以实现促进骨组织与种植体表面的结合,缩短愈合时间,并保证较短的种植体也能获得成功。另外一致的观点是,螺钉型种植体较圆柱状压入式种植体更优越,因为螺纹能够促进种植体早期的稳定,螺纹在将负荷由种植体传导到牙槽骨的过程中发挥重要作用。无论何种种植系统,种植体都使用的是纯钛,目的是获得最佳的与骨组织间的骨整合。

如今越来越多的螺钉型粗糙表面的种植系统已经上市,它们都声称与上文提及的已获得大量文献支持的种植系统类似,但实际上缺乏相应的文献证实其有效性。这些推理来自于口腔种植体是一类普通产品的观点,而此观点目前看来存在误解。各种看似相同的种植体,它们之间根据钛金属成分、螺纹形态和表面特性不同而各不相同。事实上种植体表面形态差异如此之大,以至于它们会显著地影响临床应用的结果。依据这些研究的结果判断,每种种植系统都必须有专门的临床文献支持,而不能以其他类似的种植系统为参考。临床成功的文献需要有适当的标准来评判,而不能只用笼统的成功率来评判。种植系统成功的标准是:临床检查没有松动,根尖片上没有观察到种植体周围的 X 线透射区,种植体植入 1 年内骨丧失不大于 2 mm,其后每年骨丧失小于 0.2 mm,没有临床症状和体征,5 年成功率大于 85%,10 年成功率大于 80%。

三、手 术 操 作

种植外科手术的主要目的是预备植入床,以保证种植体能够与天然骨发生骨整合,并成为将来重建修复体的锚基。为了获得良好的长期效果,选择已经得到文献充分支持、并具有长期临床成功率的种植系统,严格依据其使用说明,按照其详细的操作步骤进行实践,是获得种植成功的关键。

(一)龈瓣设计

原则上种植手术可以使用两种不同的切口:前庭沟切口或牙槽嵴切口。目前还没有数据显示哪种切口效果更好。因此术者可以选择适合患者的最佳方法。通常对于牙槽嵴顶较宽阔的患者,使用牙槽嵴切口较理想。如果颊侧需要更多的软组织,牙槽嵴切口就需要偏向腭侧。为预备好植入床,术中翻起全厚瓣,需要剥离直至获得良好的视野和足够的进入通道。近年来一些种植系统推荐使用非翻瓣手术。即使用一种圆环状黏膜钻在牙槽嵴顶钻孔,随后即在此钻入骨组织。此法看似非常便利,但不可能观察种植体的颊舌侧骨组织,就可能在钻入过程中发生侧穿孔。在翻瓣过程中,为最大限度地控制术后牙龈退缩,瓣的夹持处理都应该非常小心以将创伤程度减小到最低(见图 11-2)。

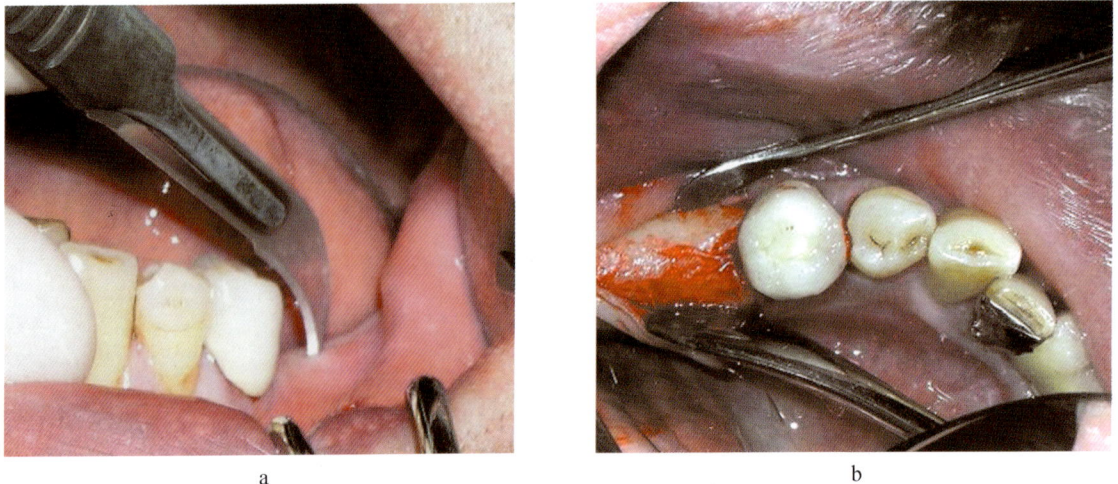

图 11-2　左下第一磨牙部位放置种植体的牙槽嵴切口

（二）种植床预备及种植体的植入

为将种植体植入牙槽骨，需要在牙槽骨相应部位上钻孔，种植床预备是种植过程中最重要的步骤，此过程中对于防止骨细胞的损害尤其重要。研究发现当温度达到 47℃ 左右，骨细胞即受到损害。为减少温度的升高，应该使用锐利的车针并间断加压施力。在钻孔过程中需要大量冷生理盐水冲洗进行冷却，车针转速控制在每分钟 800 转以内。大多数种植系统都应用不同型号的领航钻和麻花钻，按照一定顺序使用以实现成功的钻孔（见图11-3）。

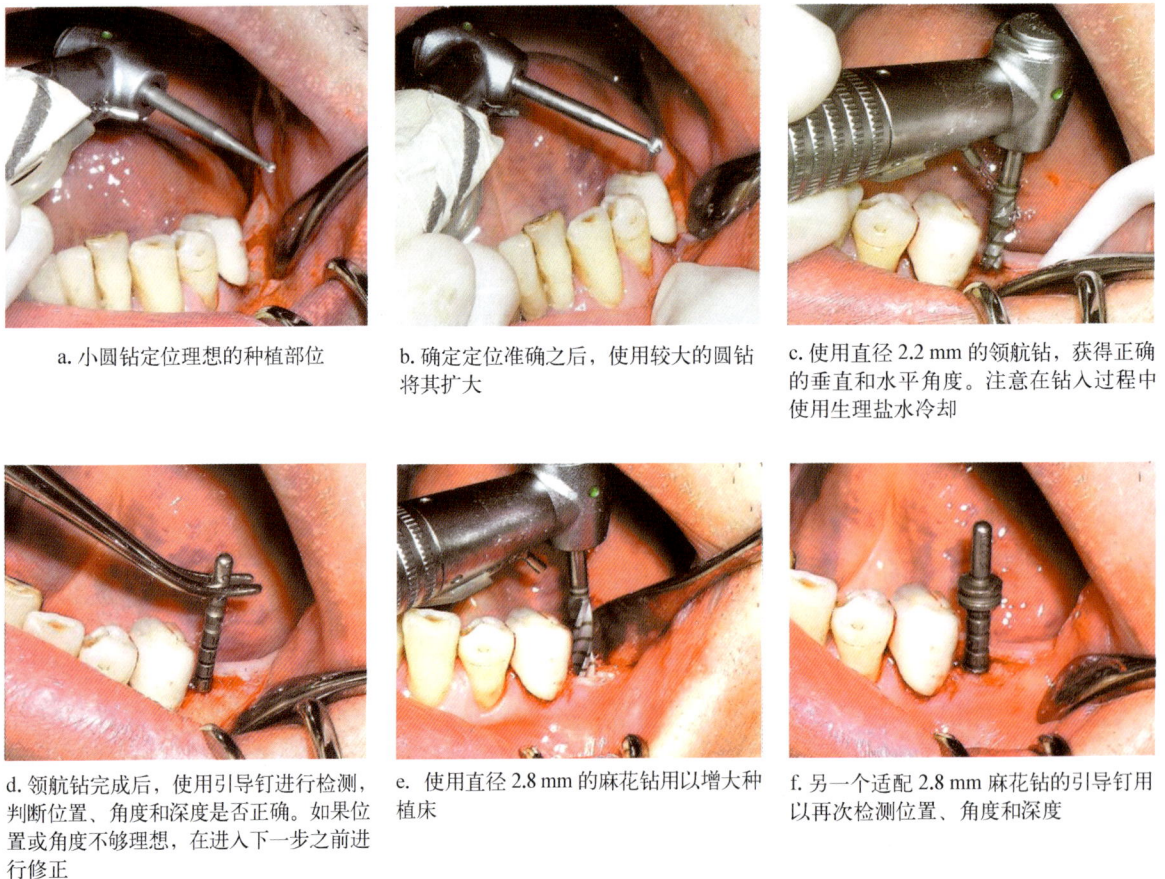

a. 小圆钻定位理想的种植部位

b. 确定定位准确之后，使用较大的圆钻将其扩大

c. 使用直径 2.2 mm 的领航钻，获得正确的垂直和水平角度。注意在钻入过程中使用生理盐水冷却

d. 领航钻完成后，使用引导钉进行检测，判断位置、角度和深度是否正确。如果位置或角度不够理想，在进入下一步之前进行修正

e. 使用直径 2.8 mm 的麻花钻用以增大种植床

f. 另一个适配 2.8 mm 麻花钻的引导钉用以再次检测位置、角度和深度

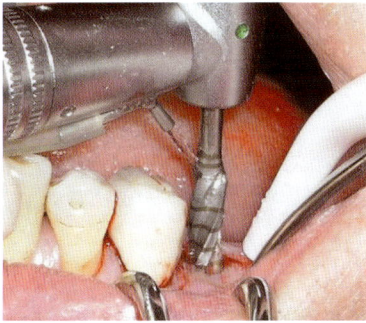

g. 使用直径 3.5 mm 的麻花钻再次增大种
植床

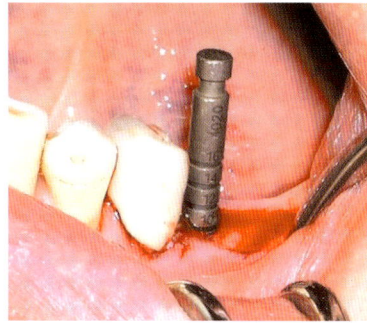

h. 在完成种植床预备前使用 3.5 mm 的引
导钉进行最后的检测

图 11 - 3　Straumann（ITI）系统种植体的种植床预备，使用直径 4.1 mm、长度 10 mm 的固位钉

　　在骨质较致密的情况下，需要进行攻丝（图 11 - 4）。攻丝完成后，可将种植体放置入种植床。多数种植系统提供适配器，使其既可以手工旋入，也可以使用工具旋入。在种植体旋入过程中，必须非常缓慢，以尽可能减少产热（见图 11 - 5）。

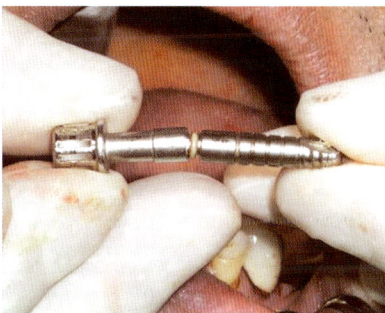

a. 在手柄上安装攻丝钻

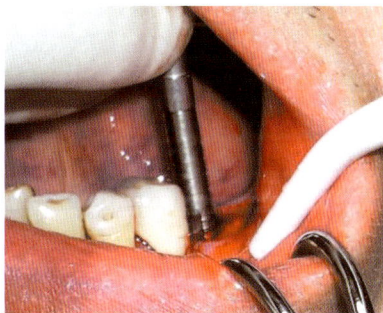

b. 用手直接旋入最初的几个螺纹

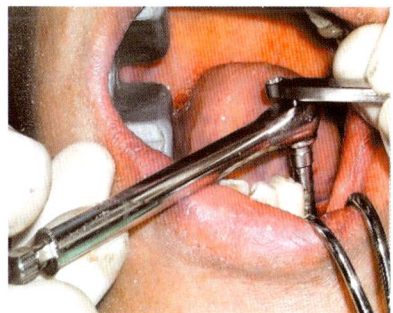

c. 使用棘轮扳手完成攻丝

图 11 - 4　使用 Straumann 种植系统的载入装置进行预载入

　　种植体的冠部使用愈合螺帽覆盖（见图 11 - 6）。通常各系统都提供多种类型的愈合螺帽，以适用不同高度和形态的黏膜。瓣在最小张力下使用简单间断法完成缝合（见图 11 - 7）。

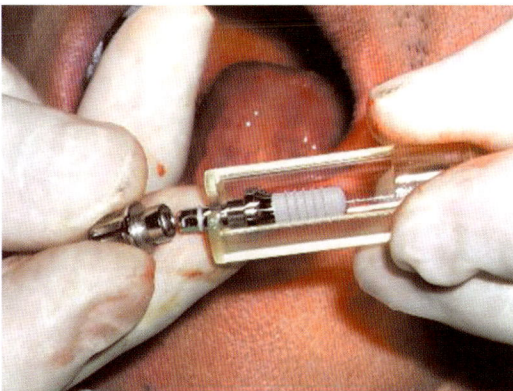

a. 当种植体在包装容器内时就将手柄与种植体携带
器进行装配

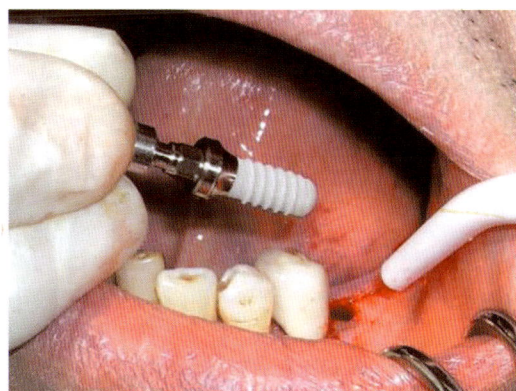

b. 使用手工将种植体旋入经过攻丝的种植床。注意种
植体粗糙表面与抛光的种植体颈部金属表面的颜色
差异

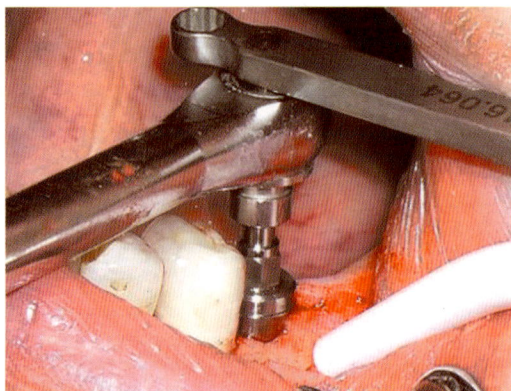

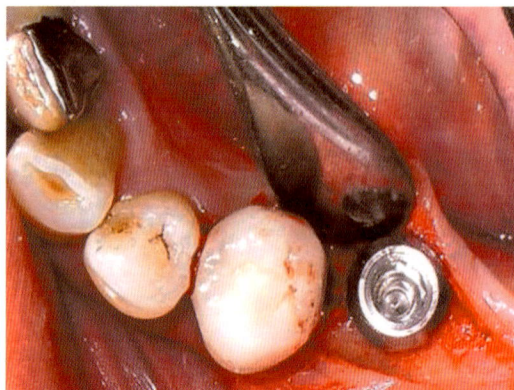

c.使用棘轮扳手将种植体完全旋入，直至粗糙表面完全埋于牙槽骨下

d.咬合面观植入后的种植体

图 11-5 种植体放置入种植床

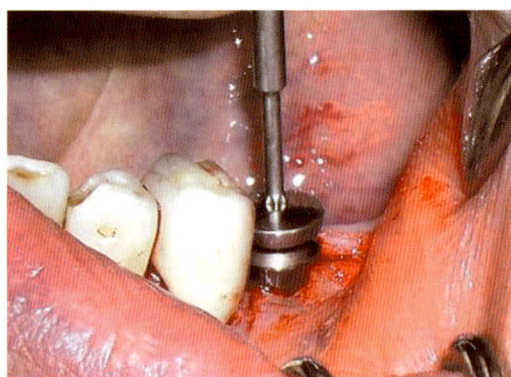

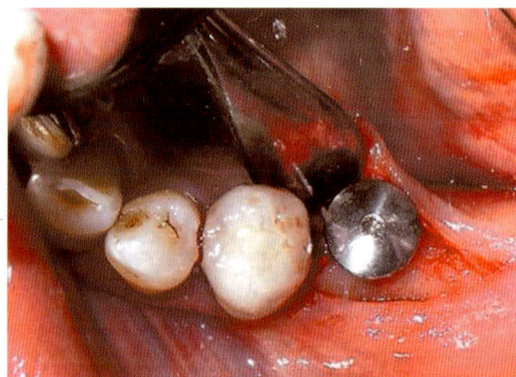

a

b

图 11-6 种植体上安放愈合帽

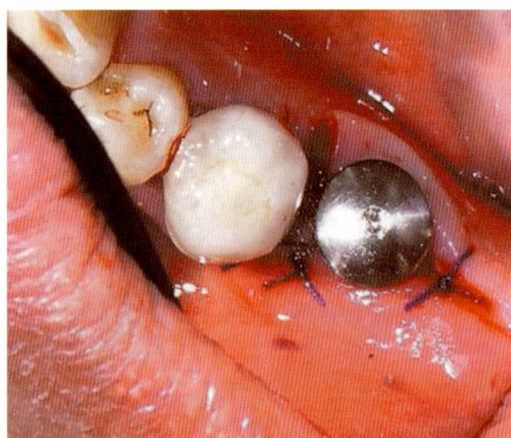

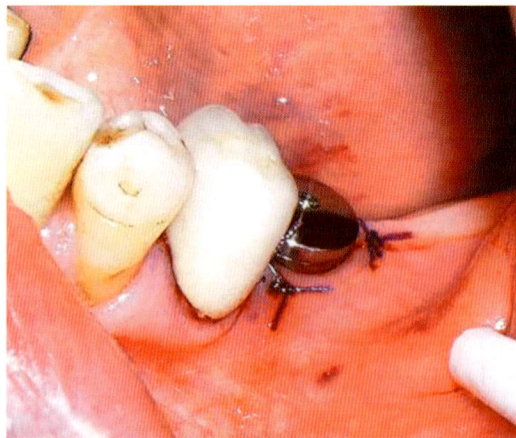

a

b

图 11-7 两针简单间断缝合固定复位的龈瓣。注意此病例使用的是非埋入方法

上文已经提到，使用两段式种植系统时，愈合期的种植体通常完全埋入黏膜下。在两段式病例中，需要二次手术以暴露种植体，从而连接底座或取工作印模。另一种情况则相反，在一

段式种植体系统中,愈合过程中种植体始终暴露于口腔内,不需要二次手术。目前多数两段式种植系统都也可以使用非埋入的方法进行操作。

四、种植技术的进展

牙科种植体成功应用多年后,目前种植体的发展主要集中在两个领域。一是伴随种植体表面的发展,即刻种植甚至即刻负重种植体得到开发。这对于患者来说是种植体的巨大进步,使得患者不需等待漫长的 6 个月,在拔牙的同时即可进行种植体修复,获得牙齿。另一个领域聚焦在种植体美学方面的提高,尤其在前牙影响美观的部位。其主要原因是缺失牙后,伴随的牙槽骨和软组织丧失会带来美学问题。尝试和研究不同种植体外形和修复体结构,不同的种植体放置方案和协调处理,以期获得更加理想的美学效果。

第二节 种植体周围炎的诊断和治疗

一、种植体周围炎的诊断

(一) X 线检查

边缘骨嵴高度的保存对于种植体维护来说至关重要,通常是种植系统成功的首要关键。种植体植入后第一年,垂直骨吸收小于 2 mm,是种植系统成功的一项主要标准。为正确地评估骨水平的改变,需要纵向比较标准化的 X 线片,最理想的是使用能够保证重复几何定位的 X 线投照(图 11-8)。必须注意到上面提及的平均每年牙槽骨高度改变在 0.1 mm 范围内,这仅仅是算术的判断,而无法通过单个种植体的两张 X 线片的比较来获知。另外,可能担心患者接受过度不必要的放射线,医师可能并非每次复诊都拍摄 X 线片。因此对于患者个体来说,X 线片检查并非确定种植体性能的唯一指标。在没有临床感染表征的情况下,推荐种植体植入后一年拍摄 X 线片,其后最多每年拍摄一次。如果临床检查显示存在种植体周围炎的体征(探

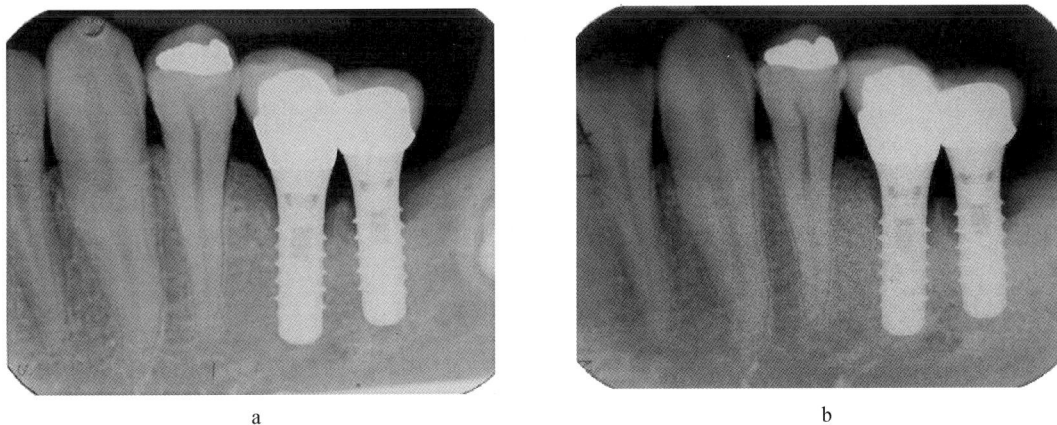

a　　　　　　　　b

图 11-8　使用定制的咬合块并固定投照角度,在一年的间隔期间拍摄的根尖 X 线片。注意左下 5 牙位种植体远中面,以及左下 6 牙位种植体的近中和远中面骨水平的改变

诊深度增加），则需要拍摄更多的 X 线片以判断是否存在边缘骨的丧失。

（二）探诊深度

除了使用 X 线片评估骨水平，对种植体周进行探诊也是有效的检查诊断手段。使用钝头、直牙周探针对种植体周进行探诊，可以评定种植体周探诊深度，从种植体上参考点到软组织边缘的距离，探诊出血，种植体周的渗出或溢脓情况。很多研究发现成功的种植体通常可以有大约 3 mm 的探诊深度。X 线片上骨水平与种植体周探诊深度存在确定的相关性。对于螺钉型种植体，探针尖部会止于骨水平冠方 1.4 mm 处。微生物学研究发现种植体周深袋和浅袋内微生物菌群的组成存在明显差异。通常认为，大于等于 5 mm 的种植体周袋是牙周可疑致病菌的理想栖息地，从而成为种植体周围炎的标志。

探诊出血是一种临床指标，其定义为使用轻柔的力量将牙周探针对种植体周的沟或袋进行探入后，密封种植体的软组织出血的反应。探针的尺寸（探针尖的直径）和探诊使用的力量都需要标准化。探诊牙齿时推荐的探诊力量为 0.25 N。通常认为使用相同的力量对牙种植体周进行探诊，判断出血情况是比较合理的。探诊深度的测量需要以种植体上的固定标志点为参考，检验种植体周组织的出血情况和倾向是长期监控种植体稳定性的理想方法。

（三）松动度

一旦发生骨整合，种植体就不会产生任何松动度。因此种植体松动度是缺乏或丧失骨整合的指标。即使种植体周组织的病变已经存在很长时期，种植体仍然可以没有松动，其原因是骨

与种植体之间仍然还有剩余一些直接的结合。松动度对于早期判断种植体周疾病非常不敏感。松动度这项指标只用于判断最终的骨整合，用以决定种植体的去留。必须注意到与其他牙齿或种植体结构相连接的种植体，无法检测其真实的松动度。

（四）溢脓

组织学检查显示当疾病存在时，牙周组织内有中性粒细胞浸润。当牙龈感染增加时，种植体周围的软组织内白细胞同样也大量增加。研究使用中性粒细胞的生化标记物检测，结果显示牙周病的活动性与中性粒细胞的高水平 β 葡萄糖苷酸酶相关。提示种植体周溢脓与疾病的活动性相关，患者需要抗感染治疗。

二、种植体周围炎的治疗

为保证及时治疗种植体周围炎，需要在常规维护期间尽可能早地发现种植体周感染。上文已经讨论过种植体维护期使用的特殊检查方法，由瑞士伯尔尼大学牙医学院提出的种植体周围炎的治疗方案称为连续干预支持治疗（cumulative interceptive supportive therapy，CIST）。CIST 的原则是早期判断种植体周感染，使用适当的治疗方法对其进行干预。此系统的基本原则是常规定期招回植入种植体的患者，重复评估每个种植体周的关键指数，它们包括菌斑的存在，种植体周出血倾向，溢脓，种植体周袋的存在，以及使用 X 线片评估骨丧失。理想的种植体指数应该均为阴性。CIST 方案见表 11-1。综合分析这些指数，给予相应的治疗（从 A 到 E），在积极治疗的同时还需要给予支持处理。

表 11-1　连续干预支持治疗(CIST)

菌斑/牙石 (Plaque/Calculus)	探诊出血 (BOP)	溢脓 (Suppuration)	探诊深度 [PD (mm)]	骨丧失 (Bone loss)	连续干预支持治疗项目 (CIST)
±	−	−	<4	−	(A)
+	+	−	<4	−	A
+	+	±	4-5	+	A+B
+	+	+	>5	++	A+B+C
+	+	+	>5	+++	A+B+C+D
+	+	+	>5	++++	E
			(radiolucency)X 线片		

A：机械清洁，B：抗菌剂治疗，C：抗菌素治疗，D：外科治疗(切除术或再生术)，E：移除种植体。

如果探诊出血的同时发现有菌斑和牙石的存在，而患者种植体周并无溢脓和骨丧失，探诊深度在 4 mm 以内，此时种植体需要使用橡皮杯和抛光膏，或者其他材质硬度小于钛的器械进行机械性清洁(见图 11-9)，以去除坚硬的牙面沉积物(A 方案)。一些超声波设备制造商提供非金属(特氟龙/塑料或碳纤维材料)工作尖的超声波器械，可在此时应用(见图 11-10)。当种植体周存在溢脓，或发现种植体周组织发生破坏时(袋深度为 4～5 mm，轻度骨丧失)，A 方案需要结合应用局部抗菌剂进行处理(B 方案)。种植体周袋使用 0.2% 的氯己定溶液进行冲洗，患者还需要每日两次使用 0.12%～0.2% 的氯己定溶液含漱。如果有条件，可以指导患者每日使用氯己定凝胶两次。当种植体周袋的牙周探诊大于 5 mm 时，需要拍摄 X 线片。如果显示骨丧失存在，需要采集微生物标本。当检测发现厌氧菌群的入侵，就需要在 A 和 B 方案的基础上增加全身抗生素应用(C 方案)，应用的药物为针对专性厌氧菌的窄谱抗生素。如果骨丧失相当严重，需要对组织形态进行外科干预，必要时使用引导骨再生技术(D 方案，见图 11-11)，这项治疗是在其他治疗(A、B 和 C 方案)的基础上进行的。这项连续治疗方案的目的是尽可能早地对种植体周组织破坏进行干预，避免由于骨整合丧失而导致种植体失败(E 方案)。

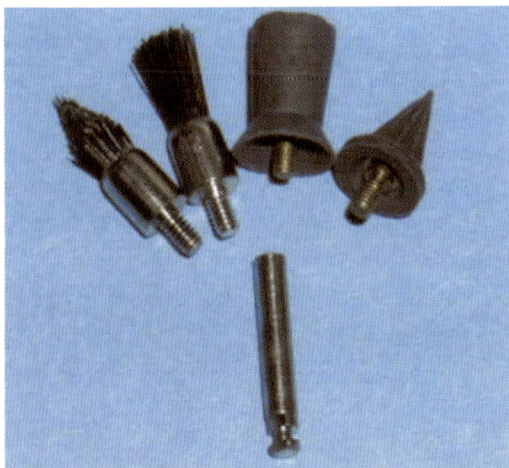

a.橡皮杯、橡皮尖、毛刷杯、毛刷尖与反角手机车针柄连接，用以预防工作

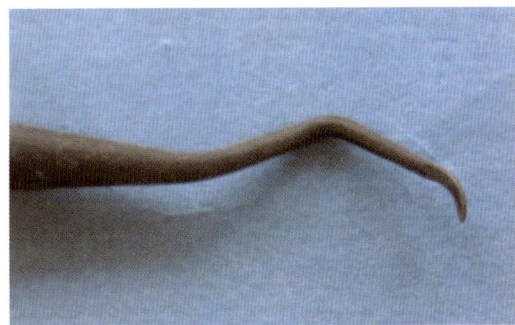

b.由碳纤维材料制作的通用刮匙

图 11-9

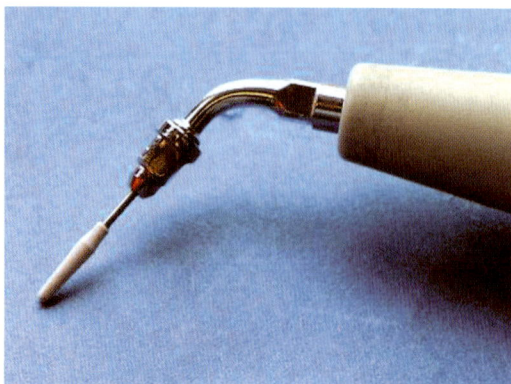

a. EMS超声机上安装的特氟龙工作尖

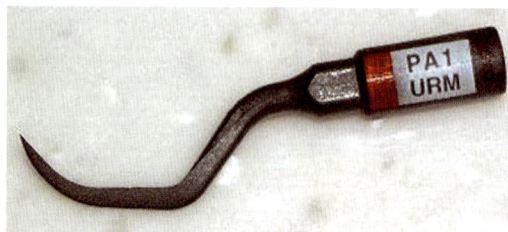

b. Satelec超声机上安装的碳纤维工作尖

图 11 - 10

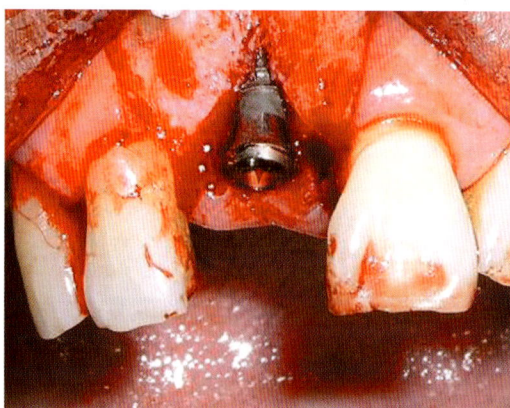

a. 种植体颊侧的骨丧失

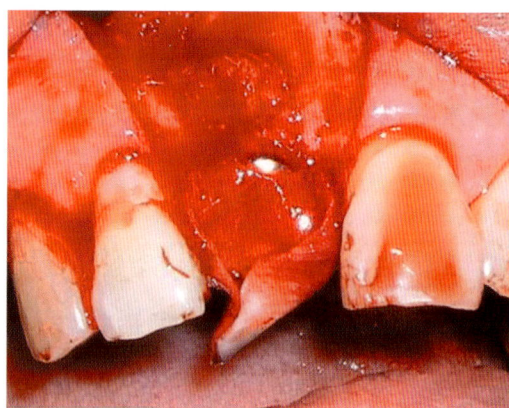

b. 使用自体骨覆盖骨开裂部分，注意可吸收膜
(Bio-Gide)被轻轻压平整

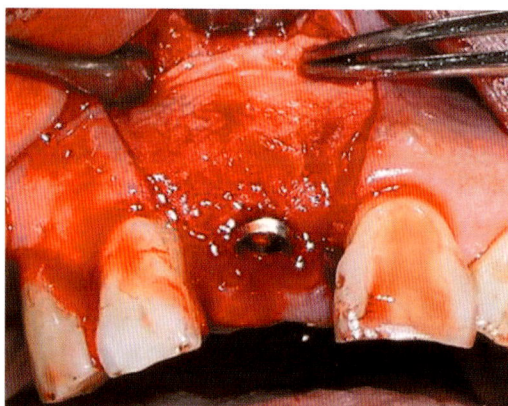

c. 可吸收膜覆盖移植骨和种植体。通过种植体颈部
将膜缝合固定

图 11 - 11

（徐君逸）

参 考 文 献

1 Albrektsson T，Zarb G，Worthington P，Eriksson AR. The long-term   efficacy of currently used dental implants：a review and proposed criteria

of success. Int J Oral Maxillofac Implants, 1986, 1: 11 - 25

2　Apse P, Zarb GA, Schmitt A, et al. The longitudinal effectiveness of osseointegrated dental implants. The Toronto Study: peri-implant mucosal response. Int J Periodontics Restorative Dent, 1991, 11: 94 - 111

3　Branemark PI, Hansson BO, Adell R et al. Osseointegrated implants in the treatment of the edentulous jaw. Experience from a 10 - year period. Scand J Plast Reconstr Surg Suppl, 1977, 16: 1 - 132

4　Eriksson RA, Adell R. Temperatures during drilling for the placement of implants using the osseointegration technique. J Oral Maxillofac Surg, 1986, 44: 4 - 7

5　Lamster IB, Oshrain RL, Harper DS, et al. Enzyme activity in crevicular fluid for detection and prediction of clinical attachment loss in patients with chronic adult periodontitis. Six month results. J Periodontol, 1988, 59: 516 - 523

6　Mombelli A, Lang NP. Clinical parameters for the evaluation of dental implants. Periodontol 2000, 1994, 4: 81 - 86

7　Mombelli A, van Oosten MA, Schurch E Jr, et al. The microbiota associated with successful or failing osseointegrated titanium implants. Oral Microbiol Immunol, 1987, 2: 145 - 151

8　Quirynen M, van Steenberghe D, Jacobs R, et al. The reliability of pocket probing around screw-type implants. Clin Oral Implants Res, 1991, 2: 186 - 192

9　Rams TE, Roberts TW, Tatum H, Jr., Keyes PH. The subgingival microbial flora associated with human dental implants. J Prosthet Dent, 1984, 51: 529 - 534

10　Sanz M, Newman MG, Nachnani S, et al. Characterization of the subgingival microbial flora around endosteal sapphire dental implants in partially edentulous patients. Int J Oral Maxillofac Implants, 1990, 5: 247 - 253

11　Wennerberg A, Albrektsson T, Andersson B, et al. A histomorphometric and removal torque study of screw-shaped titanium implants with three different surface topographies. Clin Oral Implants Res, 1995, 6: 24 - 30

12　Wennerberg A, Albrektsson T, Andersson B. Design and surface characteristics of 13 commercially available oral implant systems. Int J Oral Maxillofac Implants, 1993, 8: 622 - 633

第十二章　牙周与修复学及正畸学的相互关系

第一节　口腔修复学的牙周预备

一、牙周预备的意义及原因

修复前必须使牙周组织消除炎症、消除牙周袋，没有膜龈联合问题，且具有良好支持功能及美学修复的牙周组织形态。在进行种植体修复前，亦需对骨组织缺损或牙龈软组织缺陷进行纠正。如果在未经治疗的牙周炎患牙上进行修复，患牙可能很快因为炎症造成松动脱落。口腔修复前进行牙周组织的治疗和预备，原因在于以下几个方面。

1. 牙龈边缘状况影响修复效果

牙周预备前获得健康稳定的牙龈边缘，对于修复后得到合适、美观的修复体边缘至关重要。如果修复体边缘为炎症牙龈所覆盖，牙周治疗后将出现牙龈退缩、修复体暴露等一系列问题，影响修复效果。

2. 牙周病患牙的牙齿位置会随着炎症的改变而改变

牙周病患牙在经过牙周治疗后，炎症的消退、牙周膜纤维的再生都可能改变牙齿的位置。

3. 牙周组织的炎症会改变基牙的受力

炎症状态或炎症消除时，牙周组织都将对𬌗力的分布做适应性调整。如果在牙周炎治疗前作义齿修复，则原本对基牙有益的功能性刺激在牙周治疗后可能变成破坏性损伤，造成基牙和修复体的损害。

4. 炎症状态时取模对固定修复的影响

取自炎症牙龈的印模制备而成的义齿，在牙周恢复健康后，其义齿组织面和牙槽嵴不匹配。炎症消除后牙龈及邻近黏膜的轮廓会有所改变，在固定桥桥体下方及活动义齿的鞍状区将产生牙龈收缩而形成空缺（见图 12 - 1）。局部容易造成菌斑堆积，从而导致基牙黏膜和牙龈的炎症。

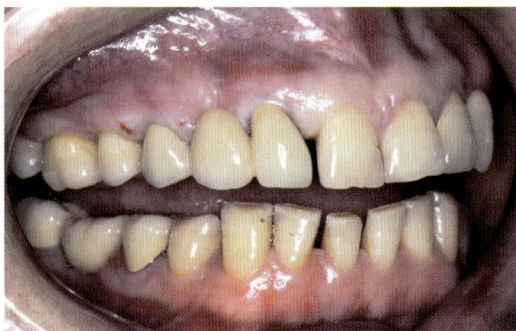

a. 牙周手术前
13 牙齿缺失，12、13、14 牙齿固定桥修复，修复效果满意，但 14 牙齿和 12 牙齿邻面均有大于 5 mm 深牙周袋

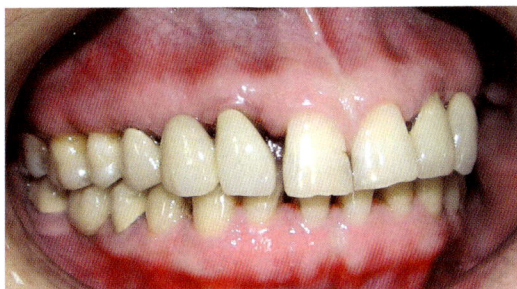

b. 牙周手术后1月

术后 12、13、14 牙齿牙周组织炎症明显改善，但基牙颈部有所暴露，影响了良好的修复效果

图 12 - 1　牙周手术对固定修复患者牙周组织的影响

5. 牙周治疗的目的

形成适合单个牙修复、固定及可摘局部义齿修复所需的膜龈外形及骨形态也是牙周治疗的目标之一。

所以，对于广泛性牙周炎的患者，其治疗修复步骤大致如下：

拔除无保留价值的牙齿，做临时局部义齿修复。

完善的牙周治疗。

牙周治疗后约 2 个月，待牙龈恢复健康，龈沟位置确立再进行修复治疗。

二、修复前牙周准备的内容

牙周和修复治疗的目的是更好地维护机体组织健康、符合美观需求。如牙备前要有稳定健康的龈缘、足够的临床牙冠、较高丰满的牙槽嵴，这些都是牙冠修复后避免冠缘和牙根暴露所必要的条件。修复前牙周准备主要涉及牙周病治疗程序的第一、第二阶段治疗，即牙周基础治疗和手术治疗。此时的牙周手术治疗不仅仅是为了达到牙周组织的健康，而是获得有利于美观修复的牙周形态。所以，这些手术被称为修复前牙周手术（preprosthetic periodontal surgery）。

（一）第一阶段：基础治疗

牙周基础治疗的目标是消除各种致病因素，控制牙龈炎症（详见第七章）。

牙龈炎症未得到控制时，龈沟上皮表面会形成溃疡，使牙龈出血明显、上皮组织充血水肿，炎症渗出液渗透入龈沟或牙周袋内。不仅不利于牙周健康，也影响取模及修复效果。因此有明显炎症的牙龈须在修复前得到彻底控制。

完成基础治疗后，应已控制活动性龋、已拔除无保留价值的患牙、无咬𬌗创伤、消除了急性炎症反应、牙周破坏得到控制。

去除导致牙龈炎症的病因可使牙龈在 1～2 周内恢复健康。如果不涉及牙周手术治疗，修复治疗可以在基础治疗后 6 周左右进行。

（二）第二阶段：牙周手术治疗

牙周手术的目的是彻底清除牙根面的感染组织、纠正牙龈及牙槽骨的外形。常规旨在纠正牙周及膜龈缺损的牙周手术过程已在第七章详细讲述。本节主要讨论一些不仅为了恢复牙周健康，也为了获得良好修复效果的手术即修复前牙周手术。包括纠正膜龈关系不良的膜龈手术、增加必要的临床牙冠长度的冠延长术、恢复牙槽嵴高度和宽度的牙槽嵴顶增加术等。牙周组织一般在手术后 4～6 周愈合，但在 6 周到 6 个月的时间内，都可能会有微小的变化和调整。所以，义齿修复的时间在牙周手术后 2～3 月甚至更长。

1. 处理膜龈缺陷

有的牙周炎患者同时存在牙龈炎症和膜龈缺陷，而且牙龈缺陷区域需要义齿修复。此时可以采用游离龈瓣移植等手术修复膜龈缺损，然后再做义齿修复。增宽的角化龈可以增加游离龈及周围组织的稳定性,使修复体及邻近牙龈保持健康状态(见图 12-2)。

游离龈瓣移植手术的相关细节已在第八章中详细描述。牙周组织的整形重建手术必须在修复前 2 个月完成,以保证牙龈组织有足够的恢复时间。不致于修复后重新发生牙周炎症。

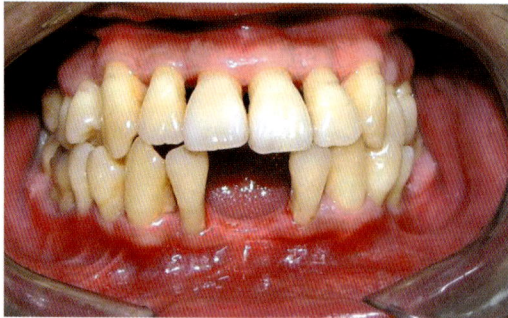

a. 手术前

31 和 41 牙齿缺失,缺牙区附着龈宽度不足

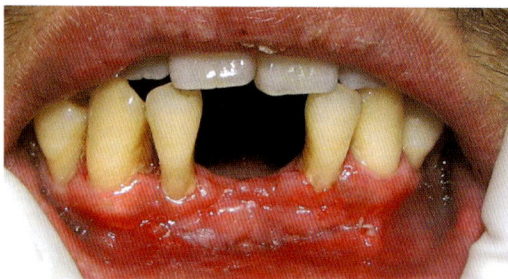

b. 手术后2周

缺牙区附着龈有所增宽

图 12-2　处理膜龈缺陷

2. 牙冠延长术

对于临床牙冠短小,且又需要固定修复的患牙,需要牙周手术(即冠延长术,crown lengthening surgery)的方法增加其临床牙冠的长度。这样修复医生有足够的临床牙冠可供牙备,而不至于把修复冠边缘过分伸入牙周组织,破坏生物学宽度(biological width)。

正如本书在第一章中所述,生物学宽度为从龈沟到牙槽嵴顶之间的恒定距离,包括结合上皮和牙槽嵴顶以上的结缔组织。一般而言,牙槽嵴上方的结缔组织平均为 1.07 mm,结合上皮宽度约为 0.97 mm,因此生物学宽度大约为 2 mm。而健康

龈沟的冠沿到沟底的平均距离约为 0.69 mm。生物学宽度通常是恒定一致的,如果修复体边缘位于牙周附着区,牙槽嵴顶逐渐降低并重新建立生物学宽度,同时,如果修复体边缘置于此区域内,还将导致牙龈炎症和牙周袋的形成。我们将在后面部分详细讨论生物学宽度和修复体边缘的关系。

采用手术方法暴露足够临床牙冠,避免冠缘进入生物学宽度区域的手术称为牙冠延长术;而牙龈切除术仅仅切除增生过长或形成牙周袋的炎症龈组织,这些组织的存在会影响修复过程。但单纯的牙龈切除不会增加远期临床牙冠,牙龈在术后还会重新生长至术前水平,因此不是真正的冠延长术。临床牙冠是指牙槽嵴冠方的牙齿,要增加临床牙冠,必须去除部分牙槽嵴。所以,冠延长术包括根尖复位瓣手术和骨修整手术。骨修整手术是指少量去除牙齿的部分支持骨组织,但并非把环绕牙齿的 4 个面的骨组织都彻底去除。骨修整后保证修复体边缘与牙槽嵴顶间有至少 3 mm 以上的距离,这段距离就足以保证嵴上胶原纤维嵌入根面而不破坏牙槽骨。也可以保证 2~3 mm 的龈沟深度。如果按这个原则放置修复体,则其冠缘可位于龈沟的中段部分。如果不能保证修复体边缘和牙槽嵴顶之间有足够距离,则修复体会渗入正常牙周附着组织,导致牙周炎症和牙周袋的形成。

图 12-3a 示上前牙冠折后,已缺损大量牙体组织。如果要保持原有咬𬌗关系且有较好美观效果,在冠修复前须做冠延长术。不仅要延长临床牙冠,还要使对侧牙龈相互对称、协调,保证美观。由于龈组织的轮廓与下方牙槽骨外形相一致,因此也需相应去除部分骨组织(见图 12-3b)。术前可准备一个手术模板决定术中去骨的量及形态,以获得良好的美观效果。骨切除手术中已描述过这种手术方法,用骨凿去除并修整骨组织。一般而言,中切牙及尖牙骨高度一致,侧切牙牙槽嵴边缘偏冠方。手术时,在牙槽嵴部分可采用全厚瓣(full thickness flap)暴露骨面,然后逐渐转为半厚瓣

(split thickness flap)，以便缝合时做瓣的根向复位，使患者在功能和美观方面都得到良好的效果。

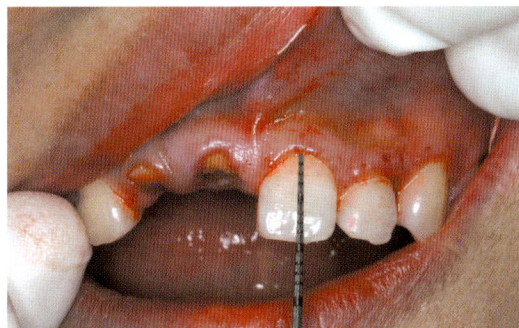

a. 手术前
11和12牙齿冠折，冠边缘需手术暴露，且该患者尚有对侧牙临床牙冠过短、上唇系带附丽位置异常

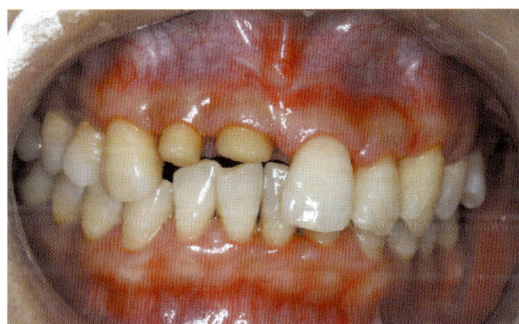

b. 手术后2周
术后11和12牙齿及对侧牙临床牙冠均延长，上唇系带的位置得到改善

图 12-3　上前牙冠折-冠延长术

3. 牙槽嵴顶增加术(ridge augmertation procedures)

临床上，重度牙周炎、根尖周炎、有创拔牙、外伤等往往造成牙槽骨的重度缺损，特别是前牙区的骨缺损。这种缺损可单纯发生缺失牙牙槽窝的冠方或颊侧，但多数情况下是在冠方和颊侧同时存在缺损。此时，如果不进行骨重建，仅采用固定桥修复，则修复后的假牙显得狭长或假牙与根方牙龈间有空隙，将会严重影响患者美观及冠修复的效果。

有多种手术方法可以解决牙槽嵴的缺损，但它

们的目的都在于修复既往缺损的牙槽骨。其中Abrams的卷叠技术(roll technique)特异性的针对中度颊舌侧组织缺损。在手术过程中，可以先在缺损部位去除部分腭侧上皮，做一连接颊舌侧的半厚瓣切口。把没有上皮覆盖的腭侧结缔组织瓣卷叠入颊侧的半厚瓣下方。这样，就能利用腭侧的旋转瓣修复颊侧的组织缺损。而更为广泛的牙槽嵴缺损可采用取自腭侧的上皮下结缔组织放入袋状(pouch)或隧道(tunnels)的受区修复缺损。先在缺损处两侧做一垂直切口，在水平和垂直方向做一隧道形成受区，以保证对结缔组织瓣有足够的血供。结缔组织瓣在腭侧用肠线缝合固位，可获得较好的垂直向的牙槽嵴增高，使固定修复获得较好美观效果。也可用螺丝固定骨块或钛网支持特定的骨移植物来修复大的缺损(见图 12-4)。

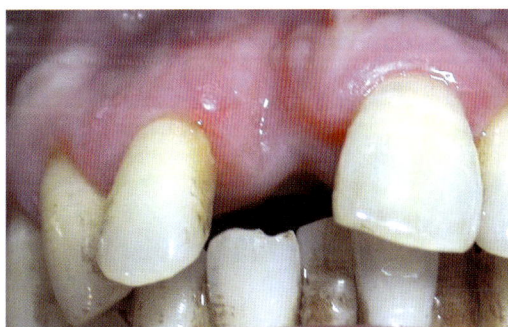

a. 手术前
11牙缺失，唇侧牙槽嵴缺陷

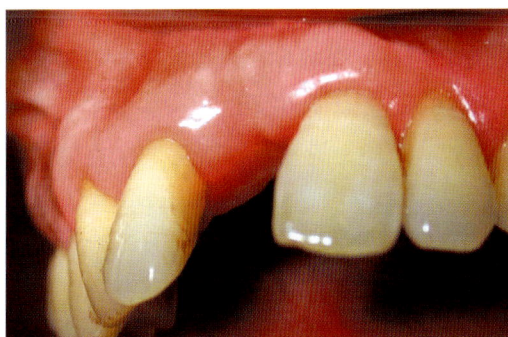

b. 手术后
术后见11牙齿唇侧牙槽嵴较术前丰满

图 12-4　牙槽嵴顶增加术

牙周健康和牙齿修复的关系是密不可分的。修复体要保留长久,牙周组织必须保持健康;而要使牙周组织保持健康,则修复体在许多区域须严格处理,以维持与相关牙周组织协调一致。

第二节 牙周与修复的相互影响

一、符合牙周健康要求的修复体设计

(一)修复体的边缘位置

1. 修复体的边缘位置和生物学宽度

修复医师必须深刻理解生物学宽度的定义及其在维持健康牙龈组织及控制修复体边缘牙龈外形的重要意义。对该知识的理解和掌握,有助于正确放置修复体边缘,特别是在美观要求高的前牙区。因为该区修复过程中,着重考虑的即是如何妥善处理修复体边缘和牙周组织界面的关系。

修复医师可用3种方式处理修复体边缘,即龈上型(supragingival margin)、齐龈缘型(equigingival)、龈下型(subgingival)。龈上型边缘对于牙周组织损伤最小,这种边缘设置方法通常用于对美观要求不高的后牙区。特别是在采用对比度明显,内层修复材料易透射时更应放置在美观要求不高的区域。但随着修复材料、黏结材料及修复树脂等材料的发展,在美观区也逐渐采用龈上型边缘设置。齐龈缘型边缘修复方式比龈上型或龈下型修复更易堆积菌斑,导致牙龈炎症,通常不采用此边缘设置。从牙周健康角度讲,龈上型和齐龈缘型效果相近,最大的生物学危险存在于龈下型边缘设置。如果修复体边缘设置过度位于牙龈组织下方,将破坏牙龈组织的附着。

牙槽骨冠方牙龈组织符合生物学宽度。许多研究认为结合上皮的根方与牙槽嵴顶之间的距离约为1.07 mm,而龈沟底下方的结合上皮附着约为0.97 mm。这两个数据的总和即为生物学宽度。在临床上如果修复体边缘位于牙槽嵴顶冠方2 mm,甚至不足2 mm处,或牙龈组织在没有明显诱因下发生炎症则有可能是破坏了生物学宽度。

修复医师往往倾向于把修复体边缘尽可能置于龈下,可以尽量遮盖边缘色阶变化,促进外形美观。而修复体边缘过度置于龈下将影响牙龈附着且违背生物学宽度,会引起两种不同的反应:一种是牙槽骨吸收且牙龈退缩。机体将适应性地在牙槽嵴顶及修复体间形成新的空间,以保证结缔组织附着。此时修复体位置恒定不改变,改变的必然是牙槽嵴顶的位置。导致牙槽嵴吸收、嵴顶位置降低、牙龈退缩等一系列改变。这种反应通常容易在牙齿周围牙槽嵴菲薄处发生,修复时的创伤是引起这种脆弱组织发生退缩的主要原因。影响牙龈退缩的其他因素还包括牙龈的厚度、牙龈的纤维化程度及牙龈外形等。菲薄扇形的牙龈较厚且纤维程度高的牙龈更易发生退缩。另一种生物学改变可能更为普遍,即是牙槽骨高度保持不变,而牙龈炎症加剧或持续不断(见图12-5)。要保持牙龈组织健康,临床修复中必须在修复体边缘和牙槽嵴顶之间预留足够的空间。手术改变牙槽嵴高度及正畸牵引的方法均可用于调整临床牙冠,使修复体兼顾健康与美观两个方面的因素。

2. 生物学宽度的评估

可以采用以下几种方法评估修复体边缘是否

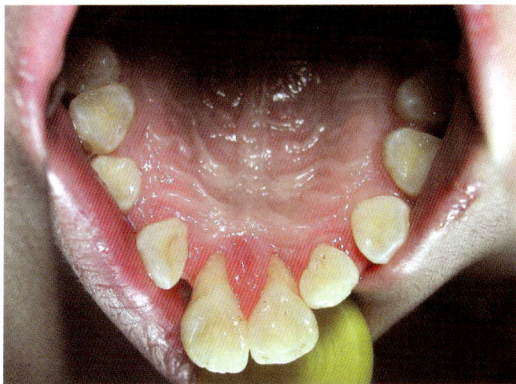

a.橡皮圈结扎引起的牙周破坏

患者替牙期时,由于采用橡皮圈结扎 11 和 12 牙齿牙颈部,导致牙周破坏

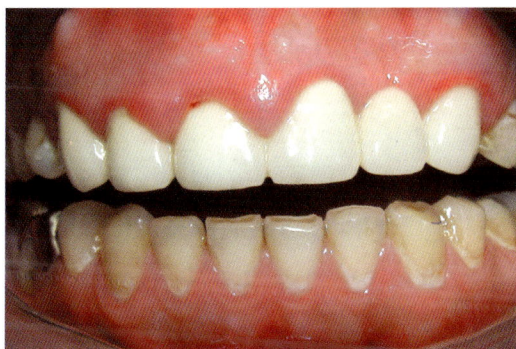

b.不良修复体破坏生物学宽度

上前牙区的不良修复体颈缘侵犯了生物学宽度,引起牙龈组织的炎症

图 12-5 不良修复体破坏生物学宽度

违背生物学宽度。① 放射学的方法:此法只能评价牙冠近远中面是否违背生物学宽度,而颊舌(腭)侧由于透射叠加(superimposition)的原因不能准确评估。② 探诊法:当用牙周探针探及修复体边缘时使患者感到不适,就足以证明其位于牙周附着区,违背了生物学宽度。③ 直接法:局部麻醉下,采用牙周探针沿着龈沟穿通结缔组织附着直接检测修复体边缘与牙槽骨嵴顶之间的距离。

一般而言,对某一特定修复体,如其有一个或一个以上位点边缘距嵴顶距离在 2 mm 以内,即可诊断为违背生物学宽度(biological width violation)。然而,即便这个距离为 2 mm 甚至大于 2 mm,有些患者还是出现了"违背生物学宽度"。部分研究发现,生物学宽度平均为 2 mm 左右,但

个体间存在较大差异。一些生物学宽度特异的患者,可以只有 0.75 mm,而有的却可达 4.3 mm。这一信息提示在临床修复过程中,为了确保修复体和牙龈协调性,应尽量个体化检测每一患者的生物学宽度。可在局部麻醉下用骨穿透法(sounding to bone)检测龈缘距牙槽骨嵴顶的距离,再减去龈沟深度,就是该牙的生物学宽度。可以在多个牙上重复检查以确保准确度。

3. 纠正已违背的生物学宽度(correction of biological width violations)

可用于纠正违背生物学宽度的几种方法,包括采用手术去除临近修复体边缘的部分牙槽嵴,或用正畸牵引的办法增加生物学宽度。

手术去骨法更加快速有效,不影响修复体切缘和𬌗平面高度。但去骨的同时需考虑术后牙龈退缩对临床牙冠长度的影响。合理的去骨法是先预留出恰当的针对患者的生物学宽度后再额外增加 0.5 mm 作为安全区域。牙龈退缩是去骨手术后潜在的危险。如果去除了一定量的邻面骨,则很有可能导致牙龈退缩产生黑三角,从而影响美观。

如果生物学宽度的违背发生在邻面或颊面,但牙龈组织尚无退缩,这时可用正畸牵引的办法。而正畸牵引也可采用两种不同的方法。一种是加以小的正畸牵引力,牙齿缓慢冠向移动,同时牙槽骨和牙龈也向冠方移位,直到牙槽骨高度足够再次手术纠正违背生物学宽度。当牙齿在新的位置稳定一段时间后,再行手术纠正骨高度和龈外形。另一种方法是几周内快速牵引牙齿。在牵引过程中,每周需做嵴上纤维环切术以避免牙周组织随牙齿一齐冠向移位。待牙齿稳定至少 12 周以后,再次确定牙周组织的位置,决定是否尚需进一步手术治疗。

4. 修复体边缘放置原则

确定修复体边缘时,可以根据龈沟深度来调整

修复体边缘位置以避免违背生物学宽度。龈沟底可以被看成是牙周附着的顶部，修复体边缘可根据龈沟深度而不是附着水平来决定。根据龈沟的探诊深度，确定修复体边缘可安全伸入至龈缘下的深度。当探诊深度很浅，为 1～1.5 mm 时，修复体边缘伸入龈下大于 0.5 mm，即可能违背生物学宽度。如果龈沟探诊深度较深，则修复体边缘可伸入龈沟的余地较大。但龈沟越深，以后发生牙龈退缩的可能性也越大。在用龈沟深度指导修复体边缘设置时，首要考虑的是牙龈健康。在确保牙龈健康的前提下，可用如下 3 个原则来设置龈下型修复体边缘。① 龈沟探诊深度小于或等于 1.5 mm，修复体边缘可置于龈缘下 0.5 mm 处。② 龈沟探诊深度大于 1.5 mm，修复体边缘可放置在龈沟深度一半处。这样的修复设计，即便牙龈退缩时，修复体边缘通常仍位于龈沟内，从而可避免其暴露和影响美观。③ 龈沟深度大于 2 mm，尤其是位于颊侧的位点，可考虑进行龈切手术增长牙冠，并使龈沟深度在 1.5 mm 左右，然后再根据第一个原则放置边缘位置。

（二）邻面龈外展隙的美观考虑

1. 龈乳头与龈外展隙的关系

牙与牙之间接触点下方的间隙构成龈外展隙。理想的邻面龈外展隙应光滑无倒凹、龈乳头充满整个邻间隙直至牙齿接触点、没有食物嵌塞、舒适且美观。龈乳头的高度由牙槽嵴高度、生物学宽度和龈外展隙形态决定。所以，龈外展隙形态的改变也可影响龈乳头的高度和外形。

颊侧牙龈组织在牙槽嵴冠方的高度通常约为 3 mm，而龈乳头位于邻面牙槽嵴顶冠方的高度却通常有 4.5～5 mm 之多（见图 12-6）。这就意味着龈乳头高度较颊侧龈组织高，但通常这两处的位点拥有相同的生物学宽度。所以，邻面的探诊深度自然比颊侧的龈沟深 1～1.5 mm。Van Der

Veldon 在 1982 年的研究中发现，完整去除邻面牙槽骨冠方的牙龈组织，测得其平均高度为 4～4.5 mm，且平均龈沟深度为 2～2.5 mm。而 Tranow 在研究龈乳头、牙齿邻面接触点至邻面牙槽嵴顶距离关系时发现：当接触点和嵴顶距离（即龈沟深度＋生物学宽度）不大于 5 mm 时，牙龈可完整充满整个邻间隙；而当此距离不小于 7 mm 时，只有 37% 的龈乳头可充满邻间隙。当然，这一距离有着显著的个体差异。理想状态下，邻面接触点下缘到牙周附着上缘的距离，也就是邻面龈沟的深度为 2～3 mm。只有在牙龈健康状况下，才能较为准确地获得龈沟深度。如果龈沟深度大于 3 mm，就有可能在修复过程中发生牙龈乳头退缩（见图 12-7）。

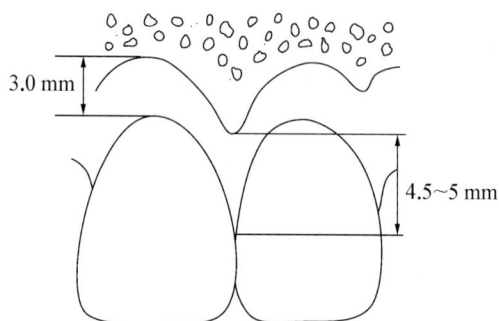

图 12-6　正常情况下牙槽嵴顶与游离缘之间的距离

临床医师经常在临床上发现正常或浅的龈沟、伴有短小的龈乳头；而较少见到深的龈沟、伴随高而窄的龈乳头。龈外展隙在一定程度上决定牙龈乳头的外形和高度：如果龈外展隙太宽，龈乳头就会显得扁平、圆钝，得到较浅的龈沟；如外展隙宽度适中，则龈乳头外形显得正常，龈沟深度为 2.5～3 mm，外形健康；而外展隙过窄，龈乳头将伸展至颊侧或舌侧，在接触点下方形成龈谷而导致炎症的发生（见图 12-7）。要确定导致龈乳头外形异常的原因，通常需要将该牙的龈乳头与相邻健康牙比较后才能确定。如果所比较的龈乳头高度一致，且其他部位不存在外展隙过大的问题，则该龈乳头的形态是由于该牙外展隙的异常所致；如果要比较的龈乳头位于相邻龈乳头的根尖方向,就需评判邻面骨高度。如果龈乳头下方的骨高度低于邻牙牙槽骨高度,则该龈乳头的形态异常是由骨缺失所造成的;而如果骨高度一致,则外展隙暴露(open embrasure)是由于外展隙过宽造成、而非牙周问题。

2. 修复方法纠正龈外展隙暴露(open gingival embrasures)

造成龈外展隙暴露的常见原因为骨丧失造成龈乳头高度不足,或邻面接触点位置太靠冠方。如果是后者,还有两个潜在的原因:如果由于牙齿倾斜导致接触点位置改变,可采用正畸的方法进行纠正;但如果相邻两牙根平行、龈乳头形态正常,但仍有龈外展隙暴露,则有可能是和牙齿外形不佳有关,尤其是过度锥形的牙齿。修复医师可以通过根尖方向移动接触点,纠正外展隙的暴露。为了达到这一效果,修复体边缘可向根方移位 1～1.5 mm,置于龈乳头下方,从而既能使接触点位置根向移位,又不至于侵犯生物学宽度。应当在临时牙上即修整出合适的修复体外形和外展隙,并在进行永久修复前使牙龈组织适应 4～6 周(见图 12-7)。

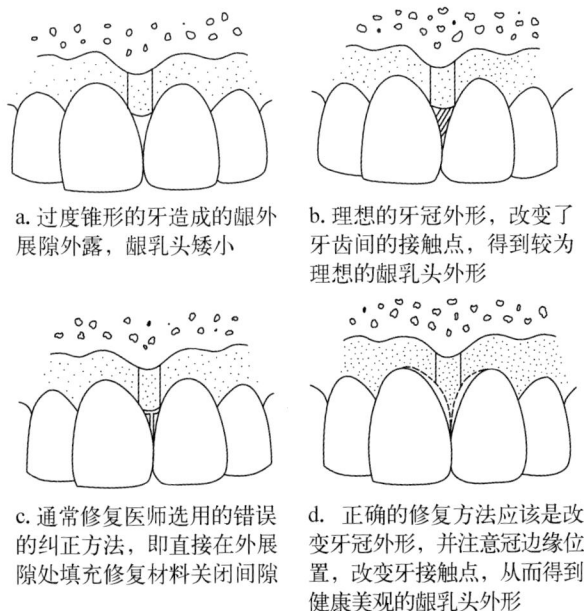

a. 过度锥形的牙造成的龈外展隙外露,龈乳头矮小

b. 理想的牙冠外形,改变了牙齿间的接触点,得到较为理想的龈乳头外形

c. 通常修复医师选用的错误的纠正方法,即直接在外展隙处填充修复材料关闭间隙

d. 正确的修复方法应该是改变牙冠外形,并注意冠边缘位置,改变牙接触点,从而得到健康美观的龈乳头外形

图 12-7 龈外展隙大小与龈乳头的关系及龈外展隙暴露的纠正

在处理牙龈退缩造成的龈外展隙暴露时,要考虑缺损位于前牙还是后牙区。如果缺损发生在前牙区,美观要求较高。此时需把接触点位置向根方迁移,尽量减小大的龈外展隙暴露;如果在采用多个单位的义齿修复时,也可考虑用和组织颜色相配的烤瓷,直接在烤瓷牙上修复出龈乳头的效果。若龈退缩发生在后牙区,且牙根间距离明显增加,则很难在避免形成过凸牙冠情况下纠正邻面接触点。这种情况下,可尽量使接触点向根方移位,以避免发生较重的食物嵌塞现象。但可以在外展隙处保留小的空隙,便于牙线或牙缝刷顺利通过。

3. 修复体的外形设计

修复体的外形设计包括修复体的唇舌面凸度和𬌗面外形设计。

修复体的表面凸度对于保持牙龈健康非常重要。修复过程中,对于凸度的过度或不足修复都对牙周组织不利。但通常,临床上最常见的错误是过度恢复唇舌面外形,尤其容易发生在牙冠的龈1/3,并因此可能引起牙龈的费用性萎缩、影响该区域的口腔护理及菌斑控制。而外形恢复不足往往会造成根方牙龈的创伤而引起退缩。

修复体的𬌗面设计应尽量使𬌗力沿着牙齿长轴分布。同时,恢复牙齿𬌗面和牙尖形态,使它与余牙相协调。而𬌗面应该提供形态良好的边缘嵴和溢出沟,以防止邻面的食物嵌塞。

4. 桥体的设计

桥体应该同时满足以下要求:① 恢复缺失牙的咀嚼效率。② 提供与基牙、对颌牙和余留牙列良好的𬌗关系。③ 减少食物残渣及菌斑的堆积,自洁作用良好。④ 美观。⑤ 恢复食物溢出的外展隙。

制作牙冠外形的原则同样适用于桥体的制作。但对于后者,尚需考虑桥体龈面的形态。桥体修复的龈面形态大致可有 4 种:卫生桥(sanitary)、盖峰式桥体(ridge-lap)、改良盖峰式桥体(modified ridge-lap)、卵圆形桥体(ovate pontic)(见图 12 - 8)。不管采用何种形态的桥体,都应该给对颌牙以稳定的咬𬌗力、提供正常的咀嚼、不使基牙产生过重的负荷。这 4 种类型的修复都可采用烤瓷、抛光合金、抛光树脂作为修复材料。只要保证修复体表面的光滑,这些材料的组织相容性没有显著差别。

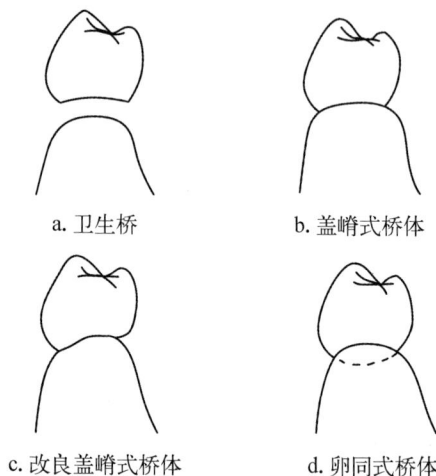

a. 卫生桥　　　　b. 盖峰式桥体

c. 改良盖峰式桥体　　　d. 卵同式桥体

图 12 - 8　桥体的龈面外形示意图

修复体的龈面外形对于修复体下方的菌斑控制非常关键。卫生桥和卵圆形桥体的组织面为凸形,便于清洁。而盖峰式桥体、改良盖峰式桥体的组织面为凹形,牙线较难通过。虽然卫生桥的设计最有利于口腔卫生的清洁,但由于其不美观,因此较难获得患者的认可。相对而言,卵圆形桥体是一种较理想的设计方法。它是在无牙区用金刚砂钻或用电刀手术先形成一个受区,构成一个扁平或凹坑状外形,使桥体固定于此。受区的深度根据美观要求决定。在美观要求高的上前牙区,需预先构成一个比颊侧龈缘凹进 1～1.5 mm 的凹坑,形成一个游离龈缘的外形,以取得较好的美观效果。这个受区在腭侧可形成一定锥度,便于清洁工具从腭侧进入。在后牙区,深的受区不利于口腔清洁。这时,理想的处理办法是在颊侧平牙槽嵴处形成桥体颊面,而桥体的舌面仅形成一直线外形,消除了牙槽嵴的凹面,使龈面桥体组织易于清洁。

如果牙槽嵴受区是由手术方法制备,有必要明确牙槽骨上方软组织厚度,可在局部麻醉下采用探针穿透软组织到骨面进行测量。如果受区余留软组织在 2 mm 以上,在嵴顶可有明显的反弹效果。如果去除受区牙龈组织后,骨上方软组织厚度不足 2 mm,这时需去除部分骨质以获得良好效果。

采用卵圆形桥体修复时,要获得良好的临床修复效果,还需考虑一定的牙槽嵴软组织参数。首先,牙槽嵴高度必须和邻面龈乳头高度相匹配。只有龈缘高度合理,修复体才不至于显得过长、过短。同时,牙槽嵴边缘须位于设计合理的卵圆形桥的唇颊侧,使义齿有一种从牙槽骨内萌出的视觉效果。以上区域软组织量若有不足,可采用一定的牙槽嵴增高(宽)术以构成足够的受区软组织,达到美观目的。牙槽嵴增高(宽)术可先于制备受区软组织外形手术之前,亦可两手术同时进行。在受区制备完 4～6 周后,再用印模材料取得受区模型,以获得更为精确的义齿修复。

卵圆形桥体有一个重要的修复功能,就是维持拔牙后缺损区与相邻基牙龈乳头的外形。牙齿拔除后龈外展隙形态通常会破坏,从而带来相应龈乳头的退缩。虽然邻面龈乳头较颊舌侧牙龈高,但龈乳头依然有 1.5～2 mm 的退缩。通过一定的处理,可以避免这种牙龈退缩。拔牙后,直接进行即刻义齿修复。将义齿伸入拔牙窝约 2.5 mm,维持原有外展隙及龈乳头外形。4 周后,义齿伸入拔牙窝的深度从 2.5 mm 降至 1～1.5 mm,以便清洁。只要基牙的牙槽骨高度正常,这种操作足以维持拔牙窝原有牙龈高度。

盖峰式桥体是一种过时的设计。凹形组织面完全包绕了颊舌侧牙槽嵴,不利于清洁。无论是在前牙还是后牙,都不值得应用。但如果牙槽嵴高(宽)度不够,不能应用卵圆形桥体时,可以采用改良盖峰式桥体。颊侧组织面凹陷桥体覆盖牙龈,但这种设计并不延伸到舌侧,从而能采用一些辅助工具通过舌(腭)侧进入桥体下方进行清洁。

5. 殆的考虑

虽然过去的一些研究认为，殆创伤在牙周病发病因素中所起的作用越来越被弱化。但是，对于种植体修复以及其他一些非金属材料的修复，却尤其要重视殆力的分布。因为这些修复体对殆力非常敏感，如果存在创伤，即有可能导致结构破坏、修复失败。从修复的角度考虑，主要应注意以下原则。

1）正中殆位时，尽量保持所有牙的均匀接触。

2）当下颌从正中殆位向前移动时，如有尖牙和前牙的引导、后牙保持无接触的情况是较为理想的。因为这样可以减少升颌肌群的收缩，产生Ⅲ类杠杆作用，从而减少施加到前牙的殆力。

3）只有患者的神经肌肉功能协调，才能获得前牙引导。协调的关系表现为前牙没有震颤及松动，能保证患者有良好的覆殆、覆盖，感觉舒适，发音清晰。

4）具有稳定的垂直距离，才能保证患者重建良好的殆位。而稳定的垂直距离有赖于牙齿本身的殆向萌出力和升颌肌群反复的收缩力之间保持平衡。

5）当要修复不良的颌位或者要重建颌位时，需要在可重复的正中关系位即髁突最上位处进行。因为这个位置在患者的每次复诊时都能重复获得。

总之，要做到以上对颌位的要求，临床医师应该获得精确的模型，使用面弓将正中关系的信息转移到合适的颌架上。

6. 特殊考虑（special considerations）

即截根术后牙齿的修复（restoration of root-resected teeth）。

虽然，随着牙种植术的普遍开展，通过截根术及牙半切除术治疗和保留患牙的方法已逐渐减少。但长期以来，它还是牙周病治疗的一个传统和有效方法之一。在经过上述手术治疗后、修复余留牙时，将面临牙齿结构上的挑战。一方面，在牙备时应尽可能多保留余留牙的牙体组织，可采用金属桩核加固修复体。另一方面，修复时需考虑采用合适的修复体外形以维护口腔卫生。修复时尽量避免恢复过凸的牙面是一项总的原则。在颊舌侧，从冠缘到颈缘采用稍有凸度的功能面。既可顺利清洁牙齿和龈缘菌斑，又可刺激牙龈，不至于废用性萎缩。在邻面，尽量从冠缘到颈缘成直线形或稍有凸度，使食物碎屑能从接触点下方溢出。截根或牙半切除后的牙齿其邻面根干处常有凹陷，这些区域牙线不能进入，修复体的龈外展隙须进入根干的凹陷区，使修复后牙缝刷可清洁该区域。

通常该区域的修复不大考虑美学方面的因素，除非是上颌第一磨牙近中颊根截根术后，而且该患者大笑会露出该牙齿时。解决方案是在冠修复时用修复材料重塑该牙近中颊根及根分叉，且根分叉外形须便于牙缝刷清洁。

二、对牙周炎患者的几种常见修复方式

（一）可摘局部义齿

除了固定义齿修复，可摘局部义齿也是牙列缺损的一个重要修复手段。当基牙松动明显、牙槽骨吸收超过根长1/2，或有末端游离缺失时更适合用可摘局部义齿进行修复。它在整个牙周治疗中的作用不可低估。

为了给可摘局部义齿提供最大的稳定性，应该尽可能保留后牙以得到缺牙区的远中支持。少量或没有牙周破坏的患者可使用Ⅰ型卡环、近中殆支托及金属平导面。

设计不合理的卡环、环状卡环都可对基牙产生较大的外力。卡环的卡臂尖应位于牙齿倒凹区，是卡环产生固位作用的部分，可防止义齿殆向脱位。但卡臂尖应与牙龈边缘保持一定距离，避免机械性损伤牙龈，且确保口腔清洁工具可清除修复体周围的菌斑。

殆支托应该沿着牙体长轴引导外力,可摘局部义齿应该始终有殆支托的设计。为了减少牙周支持力薄弱牙齿的轴向负荷,采用省略殆支托的可摘局部义齿进行修复是不合理的。将会引起义齿的下沉、牙周组织失衡,从而损伤义齿和基牙健康。

附着体对美观有利,一般可引导轴向殆力而不是侧向殆力。但与传统的回力卡环相比,它可产生更大的压力,并引起末端游离修复体的基牙移位。

复合基牙可减少义齿对基牙具有伤害作用的侧向力和扭力,在缺乏牙周支持或准备进行可摘局部义齿修复的患者能作为标准的设计。

随着种植体的发展,许多以前使用可摘义齿的患者有了更新、更好的修复方式。可以在采用种植义齿作为远中基牙的基础上进行固定义齿修复。

(二)固定和可摘结合的局部修复体

孤立且牙周组织支持较少的基牙作为可摘局部义齿的基牙,容易遭受牙周组织的损伤。此时,可将固定和可摘义齿修复结合使用。孤立牙应该与最临近的牙以固定修复体相连,然后,再共同作为可摘义齿基牙使用。

(三)覆盖义齿

覆盖义齿有三大明显优势:增加义齿基托的固位和稳定;本体感受器能力远比与应用传统设计的全口义齿强;减少了缺牙区牙槽嵴承受的压力,继而减少了随之发生的骨吸收。对覆盖义齿修复,应特别注意以下几点:① 基牙周围存在充足的附着龈对修复效果至关重要。② 牙周病变治疗应在最终修复之前彻底完成。

对于涉及牙周问题的牙齿,覆盖义齿可以调整冠-根比例,减少施加到余留牙牙根上的压力。覆盖义齿的根面预备可使用 4 种不同的方法:银汞

圆盖、带顶盖的铸造桩、牙根上制作附着体、连杆等。

(四)夹板(splinting)

夹板治疗是采用冠外黏结装置、冠内装置或间接铸造修复使多个牙齿固定在一起,促进牙齿的稳定(见图 12 - 9)。牙周夹板的适应证包括牙齿松动度增加或引起患者不适、牙齿移位等。

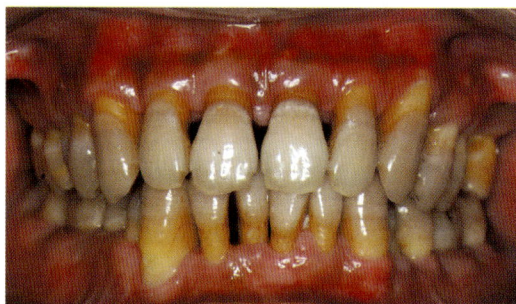

a. 牙周手术后,牙周夹板修复前,全口多个牙松动、影响咀嚼

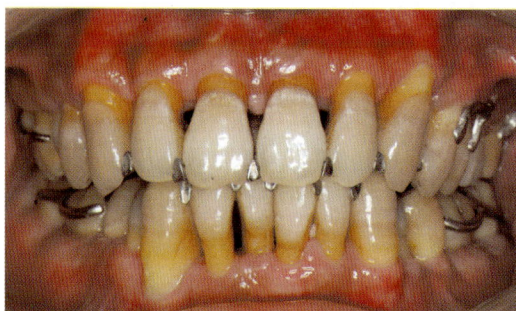

b. 牙周夹板修复后,多数牙的松动度改善、咀嚼功能增强

图 12 - 9 夹板治疗

在使用牙周夹板前,须明确造成牙齿松动的原因。一方面,当牙周组织功能或咬殆接触异常时,往往产生过大的咬殆力,使牙齿松动。咬殆异常时,首先要调殆治疗以纠正不良咬殆。牙周夹板治疗前,必须消除咬殆创伤。另一方面,炎症造成牙周支持组织破坏,即使正常殆力也会使牙齿松动。所以,此时的主要目标是积极控制炎症、纠正继发性殆创伤,然后再进行牙周夹板修复。

经牙周夹板治疗后,殆力会均匀分散至夹板的所有牙齿,根据殆力大小及分布决定夹板强度及涉及牙齿数目。牙周夹板最常用于改善牙齿松动、促进患者舒适,对松动的下前牙产生良好的咬合控制。拟采用牙周夹板治疗的牙齿,需有足够的临床牙冠,以避免修复材料与牙龈有过多的接触。在邻面修复装置与龈乳头有一定空隙,保证牙线及牙缝刷可顺利通过。

(五)套筒冠修复

完整牙列的每个牙齿通过邻面外形高点相互接触。在咀嚼时,殆力通过牙冠传递至牙根达牙周组织;同时,又通过接触点传递至邻牙,使殆力分散、增加牙齿稳定、降低牙齿松动度,不易造成牙周组织损伤。正常牙齿受到垂直向力时,牙齿顺牙体长轴根尖方向移动,牙根压入牙槽窝内,牙周主纤维紧张,抵抗较大垂直向力。当牙齿受到水平向或侧向力时,外力与牙齿长轴呈一定角度,使牙齿以转动中心为支点产生倾斜或旋转移位。侧向压力仅使牙周膜中的部分纤维处于紧张状态,即一部分牙周膜纤维受到过大张力,而另一部分纤维受到压力,因此牙周组织抵抗水平向或侧向力的能力较弱。

当牙齿的牙周组织受到炎症等侵袭、不断遭到破坏时,牙齿的冠根比例发生变化,临床牙冠增长,牙齿转动中心逐渐向根尖方向移动。在承受水平或侧向力时,因力臂加长,对牙周组织创伤加剧,导致牙齿松动度增加,进一步加速牙周组织破坏,形成恶性循环。

套筒冠(telescope)在义齿修复中,通过修复体将所有基牙连接成一个整体,同牙周夹板治疗原理基本相似,形成一个新的"多根牙"(见图 12-10)。在咀嚼时,每个牙齿不再是单独的受力单位,而是通过多根牙的牙周膜纤维共同抵御外力、使殆力分散,减轻个别基牙的负荷,且殆力传递接近牙体长

轴,符合牙周支持组织的生理特性,促进松动牙牙周组织修复。

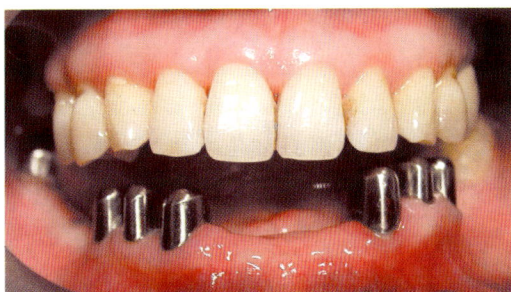

a. 牙周炎患者下颌牙区套筒冠内冠的修复情况

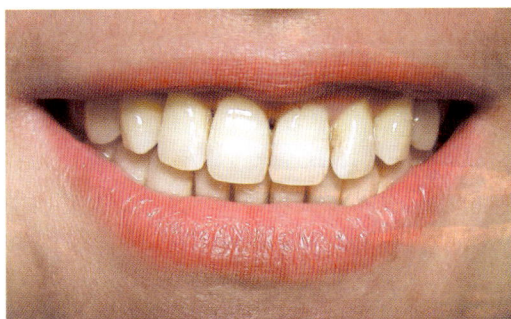

b. 牙周炎患者套筒冠修复后的最终临床效果

图 12-10 套筒冠修复

套筒冠义齿的基牙由高度抛光的金属内冠覆盖,义齿在取下后内冠表面容易清洁,菌斑不易附着,可以降低龈缘炎症的发生。义齿在就位时,固位体内外冠接触产生固位力。而在义齿取出的瞬间,固位力迅速消失,使基牙受到的外力较小。与卡环固位体摘戴时对基牙形成的力有所不同,降低了基牙牙周组织的损伤。殆力通过固位体传递至基牙,而整个义齿使基牙与基牙之间连接成整体,起到牙周夹板的作用。使修复前义齿的单个运动,转变为基牙的整体运动,增加了基牙承受殆力的能力。但是,套筒冠义齿也存在一定缺点:牙备时磨削的牙体组织较多;义齿清洁时,固位体金属内冠暴露,影响美观;为了避免固位体瓷层或树脂层的损坏,在固位体外冠的唇颊面颈缘处有一条金属保护线,使牙颈部颈缘金属线暴露在口腔内,降低了美观效果。

第三节　正畸治疗与牙周健康的相互关系

牙周治疗的最终目标是创造在健康牙周组织条件下行使良好功能的牙列。在成年个体,由于牙周病导致的牙周支持组织受损或者牙齿丢失,可以造成牙列中单个或多个牙齿的病理性移位。从而引起前牙中缝的增宽;牙列稀疏、牙间隙增大;前牙唇向漂移、扭转;由于双尖牙和磨牙的移位造成的后牙咬殆塌陷、垂直距离降低等问题。在很长一个时期,正畸治疗主要局限于青少年的错殆畸形。但随着20世纪70年代材料学的发展和矫治器的更新,正畸治疗取得了很大进展。其范围已扩展到许多成人的牙殆问题,其中包括牙周病患者的正畸治疗。通过合适的正畸治疗,可以改善由于牙周病所引起的一些美观问题,如前牙前突、间隙过大等(见图12-11);也可以解决一些牙体、牙列的修复问题,如重新分布桥基牙等。许多研究和长期的临床实践表明,牙周病对于正畸治疗不再是禁忌。相反,在牙周炎症控制良好的前提下,对牙周病患者施以正确、合适的正畸治疗,不仅不会加重牙周支持组织的破坏,反而可能在一定程度增加牙槽骨骨量、改善骨质。可以说,正畸治疗能改善牙周组织的健康和功能,而牙周组织的特性又是正畸治疗的基础和前提。

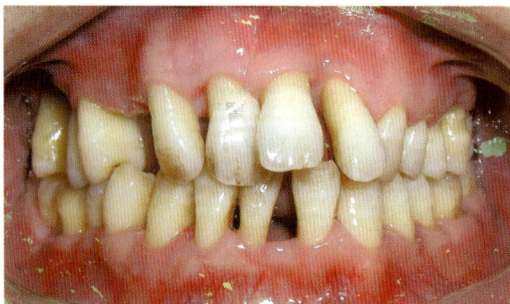

a. 牙周炎患者牙周积极治疗结束后,牙周炎症基本控制,但牙列紊乱、间隙大,影响美观与咀嚼

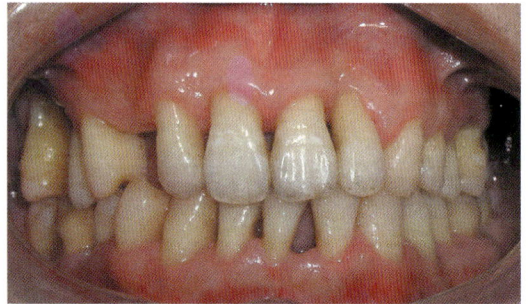

b. 牙周炎患者正畸治疗后,牙齿排列及咬殆关系有了明显改善

图12-11　牙周炎患者的正畸治疗

一、正畸过程中牙周组织的变化

正畸治疗是通过对错位的牙、牙弓或颌骨施加一定的矫治力,以引起牙周组织、颌骨在生理限度内的组织改建。这样才能产生牙的移动,引导颌骨正常生长,以恢复或重建咬合平衡。从而使牙颌系统获得正常外形,发挥正常功能,达到矫治畸形的目的。正畸过程中,牙周组织会产生一系列的变化。

矫治力作用下牙周组织会产生压力侧及张力侧,压力侧牙周膜最初有血管扩张,管壁的通透性增加,继之发生血管栓塞。牙周膜内细胞、胶原及纤维的排列紊乱。随后,胶原纤维和基质降解吸收,并分化出破骨细胞。张力侧牙周膜纤维拉伸变长,牙周间隙增宽,胶原纤维和基质增生,成纤维细胞增殖,成骨细胞分化。

压力侧牙槽骨有骨吸收,而张力侧有新骨形成,以维持正常的牙周膜宽度。在骨吸收及骨生成的过程中,造成牙齿的移动。按照吸收方式不同,可以将骨吸收分为两种:一种是直接的骨吸收,又称为正面的骨吸收(frontal resorption)。另一种是间接的骨吸收,又称为"潜行性"的骨吸收(undermining resorption)。直接的骨吸收是指在矫治力作用下,牙周膜细胞受刺激产生破骨细胞,破骨细胞沿着牙槽骨内面而造成的骨吸收。当矫治力过大时,牙周膜血管完全被压迫而使局部缺血,或血管被压迫而局部出血,导致血栓形成及无细胞区的玻璃样变。与儿童和青少年相比,成人牙周组织包括牙周膜细胞的动员、转换等都较慢,受压侧牙周膜更容易形成玻璃样变区。有研究表明,在牙齿移动的早期,被压迫的牙周膜细胞由于产生凋亡而消失。此时,局部的成骨细胞和破骨细胞分化都会终止,从而不会产生直接的骨吸收。而是由邻近的骨髓区域产生破骨细胞,造成牙槽骨的吸收,称之为间接的骨吸收。当间接的骨吸收穿透玻璃样变区,使得变性区域内的压力减低,邻近牙周膜细胞及骨细胞增生到该区,取代透明变性的组织。这样,牙周膜内组织得以恢复,牙齿可以再被移动。不论是直接的骨吸收或是间接的骨吸收,牙齿都会随着矫治力作用的方向移动。

正畸力作用于牙体后,牙骨质也会受到一定的影响,有时也会出现牙骨质的吸收。但由于牙骨质抗压能力较强,所以与牙槽骨相比,其吸收范围小,程度轻,能较快地由新生牙骨质及时进行修复。

正畸治疗中,牙龈的变化很微弱,只是在压力侧微有隆起,似乎其对正畸疗效的影响也较小。但有些学者认为,矫治力对牙龈组织中胶原蛋白、弹性蛋白及胶原酶的改变是引起牙齿移动后复发的一个关键因素。

尽管牙移动时,牙槽骨和牙周膜都有大量的改形。但当矫治力解除后,牙周纤维经过调整再排列与重新附着,由改形的牙周膜将牙支持在新的位置上,并恢复正常牙周间隙的宽度。牙槽骨也恢复原有的形态和结构。

二、正畸治疗的牙周组织损害

正畸治疗的过程中,由于固定矫治器的使用、不适当的矫治力量以及缺乏良好的口腔卫生维护等原因,常常会带来牙周组织的损害。

(一) 牙龈炎症和增生

正畸的装置往往不利于牙齿的自洁和菌斑的清除,如果患者不能很好地保持口腔卫生,就会出现牙龈炎症(见图 12-12)。同时,正畸时带环的边缘常常过多的深入龈缘以下,一方面直接刺激了牙龈组织。另一方面,也为菌斑的滞留提供了空间,且龈下菌斑中革兰阴性厌氧菌的种类和数量增加。有研究指出,85%黏有带环的牙,环的𬌗方和颈部边缘的下方均有牙骨质的破坏。另外,过多的黏结剂对牙龈的直接刺激和导致的菌斑滞留,也是引起牙龈炎症的一个重要原因。

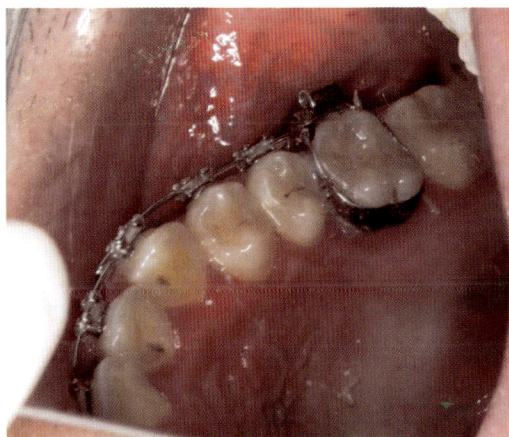

图 12-12　正畸装置引起牙龈炎症

使用矫治器关闭拔牙间隙时,间隙部位的牙龈随着牙间隙的关闭而出现皱折和增生。

多数情况下,牙龈的这些变化是暂时的、可逆的。只要患者保持良好口腔卫生,牙龈炎症可以缓解或消失,而且不会出现牙周组织的永久性损害。

但如果缺乏良好的口腔卫生,少数患者的牙龈炎症也能在此期间发展为牙周炎,导致附着丧失、牙槽骨吸收等。

(二)牙龈退缩

前牙区唇侧的牙槽骨板较薄,有的部位甚至有骨开窗或骨开裂的情况。研究表明,唇侧牙龈张力增加会加重菌斑造成的炎症损害。而在菌斑存在的情况,牙龈的厚度对于正畸治疗中的龈退缩起着关键的作用。所以,唇向倾斜切牙或者唇向整体移动切牙,可能会造成中度龈退缩。特别是在有炎症的情况下,更可能引起严重的牙龈退缩(见图12-13)。

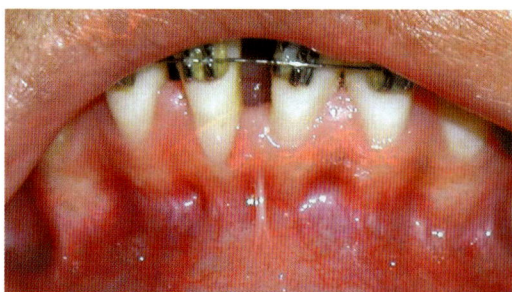

图12-13 正畸引起牙龈退缩

在下前牙正畸过程中,由于唇侧牙龈过薄,31和41牙齿均出现明显牙龈退缩

过去的研究认为,如果要维持牙龈的健康,牙龈还必须有足够的宽度(牙龈有2 mm宽,相应的有1 mm宽的附着龈)。但是,后来的一些研究证实,对于窄的牙龈而言,如果能够控制好刷牙、创伤和炎症,就能控制进行性的牙龈退缩、维持牙周健康。

以往的研究多集中在唇侧牙龈的退缩和治疗。现在,随着患者对美观的要求越来越高,更多的医师和患者开始关注牙间乳头的退缩(也就是"黑三角"的出现)。正畸治疗过程中发生牙间乳头的退缩可能有以下三方面原因:① 由于牙周炎所引起的组织损伤或消除牙周袋的手术所致的组织缺损。② 正畸治疗前,牙列拥挤的牙齿发生了牙间磨损,

从而影响矫治后牙间乳头形态。③ 由于托槽的位置不当引起相邻牙牙根分开,导致牙间隙增宽、牙间乳头退缩。

(三)牙根吸收

合适的正畸加力也会引起牙根的吸收,但通常吸收范围小、程度轻,临床或X线片上不易发现。当正畸加力过快或过大时,可明显加重牙根吸收。有研究表明,较大力量所导致的牙根吸收为较小力量的3.31倍。所以,经常承受较大力量的支抗牙,更容易发生严重的牙根吸收。同时,还有学者认为,由于死髓牙比活髓牙更容易发生牙根吸收,所以,在正畸过程中对经过髓病治疗的牙应该采用轻微、间断的矫治力。有研究显示,正畸移动的牙齿中,绝大多数均有颊侧牙颈部的中到重度根面吸收。但一些重要的牙周参数如PI、GI、BOP、PPD等与根面吸收没有相关性。

(四)牙槽骨的吸收和附着丧失

正畸时受力牙的牙槽嵴有少量的吸收,一般在1 mm以内,无重要的临床意义。在正畸过程中,由于不良的口腔卫生引起的牙龈炎症,如果没有得到及时治疗和维护,有可能造成牙周组织的不可逆损害(见图12-14)。同时,如果正畸治疗前原有的牙周炎未经治疗,则正畸过程中将发生明显而快速的牙槽骨吸收。另外,如果使用套橡皮圈的方法关闭牙间隙时,橡皮圈会从牙颈部滑入牙根部,导致牙周组织破坏,严重者会造成牙齿脱落(图12-15)。

Boyd等在对健康成人、青少年及有牙周炎的成人正畸患者的对比研究中得出如下结论:① 成人控制菌斑的能力比青少年强,尤其是在正畸治疗期间。② 牙周附着水平降低但是无炎症的成人患者,在牙齿移动过程中没有进一步的附着丧失。

③ 如果牙周组织处于炎症状态，则正畸过程中，患牙牙槽骨将继续破坏，甚至造成牙齿的脱失。

一些研究者观察了正畸治疗对牙周组织的远期影响，以有相似错𬌗畸形但未接受正畸治疗的同龄者为对照。结果发现，在完成正畸治疗至少 10 年后，两组的牙周状况没有明显差别。

以上研究均表明，正确、恰当的正畸治疗不会造成牙周组织的损害。

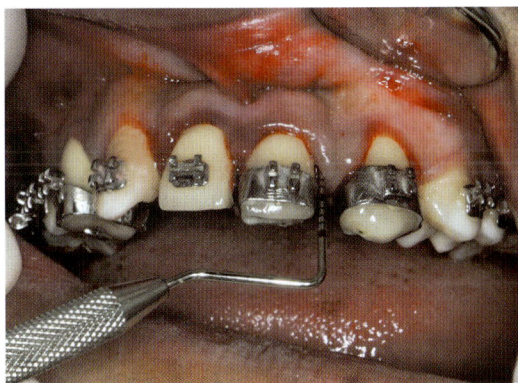

图 12-14　正畸引起牙周组织破坏

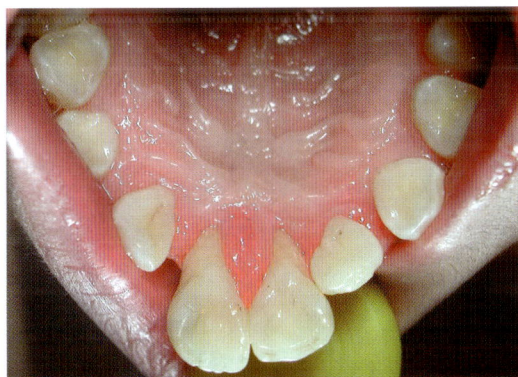

图 12-15　橡皮圈结扎引起的牙周破坏（患者替牙期时，由于采用橡皮圈结扎 11、21 牙颈部，导致牙周破坏）

三、牙周病患者的正畸治疗

目前，涉及多学科的成人正畸治疗开展越来越多，其中的一个重要内容就是牙周病患者的正畸治疗。牙周病不是正畸的禁忌证。相反，正畸治疗可以改善患者的牙周治疗效果，比如帮助患者更好地控制菌斑，减少一些潜在的危险因素，有利于提高

牙周炎治疗的预后。但是，对患有牙周病的患者进行正畸治疗需要一定的前提：在牙周病静止期，牙周炎症得到控制的条件下进行。

（一）正畸治疗对牙周病患者的治疗作用

1. 使牙周袋变浅或消失

后牙近中倾斜常形成深的骨下袋，Brown 的研究证实，通过正畸直立后牙，可以使近中深袋变浅或消失。

2. 改善牙龈结构、减少菌斑堆积

拥挤错乱的牙齿排列整齐后，有利于生理自洁和患者的菌斑控制，从而改善牙周状况。

3. 消除咬合创伤，建立𬌗平衡

经过正畸后，改善牙齿的受力环境和方向，可以消除咬𬌗创伤和𬌗干扰，促进了𬌗的稳定，同时恢复了正常的咀嚼功能刺激，可促进牙周组织恢复改建。

4. 改善患者的美观

通过牙周病患者上前牙前突及扇形移位的矫正和间隙的关闭、前牙区"黑三角"的关闭等措施，改善了患者的美观、增强了自信，有利于提高其生活质量。

（二）正畸治疗的适应证和具体方法

1. 咬合塌陷造成的𬌗创伤和前牙扇形间隙

牙周病患者常有部分后牙的缺失、缺隙邻牙倾斜致后牙区咬合高度不足、前牙区唇向倾斜出现扇形间隙。

具体方法：可以采用直立后牙，使𬌗力方向与牙长轴一致。在后牙塌陷问题解决后，内收前牙关

闭间隙。

2. 改善角化牙龈的宽度

牙周病患者往往有附着龈宽度的不足。

具体方法：对于前倾的下切牙，采用内收伸长下切牙的方法，可以增加附着龈的宽度。任何使牙齿殆向移动的矫治均可使附着龈的宽度增加。

3. 增加牙龈宽度、牙槽骨高度

有些牙周破坏严重的患牙，如直接拔牙，将导致拔牙区牙槽骨高度过低，影响修复效果。

将拟拔除患牙向殆方强制萌出，增加牙龈和牙槽骨高度后，再将其拔除。这样可以提供种植牙所需牙槽骨骨量，也能改善固定桥修复的效果。

4. 正畸方法调整牙槽嵴高度

由于牙周病引起的骨缺损，可能导致患者牙与牙之间的牙槽嵴高低不一，为后续的修复工作带来困难。

使用固定矫治器，黏托槽时，使每个牙齿上的托槽距牙槽骨之间的距离相等，配合适当的调殆来调整牙槽嵴高度。

5. 重新分布桥基牙

牙周病患者往往有缺牙，在修复设计时，如果桥基牙使用不当，会对牙周组织产生新的损害。

对磨牙缺失的游离端牙列，可以远中移动双尖牙，从而获得更好的固定桥设计。

6. 关闭或缩窄"黑三角"

由于牙槽骨的破坏、吸收，牙周病患者前牙区牙间乳头退缩而形成过大间隙，影响美观。

解决"黑三角"问题，有很多方法。但是经过长期的临床实践证明，1980 年由 Tuverson 正式提出的邻面去釉法（即片切法）是有效、实用的解决办法。在片切时，相邻牙均匀磨除 0.5～0.75 mm 的牙釉质，既不会暴露深面的牙本质，又可以在正畸力的作用下靠拢相邻牙、拉长接触区域，缩窄或关闭间隙。

7. 殆的控制

大多数牙周病正畸患者有前牙唇倾、扇形间隙、深覆殆、后牙近中漂移等问题，并存在不同程度的咬合创伤。

常利用前牙殆平面板使牙齿脱离咬合，以利于牙齿在不受殆力的作用下排平、解除创伤殆，在一定的垂直高度建立正中关系位。在殆板配合下先用固定矫治器直立排齐后牙、调整后牙咬合，然后再拔牙及内收排齐前牙。

（三）牙周病患者正畸治疗的特点

1. 矫治器的选择

尽量选择较小、容易清洁及设计简单的矫治器。为了减少菌斑的堆积、消除对牙龈的刺激，避免对牙周病正畸患者使用带环。可以直接用颊面管或者依靠黏结剂将托槽黏结于牙体组织或修复体冠。同时，尽可能去尽多余溢出的黏结剂。另外，多采用金属结扎丝，避免使用橡皮圈、弹性橡皮链等容易致菌斑堆积的材料。

2. 矫治力的大小和方向

对于牙周支持组织减少的患牙，正畸施力应该以温和、间断、循序渐进的方式进行。多采用能促进牙周组织增生的牵张力，避免过大的压力、反复移动牙齿等，以免造成牙根及牙槽骨的进一步破坏。

3. 种植体支抗的使用

由于牙周病正畸患者的牙周支持组织减少及缺牙，所以有时很难获得理想的支抗牙。随着种植技术的发展，种植牙支抗的优势越来越受到重视，并且在临床也有很多成功的应用。但是种植牙支抗有如下几点不足：种植体的费用高；需要较为复杂的种植手术；需要较长时间获得种植体骨整合后才能用作支抗牙；种植体的放置需要足够的骨空间。

近年来，微种植钉的使用弥补了种植牙支抗的缺点。可以将其放置在前鼻棘的下缘、腭正中缝、下颌磨牙后区、缺牙区及下颌骨正中联合等多处。它具有手术简单、费用较低、放置空间灵活等优点。而且植入骨钉2～4周后即可施力，无须等到骨整合，缩短了治疗时间。是一个简单有效的支抗工具。

4. 正畸后的保持

与儿童和青少年相比，成人患者牙周组织细胞活性降低、对矫治力的刺激反应更慢、其改建适应过程也较长。所以，牙周病患者的术后保持需要更长的时间。有研究表明，采用沟内切口切断牙槽嵴顶纤维的牙龈环切术（circumferential supracrestal fiberotomy，CSF），可以显著减少正畸后复发。一些研究者还指出，为了对抗术后反弹，应该在拆除矫治器前几周实施CSF手术。

（四）正畸治疗的牙周病防治

要取得牙周病患者正畸治疗的成功、避免牙周病的复发和加剧，关键是要消除或减少菌斑的堆积和牙龈炎症，这一原则必须贯穿正畸治疗的始终。主要体现在：强调保持良好的口腔卫生；设计合适的矫治器；整个治疗过程中定期的牙周复查。关于矫治器的选择和设计，在前面牙周病患者的正畸特点中已经涉及。这里主要讨论一下正畸治疗中，牙周医师应该注意的一些问题。

1. 正畸治疗开始前

检查患者的口腔卫生状况、牙龈炎症程度及牙周破坏状况，了解有无殆创伤、附着龈的宽度及厚度等情况。

对患者进行系统的牙周病治疗。只有在消除和控制了牙周炎症的前提下，才能开始进行正畸治疗。

正畸治疗前的一些手术准备：如果预计牙齿要唇向移动，而该处牙龈厚度不足，可以施行膜龈手术增加牙龈厚度，以免正畸时发生牙龈退缩或龈裂。另外，如果有系带附丽位置异常时，也可以施行系带切除术予以矫正（见图12-16）。

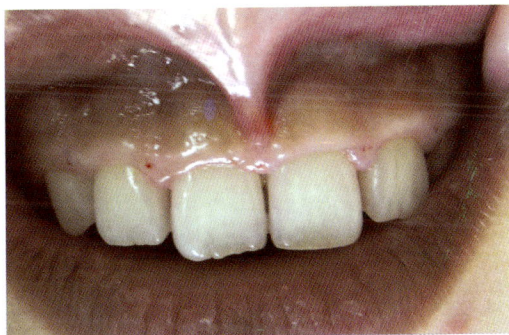

a. 正畸治疗前，上唇系带附丽异常，临床牙冠过短

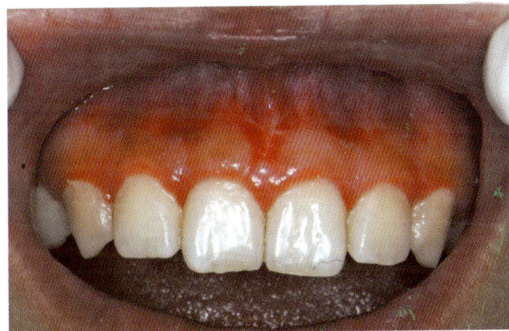

b. 系带修整术及冠延长术后

图12-16 系带修整术在正畸治疗中的应用

在正畸开始前，对患者进行专业的口腔卫生指导，务必使其保持良好的口腔卫生。

2. 正畸治疗过程中

一旦放置了矫治器，即重新对患者进行口腔教育。教会患者借助一些特殊工具，如牙线、牙间隙刷、正畸牙刷等，控制和减少菌斑的堆积。

很多学者认为，在矫治期间，患者一般每3个月需要接受一次专业的牙齿清洗。

患者每3月接受一次牙周复查,检查并记录牙周探诊深度、松动度、探诊出血、溢脓、牙龈退缩、牙槽骨高度等情况。

如果拟对伸长的上切牙进行压低矫治,在治疗前应该接受专业的刮治。因为矫治将使龈上菌斑转入到龈下。

在定期的牙周复查中,如发现患者不能良好的控制菌斑和牙周炎症,则随时终止正畸治疗。积极进行相关的牙周治疗并强化口腔卫生指导,待消除和控制了牙周炎症、患者掌握菌斑控制的方法后,再继续正畸治疗。

3. 正畸治疗结束后

拆除矫治器后,要及时更新患者的口腔卫生措施和方法。因为此时的口腔卫生维护比矫治期间容易,如果患者继续用原有的方法,可能因用力不当等原因引起唇侧牙龈的退缩。

正畸治疗结束后,依然要强调口腔卫生和定期的牙周支持治疗。

(谢玉峰 罗礼君)

参 考 文 献

1 Becker W, Ochsenbein C, Becker BE. Crown lengthening: the periodontal-restorative connection. Compend Contin Educ Dent, 1998, 19(3): 239 - 240

2 Bollen AM. Effects of malocclusions and orthodontics on periodontal health: evidence from a systematic review. J Dent Educ, 2008, 72(8): 912 - 918

3 Boyd RL, Baumrind S. Periodontal considerations in the use of bonds or bands on molars in adolescents and adults. Angle Orthod, 1992, 62: 117 - 126

4 Boyd RL, Leggott PJ, Quinn RS, et al. Periodontal implications of orthodontic treatment in adults with reduced or normal periodontal tissues versus those of adolescents. Am J Orthod Dentofacial Orthop, 1989, 96: 191 - 198

5 Chan E, Darendeliler MA. Physical properties of root cementum: Part 5. Volumetric analysis of root resorption craters after application of light and heavy orthodontic forces. Am J Orthod Dentofacial Orthop, 2005, 127(2): 186 - 195

6 Chiche GJ, Pinault A. Esthetics of anterior fixed prosthodontics. Chicago: Quintessence, 1994

7 Costa A, Raffainl M, Melsen B. Miniscrews as orthodontic anchorage: A preliminary report. Int J Adult Orthodon Orthognath Surg, 1998, 13(3): 201 - 209

8 Deas DE, Moritz AJ, McDonnell HT, et al. Osseous surgery for crown lengthening: a 6 - month clinical study. J Periodontol, 2004, 75(9): 1288 - 1294

9 Diedrich P, Rudzki-Janson I, Wehrbein H, et al. Effects of orthodontic bands on marginal periodontal tissues. A histologic study on two human specimens. J Orofac Orthop, 2001, 62(2): 146 - 156

10 Edwards JG. A long term prospective evaluation of circumferential supracrestal fiberotomy in alleviating rotational relapse. Am J Orthod Dentofacial Orthop, 1988, 93: 380 - 387

11 Eliasson L, Hugoson A, Kurol J, Siwe H. The effects of orthodontic treatment on periodontal tissues in patients with reduced periodontal support. European Journal of Orthodontics, 1982, 4: 1 - 9

12 Felton DA, Kanoy BE, Bayne SC, et al. Effect of in vivo crown margin discrepancies on periodontal health. J Prosthet Dent, 1991, 65(3): 357 - 364

13 Garat JA, Gordillo ME, Ubios AM. Bone response to different strength orthodontic forces in animals with periodontitis. J Periodontal Res, 2005, 40(6): 441 - 455

14 Gasparini DO. Double-fold connective tissue pedicle graft: a novel approach for ridge augmentation. Int J Periodontics Restorative Dent, 2004, 24(3): 280 - 287

15 Giannopoulou C, Dudic A, Montet X, et al. Periodontal parameters and cervical root resorption during orthodontic tooth movement. J Clin Periodontol, 2008, 35(6): 501 - 506

16 Gkantidis N, Christou P, Topouzelis N. The orthodontic-periodontic interrelationship in integrated treatment challenges: a systematic review. J Oral Rehabil, 2010, 37: 377 - 390

17 Goldberg PV, Higginbottom FL, Wilson TG. Periodontal considerations in restorative and implant therapy. Periodontol 2000, 2001, 25: 100 - 109

18 Günay H, Seeger A, Tschernitschek H, et al. Placement of the preparation line and periodontal health-a prospective 2 - year clinical study. Int J Periodontics Restorative Dent, 2000, 20(2): 171 - 181

19 Haanaes HR, Stenvik A, Beyer-Olsen ES, et al. The efficacy of two-stage titanium implants as orthodontic anchorage in the preprosthodontic

correction of third molars in adults- a report of three cases. Eur J Orthod, 1991,13: 287 - 292

20 Hatai T, Yokozeki M, Funato N, et al. Apoptosis of periodontal ligament cells induced by mechanical stress during tooth movement. Oral Dis, 2001, 7(5): 287 - 290

21 Hoexter DL. Preprosthetic cosmetic periodontal surgery, Part 1. Dent Today, 1999, 18(10): 100 - 102, 104 - 105

22 Kois JC, Spear FM. Periodontal prosthesis: creating successful restorations. J Am Dent Assoc, 1992, 123(10): 108 - 115

23 Kokich VG, Spear FM. Guidelines for managing the orthodontic-restorative patient. Semin Orthod, 1997, 3(1): 3 - 20

24 Lang NP. Periodontal considerations in prosthetic dentistry. Periodontol 2000, 1995, 9: 118 - 131

25 Levine DF, Arzouman MJ. Periodontal procedures to enhance restorative dentistry. J Calif Dent Assoc, 1993, 21(11): 57 - 63

26 Lindhe J, Karring T, Lang NP. Clinical Periodontology and Implant Dentistry. 3rd edition, Copenhagen: Blackwell Munksgaard, 2000: 771

27 Lindhe J. Textbook of clinical periodontology, 2nd edition. Copenhagen: Munksgaard, 1989: 563 - 589

28 Machen DE. Periodontal evaluation and updates: Don't abdicate your duty to diagnose and supervise. Am J Orthod Dentofacial Orthop, 1990, 98: 84 - 85

29 Odman J, Lekholm U, Jemt T, et al. Osseointegrated titanium implants: a new approach in orthodontic treatment. Eur J Orthod, 1988, 10: 98 - 105

30 Parashis A, Tripodakis A. Crown lengthening and restorative treatment in mutilated molars. Quintessence Int, 1994, 25(3): 167 - 172

31 Polson AM, Subtelny JD, Meitner SW, et al. Long-term periodontal status after orthodontic treatment. Am J Orthod Dentofacial Orthop, 1988, 93(1): 51 - 58

32 Pontoriero R, Carnevale G. Surgical crown lengthening: a 12 - month clinical wound healing study. J Periodontol, 2001, 72(7): 841 - 848

33 Redlich M, Shoshan S, Palmon A. Gingival response to orthodontic force. Am J Orthod Dentofacial Orthop, 1999, 116(2): 152 - 158

34 Roy BJ. Improving prosthetic results through periodontal procedures. J Indiana Dent Assoc, 1998, 77(1): 17 - 20, 33 - 35

35 Seibert JS. Ridge augmentation to enhance esthetics in fixed prosthetic treatment. Compendium, 1991, 12(8): 548, 550, 552

36 Smukler H, Chaibi M. Periodontal and dental considerations in clinical crown extension: a rational basis for treatment. Int J Periodontics Restorative Dent, 1997, 17(5): 464 - 477

37 Southad TE, Buckley MJ, Spivey JD, et al. Intrusion anchorage potential of teeth versus rigid endosseous implants: a clinical and radiographic evaluation. Am J Orthod Dentofacial Orthop, 1995,107: 115 - 120

38 Spear FM. Maintenance of the interdental papilla following anterior tooth removal. Pract Periodontics Aesthet Dent, 1999, 11(1): 21 - 28

39 Starr CB. Management of periodontal tissues for restorative dentistry. J Esthet Dent, 1991, 3(6): 195 - 208

40 Studer S, Zellweger U, Schärer P. The aesthetic guidelines of the mucogingival complex for fixed prosthodontics. Pract Periodontics Aesthet Dent, 1996, 8(4): 333 - 341

41 Tarnow DP, Magner AW, Fletcher P. The effect of the distance from the contact point to the crest of bone on the presence or absence of the interproximal dental papilla. J Periodontol, 1992, 63(12): 995 - 996

42 Townsend C. Prerestorative periodontal plastic surgery. Creating the gingival framework for the ideal smile. Dent Today, 2004, 23 (2): 130 - 133

43 Tripodakis AP, Parashis A, Damianakou C. Perio-prosthetic management in restoring teeth with reduced clinical crown in children. J Clin Pediatr Dent, 1991, 15(4): 219 - 225

44 Vacek JS, Gher ME, Assad DA, et al. The dimensions of the human dentogingival junction. Int J Periodontics Restorative Dent, 1994, 14(2): 154 - 165

45 Yeh S, Andreana S. Crown lengthening: basic principles, indications, techniques and clinical case reports. N Y State Dent J, 2004, 70 (8): 30 - 36

第十三章　牙周及种植体周围组织的维护治疗

第一节　牙周维护治疗

一、牙周维护治疗的必要性和目的

对牙周维护治疗必要性的认识始于 20 世纪 70 年代。当时，Michigan 大学和 Gothenhurg 大学对各种牙周手术和袋内壁刮治术的疗效进行了评估，发现各种手术的效果之间并无很大差别，牙周治疗的成功失败，更多取决于是否积极进行牙周维护治疗，每隔 3 个月接受一次复查和预防性洁治者，牙周健康状况更为稳定，相反，不能坚持牙周维护治疗者 45% 在牙周积极治疗 5 年后牙周炎复发，其失牙率为坚持维护治疗者的 3 倍。

基于以下原因，有必要强调牙周维护治疗的重要性：牙周炎患牙部位不易彻底清除牙菌斑；积极治疗后遗留的少量牙菌斑可能定植于牙面并再度致病；深袋和根分叉病变区深部的慢性炎症可能无症状地继续发展；治疗缺陷或遗漏的逐渐暴露；以及目前缺乏可靠的诊断指标和方法预先识别将发展为牙周炎的牙龈炎。

1989 年召开的世界牙周病学研讨会上决定，将牙周维护治疗病名为"牙周支持治疗"（supportive periodontal therapy，SPT）。SPT 强调牙周炎患者经过治疗后应定期复查，对其进行诊断性检测，及时采取必要的恰当治疗来支持患者的自我口腔保健，并根据病情确定复查的间隔期，以防止牙周再感染和牙周炎的复发，从而预防或减少牙齿和种植体的缺失，以维持其长期稳定，并及时发现和处理口腔中的其他疾病和不良状况。

二、牙周维护治疗的时机

目前认为，牙周基础治疗结束后即应开始牙周维护治疗，只要有牙列或种植牙存在，就应终生坚持并定期进行。在早期阶段，一般安排 2～3 个月进行复查和复治。间隔期的长短取决于患者的口腔卫生自身护理的能力，牙周病的严重程度以及复诊时的病情。需要指出的是，牙周维护在治疗后 3 年内尤为重要。牙周维护治疗阶段中监测牙周疾病状况，消除病因，它有别于牙周积极治疗期，但又与之密切相连，患者可以从积极治疗期转为牙周维护期，如果疾病复发时又转回积极治疗。此外，由于缺乏可靠的诊断方法和指标预知将发展为牙周炎的牙龈炎病例，牙龈炎患者治愈后应每隔 6～12 个月进行一次维护治疗，以防止复发或进一步发展成牙周炎。

另一方面，对于牙周病高危人群和易感个体，在自我菌斑控制的基础上，定期进行口腔保健治疗，也是有效的牙周病预防措施，资料表明，对这类人群进行每3个月一次的牙周维护,可以有效稳定其牙周状况。对于牙周健康牙列,每6～12个月进行一次牙周洁治,对维护牙周健康最为有效。

三、牙周维护治疗的内容

(一)评估患者病情

首先通过病史询问了解患者的全身情况在近期内有无显著变化,包括糖尿病等全身性疾病的控制情况、用药情况、吸烟情况、是否有精神压力等,还应询问原来牙周治疗的重点部位近况,有无新的牙周问题出现,目前使用的口腔卫生措施,以及有无其他口腔问题等情况。

然后应通过全面的牙周视诊、探诊、松动度等检查进一步了解患者口腔卫生,菌斑控制,牙龈色、形、质的情况,牙周探诊出血情况,牙周袋的深度及附着丧失状态,以及根分叉区病变,牙齿的松动状况等情况。其中,探诊后出血(BOP)是判断有无炎症的较为简便易行的客观指标。一般认为,BOP阳性的位点应在20%～25%以下,对大于25%的位点BOP阳性者,应缩短期复查间隔期,进行较为频繁的SPT。在进行临床检查时应注意与前次随访记录进行比较。

必要时,可进行菌斑染色,观察分析患者的菌斑控制情况,找出其口腔中的难洁净区和新出现的牙石沉积区域,进行强化卫生指导。每隔半年至一年时,应进行X线检查,进一步了解骨质修复或破坏的动态变化,并注意与以往的X线片进行比较。

(二)口腔卫生和菌斑控制指导

根据检查结果进行有针对性的口腔卫生指导。以菌斑染色结果计算菌斑牙面百分比,菌斑面积占20%以下较为理想,40%以下为可接受。从牙周病诊疗开始,就应逐步引导患者提高对菌斑控制重要

性的认识,激发其维持口腔卫生的主动愿望,建立主动保持口腔卫生的良好习惯。在维护治疗中,也应积极指导患者根据自身情况,选择合适的口腔卫生工具和方法,获得理想的菌斑控制效果。

(三)必要的治疗

在维护治疗阶段,针对患者易于忽视或无法达到的牙面和区域进行洁治,这种在维护期常规进行专业的机械性菌斑控制(professional mechanical tooth-cleaning,PMTC),也称为预防性洁治(prophylaxis)。PMTC对维护牙周健康的有效性已经获得大量临床观察和研究的证实。

另外,根据检查结果,有出血或有渗出的龈袋,重点进行彻底的刮治和根面平整也是极为重要的措施,因为龈下洁治和根面平整可以明显改变龈下菌群的数量和成分,及时控制病情。同时,视情况进行牙面抛光和脱敏处理。其他治疗如调𬌗、充填龋齿等应视需要而定。若有较广泛的复发或加重,应重新制订全面的治疗计划,进行系统治疗,对此种病例更应尽力找出其危险因素。

(四)其他危险因素的干预

根据收集的病史资料和临床检查结果,判断患者是否存在其他牙周病复发的危险因素,如吸烟、糖尿病、精神压力等,并应与患者进行充分的交流,积极干预上述可能的危险因素。

(五)确定复查间隔期

结合对患者病情稳定程度及口腔卫生维护水平的评估情况结果,确定复查间隔期。如前所述,在牙周积极治疗后早期阶段,一般安排2～3个月进行复查和复治,待疗效稳定后,可逐步延长间隔期至6个月左右。若发现以下情况,应缩短复查间

隔甚至需要重新进行积极治疗；口腔情况不良，有较多牙石形成；部分牙位仍存在较深的牙周袋；部分牙的牙槽骨破坏超过根长的 1/2；超过 20% 的牙周袋有探诊出血；牙周组织破坏迅速，手术未能改变牙周组织状况；咬合异常；复杂病例伴有根分叉病变或冠根比例失常；有复杂的修复体；正在进行正畸治疗；有龋齿发生；吸烟；有促进牙周组织破坏的全身疾病或基因背景。

第二节　种植体周围组织的维护

种植义齿由位于颌骨内的种植体和其上部的义齿组成。种植体与牙龈界面与天然牙相似，由结合上皮和沟内上皮构成 2.5～3.5 mm 的龈沟结构即上皮封口，其下方为致密成束的与种植体表面平行的环状胶原纤维包绕，形成种植体周围的结缔组织封口。种植体与骨组织界面的 30%～75% 通过骨整合即光镜下种植体与周围骨组织的直接接触相结合，未与骨结合的部位与脂肪骨髓组织和纤维结缔组织接触，形成纤维-骨结合。当存在与天然牙类似的引发牙周病的始动微生物，局部因素及全身因素时，种植体周围组织也会发生软硬组织的炎症损害。炎症损害累及骨组织，造成骨吸收，进而种植体-骨界面"脱整合"，最终可导致种植体松动，脱落。通过定期检查和维护处理，可以预防种植体周围组织病变，并且早期发现和处理出现的问题，提高种植体的使用时间和成功率。

一、种植体周围组织的生物学及炎症反应的特点

与天然牙相比较，种植体周围结合上皮的半桥粒附着较为薄弱甚至缺如，上皮有沿种植体表面移行的倾向；上皮下结缔组织胶原纤维与种植体表面平行，较放射状排列的天然牙牙龈结缔组织纤维疏松，对探针探入时的抵抗力低；种植体与周围骨组织之间骨整合部位无牙周膜结构，但电镜下可观察到 20～200 μm 厚、含有糖氨多糖和蛋白多糖或未钙化胶原的无细胞层，且无血管结构，而纤维-骨结合的部位结缔组织更为疏松，一旦发生炎症，感染容易扩散而造成不良预后。

由以上组织学特征可见，种植体周围组织上皮组织和纤维结缔组织与种植体结合的致密程度，以及种植体周围的血供和防御远差于天然牙牙周组织，因而一旦有细菌突破上皮封口，即可直达骨面，因此种植体周组织破坏进展较快，但组织内炎症浸润较轻。

二、种植体周围组织维护时机与内容

预防种植体周围病变应始于种植修复治疗前，包括治疗和控制天然牙的牙周炎，保持良好的口腔卫生，合理设计种植义齿；在实施种植修复阶段，应注意减少体植入操作的损伤，预防术后感染；应在种植修复后第 1、3、6 个月时复诊，无异常者以后每半年至一年复诊一次，每年进行 X 线检查。

临床检查内容包括以下 7 个方面，可根据实际条件有选择、有重点地进行。

1. 视诊

应首先观察患者口腔卫生状况，还应观察上部修复体的完整性，以及牙龈的色、形、质的情况，是否有炎症和肿胀或牙龈退缩等。对于种植义齿部位，应着重检查基台连接处。近年来，一些学者提

出用于评价种植体周围组织状况的临床指标,包括种植体周围菌斑指数、出血指数、牙间乳头指数等。这些评价指数尚未得到普及。

2. 触诊和叩诊检查

对于有炎症肿胀的部位,触诊了解肿胀的范围、柔软度、渗出情况以及化脓情况。有条件者可检测龈沟液量或流速。

3. 种植体周围探诊

通过探诊了解种植体周围组织的健康情况,龈沟和牙周袋的深度以及附着水平。进行种植体周围组织探诊时应使用种植体周围专用探针,即钝头塑料探针。目前,种植体周围健康标准为"探诊深度小于等于3 mm,且各面无探诊出血"。

应该注意,由于种植体周围的纤维组织排列方向与牙体平行,即与天然牙牙周纤维组织排列方向相反,可能造成传统探诊方法不能准确反映牙周组织的真实情况。探诊结果往往与种植体周围牙龈组织的炎症程度(而非骨吸收的程度)、探针类型、用力大小等因素有关。所以,目前对上述"种植体周围组织健康标准"尚存在争议,一些观点认为,种植体和牙龈的结合相当脆弱,不宜向袋深部探察,否则将破坏上皮和结缔组织封口甚至造成感染。另一些观点认为,可以探察,但探诊深度往往反映牙龈的炎症程度,且探诊出血可能是由于探针超过龈沟底进入结缔组织损伤上皮下血管的结果,而并非炎症牙龈。但在目前没有更好的临床参数的情况下,探诊出血和探诊深度仍是诊断种植体周围组织健康状况较为敏感的指标。

4. 上部结构𬌗关系检查

理想的咬合关系应是有稳定的正中𬌗,前伸𬌗及侧方运动时无𬌗干扰。可用咬合纸或蜡片检查有无𬌗干扰、侧向力及过大的咬合力导致生物学负载过重等现象。

5. 动度/稳固度检查

目前使用的种植体动度/稳固度仪普遍具有高度的特异性,但较低的敏感性。也就是说,当检测到有动度时,说明已经发生骨丧失,但有骨丧失者,并不一定有动度。动度是目前说明种植体失败的基本标志,所以动度的检查极为重要。

非损伤的动度检查仪器包括检测种植体抵抗性的Periotest由于以及进行共振频率分析的RFA,两者在原理、测量方向和敏感度方面有所不同。Periotest可读取PTV值(periotest values),PTV越小说明骨整合率越大,种植体动度越小,Periotest可以敏感地查出种植体动度3%的变化,有利于早期发现种植体周围炎,了解骨整合率的变化,并早期发现生物力负载过重的情况。

6. 微生物检查

由于目前尚不明确,是否有特定微生物引起种植体周围组织炎,所以实验室微生物检查的用途仅限于在感染及骨丧失明确的情况下,为临床医生提供合适的抗生素选择。

7. 放射检查

种植修复后每年应进行X线片检查,首选根尖片,根尖片上发现骨丧失提示种植体可能将发生种植修复失败,即种植牙的松动。尽管根尖片的参考价值极高,但能否用根尖片预测种植体失败,尚无定论,根尖片的质量和医生的经验也影响结果的判断。

根据上述检查结果,应有针对性地对患者进行口腔卫生指导,使患者明确,种植体周围组织无菌斑堆积和感染能增加种植牙长期成功的可能性。从医生角度,在种植体设计阶段,就应考虑设计利于菌斑控制的上部结构,在种植体维护阶段,应使用塑料或钛刮洁治器,以保护植入体的钛表面。塑料手器存在力度不足,而钛刮洁治器存在无法打磨的缺点。不过,由于大多数上部结构为金合金或瓷,边缘往往在龈缘下方,因而使用洁治器进行颈缘区菌斑控制一般不会损伤种植体表面。必要时,可由医生拆下上部结构进行内部清洁,去除沉积物。医生还应根据对种植体情况和患者依从性的评估,确定下次复查的间隔期。

此外,与牙周维护治疗相似,进行种植体周围维护时,也应通过病史询问和临床检查,发现吸烟等危险因素并进行积极干预。

三、种植体周围组织病变的临床特点、预防、治疗与疗效维持

目前认为,种植体周围炎症病变的病因是菌斑微生物的堆积,以及种植体生物负载过重。从医生的角度来说,种植体和上部义齿设计,种植体的形状和表面处理,手术技术和术后处理,上部义齿结构的固位和𬌗关系的平衡,会直接决定种植体的负载平衡。从患者的角度来说,种植体周围及整个牙列的菌斑控制,种植体的使用,种植体周围组织的维护依从性等,也对种植体周围组织的健康有重要影响。如果不伴有细菌感染,仅仅是种植体负载过重,不至于导致种植体周围炎和骨吸收;但当伴有感染时,负载过重会大大加速疾病的进展。因而,预防种植体周围炎症病变,应从术前控制牙周炎症,合理设计种植体及上部结构,减少外科手术损伤,以及种植后积极维护等多方面入手。

根据种植体周围病变的累及范围,可将种植体周围组织病分为仅累及种植体周围黏膜组织的种植体周围黏膜炎(peri-implant mucositis)和已累及种植体周围骨组织的种植体周围炎(peri-implantitis)。后者除有黏膜的炎症外,还有骨吸收,种植体周围袋的形成甚至种植体松动等表现。由于种植体周围组织防御能力较弱,炎症进展比牙周炎快,往往在

数月内造成种植体脱落。已有的横断面流行病学研究资料表明,80%接受种植的患者的50%位点发生种植体周围黏膜炎,而28%~56%接受种植患者的12%~40%位点发生种植体周围炎。

种植体周围病变的检查内容和方法与上述种植体周围组织维护临床检查相似,只是侧重点应放在了解病情,分析病因上。

治疗种植体周围组织病变的基本原则是去除菌斑,控制感染,消除种植体周袋,制止骨丧失,诱导骨再生。目前认为,种植体周围一旦出现骨吸收,往往不可逆转,所以要强调种植术后的维护,对种植体周围炎的预防重于治疗。

种植体周围组织病变的初期治疗包括使用机械清除天然牙面和种植义齿各个部分的菌斑,并调𬌗去除不利的过重咬合负荷,铺以适当的局部和全身抗生素辅助治疗。然而,尽管上述非手术治疗措施对治疗种植体周围黏膜炎有确实疗效,对于累及骨组织的种植体周围炎的治疗,尚缺乏肯定的疗效。初期治疗控制炎症后,可酌情进行进一步的切除性或再生性手术治疗,但这些治疗的疗效有限,且目前还缺乏长期的临床观察证据。

1998年,Lang和Mombelli提出连续干预支持治疗方案(cumulative interceptive supportive therapy, CIST)。即在种植体维护阶段,根据种植体周围菌斑水平,探诊出血,探诊深度和骨丧失程度,决定采取以下一种或几种维护和治疗措施:① 口腔卫生指导,用橡皮杯和无磨料抛光膏机械清洁,用非金属洁治器去除牙石。② 氯己定制剂局部应用。③ 口服抗生素和(或)局部缓释抗生素。④ 切除性和(或)再生性手术治疗。⑤ 用专用器械取出种植体。临床上,我们可参考CIST,结合具体情况,选择有针对性地个体化治疗措施(详见第九章)。

(刘大力　刘晓峰)

参 考 文 献

1　Armitage GC. Manual periodontal probing in supportive periodontal treatment. Periodontol 2000, 1996, 12: 33 - 39

2　Bower RC. Current concepts of periodontal maintenance. Aust Dent J, 1989, 34(6): 507 - 516

3　Claffey N, Clarke E, Polyzois I, et al. Surgical treatment of peri-implantitis. J Clin Periodontol, 2008, 35(8 Suppl): 316 - 332

4　Faggion CM Jr, Schmitter M, Tu YK. Assessment of replication of research evidence from animals to humans in studies on peri-implantitis therapy. J Dent, 2009, 37(10): 737 - 747

5　Faggion CM Jr, Schmitter M, Tu YK. Assessment of replication of research evidence from animals to humans in studies on peri-implantitis therapy. J Dent, 2009, 37(10): 737 - 747

6　Fransson C, Wennström J, Tomasi C, et al. Extent of peri-implantitis-associated bone loss. J Clin Periodontol, 2009, 36(4): 357 - 363

7　Heitz-Mayfield LJ, Lang NP. Comparative biology of chronic and aggressive periodontitis vs. peri-implantitis. Periodontol 2000, 2010, 53: 167 - 181

8　Kotsovilis S, Karoussis IK, Trianti M, et al. Therapy of peri-implantitis: a systematic review. J Clin Periodontol, 2008, 35(7): 621 - 629

9　Lang NP, Mombelli A, Brägger U, et al. Monitoring disease around dental implants during supportive periodontal treatment. Periodontol 2000, 1996, 12: 60 - 68

10　McMullan-Vogel CG. Subgingival debridement appears as effective as more complex and expensive therapies for peri-implantitis. J Am Dent Assoc, 2009, 140(3): 340 - 341

11　Nevins M. Long-term periodontal maintenance in private practice. J Clin Periodontol, 1996, 23(3 Pt 2): 273 - 277

12　Pattison AM. The use of hand instruments in supportive periodontal treatment. Periodontol 2000, 1996, 12: 71 - 89

13　Ramfjord SP. Maintenance care and supportive periodontal therapy. Quintessence Int, 1993, 24(7): 465 - 471

14　Renvert S, Samuelsson E, Lindahl C, et al. Mechanical non-surgical treatment of peri-implantitis: a double-blind randomized longitudinal clinical study. I: clinical results. J Clin Periodontol, 2009, 36(7): 604 - 609

15　Roos-Jansåker AM, Renvert H, Lindahl C, et al. S. Surgical treatment of peri-implantitis using a bone substitute with or without a resorbable membrane: a prospective cohort study. J Clin Periodontol, 2007, 34(7): 625 - 632

16　Schwarz F, Sahm N, Bieling K, et al. Surgical regenerative treatment of peri-implantitis lesions using a nanocrystalline hydroxyapatite or a natural bone mineral in combination with a collagen membrane: a four-year clinical follow-up report. J Clin Periodontol, 2009, 36(9): 807 - 814

17　Schwarz F, Sahm N, Schwarz K, et al. J. Impact of defect configuration on the clinical outcome following surgical regenerative therapy of peri-implantitis. J Clin Periodontol, 2010, Mar 30. doi: 10. 1111/j. 1600 - 051X. 2010. 01540. x

18　Serino G, Ström C. Peri-implantitis in partially edentulous patients: association with inadequate plaque control. Clin Oral Implants Res, 2009, 20(2): 169 - 174

19　Slots J, Jorgensen MG. Efficient antimicrobial treatment in periodontal maintenance care. J Am Dent Assoc, 2000, 131(9): 1293 - 1304

20　Slots J. Microbial analysis in supportive periodontal treatment. Periodontol 2000, 1996, 12: 56 - 59

21　Wilson TG Jr. A typical supportive periodontal treatment visit for patients with periodontal disease. Periodontol 2000, 1996, 12: 24 - 28

22　Wilson TG Jr. Supportive periodontal treatment introduction—definition, extent of need, therapeutic objectives, frequency and efficacy. Periodontol 2000, 1996, 12: 11 - 15

23　Wilson TG Jr. Supportive periodontal treatment: maintenance. Curr Opin Dent, 1991, 1(1): 111 - 117